U0269416

轻松学耳诊

QINGSONG XUE ERZHEN

图解版

主编单位　浙江省江山市幸来特色医学研究所
潘善余全国基层名老中医专家工作室

主　编　周幸来　潘善余
副主编　周　举　周　绩
编　者　（以姓氏笔画为序）

王　超　王新建　毛晓燕　孙加水

孙向港　孙岩岩　汪衍光　汪澜骐

张汉彬　陈建明　陈润成　陈新宝

周幸冬　周幸图　周幸秋　周幸娜

周幸强　周林娟　周闽娟　姜水芳

姜衰芳　姜娟萍　熊　凡

摄绘图　周幸来

河南科学技术出版社
· 郑州 ·

内容提要

本书为《轻松学中医丛书》之一,由中医特色诊疗专家编撰。全书分上下两篇:上篇为耳诊基础知识,包括耳诊的原理、耳穴的定位及功能等;下篇为常见病的耳诊要点,分传染病、呼吸系统疾病、心脑血管疾病、消化系统疾病等,详细介绍了每种疾病的中医学病因病机及耳诊要点。本书内容翔实、文字精练、图片清晰、简明实用,适合中医和中西医结合的临床、教学、科研工作者阅读,也可供医学院校学生及广大中医爱好者参考。

图书在版编目(CIP)数据

轻松学耳诊:图解版/周幸来,潘善余主编. —郑州:河南科学技术出版社,2023.4

ISBN 978-7-5725-1159-2

Ⅰ.①轻… Ⅱ.①周… ②潘… Ⅲ.①耳—望诊(中医)—图解 Ⅳ.①R241.29-64

中国国家版本馆CIP数据核字(2023)第048956号

出版发行:河南科学技术出版社
　　　　　北京名医世纪文化传媒有限公司
　　　　　地址:北京市丰台区万丰路316号万开基地B座115室　邮编:100161
　　　　　电话:010-63863186　010-63863168
策划编辑:曲秋莲
文字编辑:杨永岐
责任审读:周晓洲
责任校对:龚利霞
封面设计:吴朝洪
版式设计:崔刚工作室
责任印制:程晋荣
印　　刷:河南省环发印务有限公司
经　　销:全国新华书店、医学书店、网店
开　　本:850 mm×1168 mm　1/32　**印张**:11.25・彩页47面　**字数**:322千字
版　　次:2023年4月第1版　　　2023年4月第1次印刷
定　　价:69.00元

如发现印、装质量问题,影响阅读,请与出版社联系并调换

前　言

　　耳诊是指通过观察耳廓的位置、厚薄、大小、形态、色泽、血管、耳道分泌物、耳道赘生物及其他"阳性反应物"(如丘疹、皱褶、脱屑等)的变化,来辅助临床诊断和鉴别诊断疾病的一种简易而有效的方法。它是我国中医学的重要组成部分,有着悠久的历史根源。早在2000多年前就已成书的中医经典著作《黄帝内经》中,就有"视耳好恶,以知其性"的确切记载。《黄帝内经》认为,耳与经络有十分密切的联系,十二正经均直接或间接上达于耳,故将其高度概括为"耳者,宗脉之所聚也"。1973年,我国文物考古工作者在湖南长沙马王堆西汉墓出土的一批医籍帛书中,发现《阴阳十一脉灸经》和《足臂十一脉灸经》两书,它是我国目前已知的最早的经脉学和灸疗学专著。在《阴阳十一脉灸经》一书中,就明确记载有上肢、眼、咽喉与"耳脉"相联系,这无疑是先哲们长期以来对生理、病理现象进行观察的理论概括。由此可知,早在2500年以前,我国医学先贤就已有耳穴诊疗、养生等方面的论述。这一基本理论经历代医学家的不断补充及发展,使耳廓望诊学——耳穴诊治学这一具有东方医学特色的耳医学,为人类的繁衍生息做出了重要的贡献。

　　60多年来,我国广大医务工作者在继承发扬祖国传统医学和吸收国外耳诊学的经验基础上,将耳诊理论与现代医学理论相结合,从经络、神经、体液、淋巴、免疫、生物信息等途径进行了有益的探讨与研究,在耳诊学方面做了大量深入细致的工作,使耳诊符合率达到85%以上。

鉴于此,为了更好地推广和普及耳诊技术,我们经过40多年的努力,收集和整理了大量的文献资料,并结合长期的临床实践,编写了《轻松学耳诊》一书。古人曰:"授人以鱼,只供一饭所需;教人以渔,则终生受用无穷。"我们相信,本书的出版和发行将对推广和普及耳诊技术起到积极的作用。然"百步之内,必有芳草""三人行,必有我师焉",由于我们才疏学浅,加之时间仓促,书中谬误之处,祈望有关专家和广大读者不吝赐教,予以斧正。

周幸来
浙江省江山市幸来特色医学研究所

目 录

上篇 耳诊基础知识

下篇　耳诊辨病

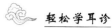

上篇　耳诊基础知识

第 1 章

耳诊发展简史和原理

一、耳诊发展简史

运用耳廓和耳穴的异常变化来诊断和治疗疾病在我国已有悠久的历史,源远流长,可追溯到 2100 多年以前。1973 年文物考古工作者在湖南马王堆 3 号汉墓出土的帛书中,发现我国最早的医学专著《阴阳十一脉灸经》中,就有"耳脉"的记载。我国第一部系统的医学基础理论专著《内经》(包括《素问》和《灵枢》两部分),其中有关耳的描述前者有 59 条,后者有 36 条。《灵枢》又称为《黄帝针经》,书中不仅首次提出耳穴诊治疾病的原理,而且还有耳穴的描述和运用耳廓治病的记载,可见应用耳廓和耳穴诊治疾病在我国历史非常悠久。同时也说明这一独特的诊病方法起源于我国的民间。

其后,我国的历代医家又不断有新的研究进展。如唐代的孙思邈在其所著的《备急千金要方》和《千金翼方》两书中,就记载有耳中穴和阳维穴的取穴方法、主治范围及施治方法等。明代医家杨继洲在其编著的《针灸大成》一书也有耳穴的记载:"耳尖二穴,在耳尖上,卷耳取尖上是穴,治眼生翳膜,用小艾炷五壮。"详细阐述了耳尖穴的部位、取穴方法和主治范围。其穴位名和取穴方法一直沿用至今。明代万历年间的医家周于蕃在其编著的《小儿按摩术》(又称《小儿推拿秘诀》),清代医家张振鋆在该医书的基础上校订补辑而成的《厘正按摩要术》,其中有一卷称为《察耳》,详细记载了如何利用耳廓诊断疾病,并附有耳背穴位图。这是一张世界上首次印制的耳穴图,对后代影响较大。汪宏在其所著的《望诊遵经》一书中,则专列"望耳诊法提纲"一节论述耳廓望诊,不仅提出了以耳部色泽变化分属五行、应乎五脏的观点,还认为辨耳形可知寒热虚实,并曰:"下消则耳轮焦干;肠痈则耳轮甲错;肾前病,耳则为之焦枯;肾前死,耳则为之怀黑焦癖。"清代时期,应用耳廓和耳穴来诊治疾病在民间已较为普遍。

20世纪50年代以来,我国对于耳诊的研究取得了令人瞩目的成就。自叶肖麟先生将1956年法国医学博士诺吉尔(Nogier)提出的42个耳穴点的耳穴图及其形似倒置胚胎的耳穴分布规律,摘译刊登在1958年《上海中医药杂志》12月号上,对我国的耳穴推广普及起到了一定的促进作用。其后不断提出了新耳穴,同时对诺吉尔博士的耳穴进行了验证、筛选,丰富了对耳穴的认识,逐步充实了我国的耳穴图,耳穴数量由原来的数十个发展到现在的200多个。相继出版了南京某部编著的《耳针》、王忠编著的《耳针》、陈巩荪等编著的《耳针的临床应用》、刘士佩编著的《耳廓诊断与治疗》、古励等编著的《实用耳穴诊治学手册》、李志明编著的《耳穴诊治法》、黄丽春编著的《耳穴诊断治疗学》,以及1990年由耳穴诊断学编委会编著的《耳穴诊断学》等有关耳诊学的专著,对内、外、妇、儿、五官等各科疾病在耳廓上的反映均有详细的记载,并有大量的有关耳诊学方面的论文在全国各医学专业刊物上发表。1987年中国针灸学会受世界卫生组织西太区办事处的委托,制订了"耳穴国际标准化方案(草案)"得到了世界各国医家的认可并推广,使耳穴日趋规范化。1992年10月16日,经国家技术监督局批准,颁布了《中华人民共和国国家标准·耳穴名称与部位》,并于1993年5月1日开始实施。这一系列措施,有力地将耳诊科学推上一个新台阶,成为一门独立的学科。耳诊法也从民间进入"大医院",不仅是各级中医医院,各中央、省市的综合性大医院也都在应用耳诊法来诊断疾病。

在科学高度发展的今天,耳诊法仍能自立于世界医学之林,充分证明其本身的科学性是经得起时间和实践的检验的。然而，我们必须清醒地认识到，耳诊法目前还处于一个发展阶段，许多基础理论和临床问题还有待于再深入探讨。但是，在科学技术的进一步推动下，耳诊法亦必将有所发展，有所前进，必将成为一门系统、完整的新医学科学体系，必定能为卫生保健事业做出新的贡献。

二、耳诊的原理

(一)中医学理论探讨

1. 耳与经络的关系 《灵枢·邪气脏腑病形》篇说："十二经脉，三百六十五络，其血气皆上于面而走空窍……其别气走于耳而为听。"上述论述说明经络与耳的关系十分密切。十二经脉之中，手、足三阳经直接循行于耳部。足阳明胃经"上耳前"；手太阳小肠经"……其支者……却入耳中"；"手阳明之别……入耳，合于宗脉"；足少阳胆经"其支者，从耳后入耳中，出走耳前"。另外，足阳明之筋、足少阳之筋、手太阳之筋、手少阳之筋都循行于耳部。手足三阴经则通过它的别支(经别)合于阳经而与耳部相连。《素问·缪刺论》说："手足少阴、太阴、足阳明之络，此五皆会于耳中。"由此可见，十二经脉均直接或间接地与耳部发生关系。故《灵枢·口问》说："耳者，宗脉之所聚也。"现代实验研究表明，在所观察的48条经脉中，就有42条经脉与相应耳穴发生感传联系，占总数的87.5%，提示耳穴与相应经络感传联系是客观存在的。十二经脉及阴跷、阳跷脉的经气皆上通于耳，因而通过经络的联系，耳廓是反映脏腑生理、病理的门户、窗口。

2. 耳与脏腑的关系 耳是机体体表与内脏联系的重要部位之一。五脏之中，耳与肾、心的关系最为密切。耳为肾所主，肾开窍于耳。故《素问·阴阳应象大论》说："肾主耳""肾在窍为耳。"《灵枢·脉度》亦说："肾气通于耳。"《难经》《中藏经》也认为耳为肾之外候。《难经·四十难》说："耳者，明之候。"《中藏经》亦说：

"肾者,精神之舍,性命之根,外通于耳。"足可见耳与肾的特殊关系。

　　耳与心的关系也非常密切。《素问·金匮真言论》说:"心开窍于耳,藏精于心。"为何心开窍于耳,晋代皇甫谧在其所著的《针灸甲乙经》中认为,心气本通于舌,五脏皆有窍,而舌非窍,故心窍寄于耳部。杨上善在其所著的《太素》一书中指出,心开窍于耳是因"肾者水也,心者火也,水火相济,心气通于耳,故以窍言之,即心以耳为窍"。现代实验观察也证实,手少阴心经的刺激感传可上传于耳廓,表明心、耳之间的确以经络为通道,两者之间存在着密切的联系。

　　另外,肝藏血,耳受血始能有听觉。心主血,肺主气,心肺合司宗气,肺朝百脉,宗气上贯于耳,耳方可闻及。脾胃为升降之中轴,脾胃升降失司,清阳之气上达而贯耳,耳方能聪。因此,耳不仅是肾窍、心窍,同样亦为肝窍、肺窍、脾窍。耳虽为人体的一小部分,但由于耳与脏腑的密切关系,故耳具有预测全身脏器生理、病理的作用。

　　(二)西医学理论探讨

　　1. 神经、体液学说　耳廓有着丰富的神经分布,有来自脊神经丛的耳大神经和枕小神经,有来自脑神经的耳颞神经、面神经、舌咽神经、迷走神经的分支以及交感分支等。其中耳轮、对耳轮和耳舟的大部分由耳大神经分布,仅上方一小部分由枕小神经分布。三角窝内的神经来自耳颞神经、耳大神经和枕小神经,并在三角窝的皮下形成神经丛。耳甲艇和耳甲腔的神经,除耳大神经的少数分支外,主要是面神经、迷走神经和耳颞神经分支,并在此处交织成丛。耳垂的神经来自耳大神经和耳颞神经。耳廓后面上 1/3 处为枕小神经分布,下 2/3 处为耳大神经分布;还有迷走神经和舌咽神经的耳支也分布于耳部的后面。耳廓的神经在真皮内形成多种感觉神经末梢,另外还伴随血管的交感神经小束随血管走行分布。尤为有意义的是,专门支配内脏和腺体功能活动的迷走神经在全身体表各部均无分布,唯独耳廓有其分布,这意味着耳穴与内脏、腺体的联系较为密切。由于耳廓分布有丰富的神经组织,因此对各种刺激的反应有高度的敏感性。当人的机体发生病变时,病理刺激通过神经系统的传导使相应耳穴发生生物电场改变和过敏、疼痛、血管张缩、汗腺和皮脂腺的分泌及立毛肌的收缩等反应,各种治疗方法产生的良性刺激也通过神经系统的传导,阻滞或抑制了原有的病理冲动的恶性循环,并代之以正常的生理调节,致使病变减轻或消失。

2. 全息生物学说　我国学者张颖清教授在研究胚胎发育过程中发现,由于脱氧核糖核酸(DNA)的半保留复制和细胞的有丝分裂,可使多细胞生物体内的任何体细胞都具有与原初的受精卵(有性生殖过程中)或起始细胞(无性生殖过程中)相同的一整套基因。因此,任何一个在结构和功能上有相对的完整性并与周围的部分有相对明确边界的相对独立部分就都是全息胚,镶嵌着整体各器官的图谱,并由此提出了著名的"生物全息律"理论。生物全息律中一个十分重要的内容是穴(区)分布的全息律,认为机体的任何相对独立、完整的部分(由几种组织所构成的,具有一定形态和基本结构单位,如耳、头、面、鼻、手、足、骨关节等)的每一位区都与特定的整体部位之间不断地进行着信息交换活动,每一位区都能够在某种程度上反映特定整体部位的演示变化。

耳穴与机体整体之间的信息交换的客观反映,早在 20 世纪 70 年代就被国外学者所发现。美籍朝鲜人 Cho M.H.通过 20 余次的人体实验后,提出了"德尔他反射",指出刺激躯体上的任何一个点后,仅需数秒钟时间就可在被刺激部位对应的耳区出现皮肤温度的改变,而非对应的躯体上则无此反应。近些年来,我国部分研究单位选择耳穴也做了某些类似的实验,曾经有人采用家兔胃体、胃窦、十二指肠浆膜下埋藏铂丝电极,以观察针刺耳穴胃、十二指肠穴区与非穴点区对胃肠生理功能的影响。实验证明,针刺前者有明显的效应出现,而非耳穴点区虽有一定的效应出现,但多项指标统计并无明显的差异;也有人在胰胆穴和眼穴施行电刺激,结果发现前者有明显的使奥狄(Oddi)括约肌松弛作用,而后者的作用则远不如前者。这种"躯体(内脏亦然)⇔中枢⇔耳廓"间的双向径路,被认为是耳穴刺激疗法的理论基础。对于耳穴的信息传递原理,有人提出了全息反射机制。所谓全息反射机制,就是由脑内全息联系的神经元作为反射中枢而形成的全息反射径路。脑内神经元的全息联系,是指机体的任一相对完整、独立部分的每一位区在中枢神经内投射都与其所对应的整体部位在中枢神经内的投射所存在着的双向突触联系。耳廓作为一个相对完整、独立的部分,每个耳穴在中枢神经内的投射与其所对应的整体部位的组织器官在中枢神经内的投射也存在着双向突触联系,耳穴与其对应整体部位之间的信息传递就是通过这种联系而进行的。

全息反射机制阐明了人体病灶与耳穴反应区之间的直接联系,亦即说明一个病灶在耳穴只有一个反应点(区)。但是一种疾病可在多处耳穴区产生阳性反应的现象也客观存在。对此,应从机体的整体性和协调性来进行分析、考虑。人是一个统一的、有机的整体,各组织器官系统的功能并不是孤独进行活动的,而是密切配合,彼此协调进行的。当某一个组织器官发生疾病时,常常要影响到与其有密切关系的组织器官的活动,这种影响必然会通过全息反射而将信息传递到耳穴区,当影响达到一定程度时,受到影响的组织器官所对应的耳穴区就会产生阳性反应,因而造成了一种疾病可在多处耳穴区产生阳性反应的可能性。在这些特定的耳穴区进行有效的刺激,都会在相对应的部位产生疗效。

综上所述,耳廓是机体五脏六腑、四肢百骸,以及其他组织器官的重要荧光屏,是机体信息输入与输出最强、最集中的地方之一。整个耳廓是机体各脏腑组织器官的缩影,机体各脏器、各部位在耳廓皆有反应点,若各脏腑、组织器官发生病变,则必然会在耳廓得以反映。因此,通过观察耳廓和耳穴区便可窥见内脏之疾病。

第 2 章

耳廓的形态、结构及生理解剖

一、耳廓的形态

(一)耳廓的正面形态

耳廓的表面解剖名称是耳穴定位的标志。其形态与遗传、年龄、炎症、局部外伤,以及某些皮肤病等相关而有个体差异,但总的形态结构却不变。耳廓表面分为耳垂、耳轮、对耳轮、耳舟、三角窝、耳甲艇、耳甲腔、耳屏、对耳屏、外耳道口、屏间切迹、屏上切迹、轮屏切迹等13个解剖部位(图 2-1 耳廓正面表面解剖名称示意图)。各解剖部位的形态特点如下述。

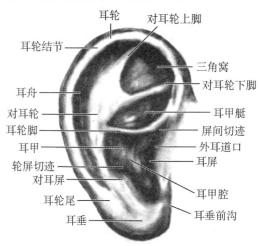

图 2-1 耳廓正面表面解剖名称示意图

1. 耳垂　耳廓下部无软骨的皮垂。耳垂前沟:耳垂与面部之间的浅沟。

2. 耳轮　耳廓边缘向前卷曲的游离部分。

(1)耳轮脚:轮前上端伸入耳腔内的横行堤状隆起部分。

(2)耳轮脚棘:耳轮脚和耳轮之间的软骨隆起部分。

(3)耳轮脚切迹:耳轮脚前方的凹陷部分。

(4)耳轮结节:又称为达尔文结节,耳轮后上缘稍肥厚的结节状凸起部分,此结构一般不甚明显。

(5)耳轮尾:耳轮下缘与耳垂相接的无软骨部分。

(6)轮垂切迹:耳轮与耳垂后缘之间的凹陷部分。

(7)耳轮前沟:耳轮与面部之间的浅沟。

3. 对耳轮　耳廓边缘内侧与耳轮相对平行隆起部分,其上端分叉,使整个对耳轮形成"y"状形。由对耳轮体、对耳轮上脚和对耳轮下脚3部分组成。

(1)对耳轮体:对耳轮下部呈上下走向的主体部分。

(2)对耳轮上脚:对耳轮向上分支的部分。

(3)对耳轮下脚:对耳轮向前分支的部分。

4. 耳舟　耳轮与对耳轮之间的凹沟。

5. 三角窝　对耳轮上、下脚与相应的耳轮之间所构成的三角形凹窝。

6. 耳甲艇　又称为耳甲窝,为耳轮脚以上的耳腔部分。

7. 耳甲腔　耳轮脚以下的耳腔部分。

8. 耳屏　又称为耳珠。为耳廓前缘的瓣状凸起部分,同外耳道相齐平,宛如其屏障。

9. 对耳屏　对耳轮下部弯向前方的隆起部分,前方与耳屏相对。

10. 屏间切迹　耳屏与对耳屏之间的凹陷处。

11. 屏上切迹　耳屏上缘与耳轮脚之间的凹陷处。

12. 轮屏切迹　对耳轮与对耳屏之间的凹陷处。

13. 外耳道口 居于耳甲腔前,为耳屏所遮盖的孔窍。

(二)耳廓的背面形态

耳廓背面的解剖部位有3个面、4个隆起、5个沟。一般在耳廓前面隆起的,其相应的背面则凹陷;在耳廓前面凹陷的,其相应背面则隆起(图2-2 耳廓背面解剖名称示意图)。

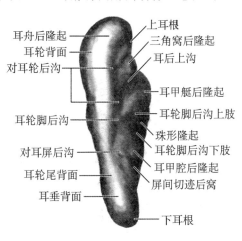

耳舟后隆起
耳轮背面
对耳轮后沟
上耳根
三角窝后隆起
耳后上沟
耳甲艇后隆起
耳轮脚后沟
耳轮脚后沟上肢
珠形隆起
耳轮脚后沟下肢
对耳屏后沟
耳轮尾背面
耳甲腔后隆起
屏间切迹后窝
耳垂背面
下耳根

图 2-2 耳廓背面解剖名称示意图

1. 3个面 3个面分别如下。

(1)耳轮背面:耳轮背部的平坦部分。

(2)耳轮尾背面:耳轮尾背部的平坦部分。

(3)耳垂背面:耳垂背部的平坦部分。

2. 4个隆起 4个隆起分别如下。

(1)耳舟后隆起:耳舟背面的隆起部分。

(2)三角窝后隆起:三角窝后的隆起部分。

(3)耳甲艇后隆起:耳甲艇后的隆起部分。

(4)耳甲腔后隆起:耳甲腔背面的隆起部分。

3. 5个沟 5个沟分别如下。

(1)对耳轮上脚沟。

(2)对耳轮下脚沟。

(3)对耳轮沟。

(4)耳轮脚沟。

(5)对耳屏沟。

(三)耳根

1. 上耳根　耳廓与头部相连的最上部。

2. 下耳根　耳廓与头部相连的最下部。

(四)耳廓的几种生理畸形

耳廓正、背面的生理解剖结构有利于耳穴的定位,且可运用望诊的方法来诊断疾病。人与人之间在耳的结构上大体是相同的,但也有大小不同的差异;就是一个人,两耳之间也有不同之处,而某些人耳的外形与大多数人有比较大的差异,这种差异就称为生理的畸形。现分别叙述如下。

1. 耳瘘孔　多见于耳轮前面和颜面皮肤的交界处,也可分布于耳甲艇、耳甲腔等处,有个别人一只耳可见有多处瘘孔。

2. 耳柱　亦即分布于耳廓旁的肉柱,一般出现在单耳侧,双耳同见极为少见。该处畸形认为与遗传因素有关。

3. 耳屏类型　耳屏最为多见的为双峰,多视此为正常表现,各种耳穴图均以此作为标准,但也不乏见有单峰或三峰出现者。

4. 耳轮结节　一般人耳轮结节明显,且只有一个,但也有人耳轮结节并不明显,还有些人有两个结节,另一个结节在对耳轮上脚与耳轮相交处。

5. 对耳轮下脚的类型　对耳轮下脚大多数人是从对耳轮处平滑的分出,但些人该结构与多数人不相同,在与对耳轮分出时可见一明显的分界线。还有少数人对耳轮下脚则缺如,使三角窝与耳甲艇合成一个大窝。

6. 耳甲艇分隔　即在耳甲艇中部可见一纵行软骨隆起,将耳甲艇分成两个腔。

耳廓的外形结构、色泽、凸起、凹陷、某些结构的缺如等,均与遗传、职业、某些疾病,以及外伤等有关。因此,在望诊时应细心观察,注意除外某些因素所造成的假阳性反应。

二、耳廓的结构

(一)耳廓的组织结构

耳廓外被以皮肤,以形状复杂的弹性软骨为支架,并附以脂肪、韧带、结缔组织,以及退化的肌肉等构成。形似贝壳,借韧带、肌肉附着于头颅两侧,与颅壁成30°。耳廓下方的耳垂占耳廓面积的1/4～1/5,无软骨支撑,只含有脂肪与结缔组织。耳廓皮层分表皮和真皮二层,真皮层分布有毛囊、皮脂腺、汗腺、血管、神经和淋巴管,还有一些散在的脂肪组织。皮下组织极薄,血管位置浅表,皮肤与软骨紧密相贴。耳廓的肌肉包括附着于耳软骨之间的耳内肌和附着于耳廓和颅骨之间的耳外肌,一般没有明显的作用。

(二)耳廓的血管分布

1. 动脉 耳廓的动脉来自颈外动脉的耳后动脉和颞浅动脉,颞前动脉也有3～4个小分支分布于耳廓。这些小血管在耳廓深部沿软骨行走。

2. 静脉 耳廓静脉均起于耳廓的浅层,然后汇集成几支较大的静脉,与同名动脉相伴而行,耳后静脉和颞浅静脉注入颈外静脉。

(三)耳廓的淋巴管分布

耳廓的淋巴液通过淋巴管分别注入耳廓周围的淋巴结,它们分别是耳前、耳后和耳下淋巴结,此3组淋巴结均汇入颈上淋巴结。

(四)耳廓的软骨和肌肉

耳廓的肌肉分两种:一种位于耳软骨之间,称为耳内肌;另一种附着于耳廓与颅骨之间,称为耳外肌。人类除少数人耳外肌尚

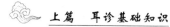

有收缩作用能使耳廓动作外,大多数人的耳外肌已经退化,仅遗留一些痕迹而已。

从组织学上观察,许多耳穴,如肾、膀胱、枕、耳背沟、上耳根等部位均有已退化的耳肌附着。

(五)耳廓的神经分布

耳廓的神经分布非常丰富。神经的来源较多,有的来自脊神经颈丛的耳大神经,有的来自脑神经的耳颞神经、面神经、舌咽神经、迷走神经的分支,以及随颈外动脉而来的交感神经。

1. **耳大神经** 来自第 2、3 颈神经,分布于耳前、耳后、耳下 2/3 处;枕小神经,也来自第 2、3 颈神经,分布于耳前、耳后、耳上 1/3 处。第 2、3 颈神经是躯体神经,与脊髓颈 2、3、4 节段相连。

2. **耳颞神经** 是三叉神经下颌支的分支,分布于耳屏、耳轮脚上部、耳轮升部及三角窝,并从骨与软骨的交界处穿出,分布于外耳道前 1/3 处。

3. **迷走神经耳支** 分布于耳甲腔、耳后肌及耳背中上部,也有分支到耳轮脚根部及三角窝、对耳轮及耳舟中部。

4. **交感神经** 来自颈交感神经节,多沿耳血管分布。

第3章

耳廓和耳穴的作用与特性

一、耳穴的定义及分布规律

耳穴的全称叫"耳部腧穴",此乃经气积聚、转输的地方。古时,腧与输、俞相通。此处是指转输、灌注之义。也就是说,耳穴是耳廓上经络、脉气内外灌注的地方。耳与经络的关系十分密切,十二经脉均直接或间接与耳相通;手阳明别络入耳合于宗脉;足阳明经上耳前;手太阳经入耳中;足太阳经的支脉至耳上角;手少阳经系耳后,出耳上角,支脉入耳中;足少阳经下耳后,支脉至耳中,出耳前;6条阴经通过经别与阳经相合通于耳。此外,阴、阳跷脉并入耳后,阳维脉循头而入耳。故《卫生宝鉴·耳中诸病方》说:"五脏六腑,十二经脉有络于耳者。"

耳穴是耳廓表面与人体经络、脏腑、组织器官、四肢百骸相互沟通的部位,是脉气所发和转输之处。当人体内脏或躯体任何一处有病变时,耳廓穴位就会出现压痛敏感、皮肤电特性改变、变形、变色等阳性反应。这些反应,可作为诊断疾病,并可通过刺激来防治疾病,故阳性反应点又有"刺激点"之称。

耳穴在耳廓正面的分布规律,极像一个在子宫内倒置的胎儿,头部朝下、臀及上、下肢朝上,胸腹、躯干位于中间[图3-1　耳穴形象分布示意图(引自植兰英《耳穴疗法》)]。

即:头面部的穴位分布在对耳屏和耳垂,鼻咽部的穴位分布在耳屏;胸腔的穴位分布在耳甲腔;腹腔的穴位分布在耳甲艇;消化道的穴位分布在耳轮脚周围;盆腔部的穴位分布在三角窝;上

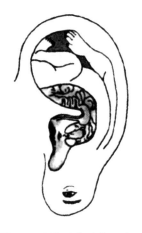

图 3-1　耳穴形象分布示意图

（引自植兰英《耳穴疗法》）

肢部的穴位分布在耳舟；躯干部的穴位分布在对耳轮；下脚及臀部的穴位分布在对耳轮上脚和下脚；内分泌的穴位分布在屏间切迹。

二、耳穴的命名及含义

耳穴与体穴一样，每个腧穴的名称与其功能和适用治疗范围相关。唐代医家孙思邈在其《千金翼方》一书中指出："凡诸孔穴，名不徒设，皆有深意。"这说明每一个穴位都是前人智慧的结晶。耳穴的命名也是有一定的内在含义和规律的。充分了解内在含义和规律，对于加深耳穴的认识、记忆，便于以后临床的应用是有一定帮助作用的。现将耳穴命名归类分述介绍于下。

（一）以中医理论来命名

1. 以藏象学说来命名　根据中医的藏象学说，依据诊断和治疗疾病的规律以脏腑的名称来命名，如心、肝、脾、肺、肾、胆、胃、小肠、大肠、膀胱、三焦等。这里面就包含有中医藏象学说的内容,如肺除了能够治疗肺脏本身的疾病,如咳、喘等以外,还可以用来治疗大肠的疾病,因为肺是与大肠相互表里的。还可以用来治疗皮肤病,因为肺主皮毛。另外,如膀胱穴可以用来治疗坐骨痛,是因为坐骨神经所痛的部位正是膀胱经所循行的部位。

2. 以经络腧穴来命名　耳穴中有些穴位是参考体穴的名称来命名的。其一是因为耳穴的治疗作用与体穴相似而取其名,如神门穴,无论体穴和耳穴都有镇静安神的功效;其二是因为位置相近而命名,如后听宫、后听会穴。

(二)以生理解剖名称来命名

1. 以神经、体液来命名　耳穴中有许多穴位是根据西医学中的神经或腺体的名称来命名的,这些穴位可以治疗相应神经或腺体的疾病,以达到调节神经和体液的作用;同时相应的部位发生病变在耳穴上也可以出现反应。这样命名的穴位有坐骨神经、枕小神经、肾上腺、内分泌、交感等。例如,内分泌穴可以起到调整内分泌的功效,交感穴可起到调整人体自主神经系统的功效。

2. 以解剖部位名称来命名　耳廓正面的许多穴位是根据人体的解剖部位在耳廓上的投影用解剖名称来命名的。例如,耳舟是上肢的投影部位,穴位则采用解剖名称命名为肩、肘、腕、指等;耳轮为躯干的投影部位,穴位用解剖名称命名为颈、胸、腰、骶等;还有下肢的髋、膝、踝、跟、趾等,也均属于解剖学命名法。

(三)以耳穴的特性来命名

1. 以耳穴的治疗功能来命名　某些耳穴用以治疗某些疾病的症状时疗效较为明显,因此而得名,如平喘、过敏点、降压沟等。

2. 以穴位在耳廓上面积的大小来命名　某些耳穴在耳廓上所占的面积较小,就用点来进行命名,如饥点、渴点、遗尿点等;某些耳穴在耳廓上所占的面积相对来说较大,就用区来进行命名,如面颊区、荨麻疹区等;还有部分耳穴形状细长似线状,就以线来进行命名,如风湿线等。

3. 以耳穴所在的耳廓位置来命名　根据耳穴在耳廓上的具

体位置来命名。例如,穴位位于耳廓上部的尖端处,就命名为耳尖穴;穴位位于耳背沟之中的,就命名为降压沟穴;穴位位于耳屏上部尖端的,就命名为屏尖穴。

(四)以药名来命名

某些耳穴是根据药名来进行命名的,如鼻眼净等。

(五)以疾病的名称来命名

耳穴中某些穴位是因为治疗某些疾病有特效,或者是因为患有某些疾病而在耳廓上出现反应点而得名的。如肝炎点、高血压点、神经衰弱点等。

耳穴的命名将其归纳起来有以上 5 大类 10 种。但具体到每个穴位则不一定是纯属哪一种,某些穴位是经综合而命名的,如脾穴既是以人体解剖而命名又是以藏象学说来进行命名的;又如面颊区,既是以解剖学而命名的,又是以耳穴的面积大小而进行命名的;再又如降压沟,既是以耳穴的功能作用而命名的,又是以耳廓上的位置而进行命名的。

三、耳廓和耳穴在诊治疾病中的作用

耳廓和耳穴在诊治疾病方面的作用,主要表现在以下两个方面。

(一)反映病情,做出诊断

耳廓和耳穴可以反映机体五脏六腑、四肢百骸的病情,以对疾病做出诊断。我国现存的医学古籍中就有不少这样的记载。《灵枢·师传篇》曰:"视耳好恶,以知其性。"意思就是说,观察耳廓颜色的好坏,就可以知道疾病的预后善恶。又如《灵枢·论疾诊尺篇》曰:"耳间青筋起者,掣痛。"《灵枢·阴阳二十五人篇》曰:"手少阳之上,血色盛,则眉美以长,耳色美,血气皆少,则耳焦恶色。"《灵枢·卫气失常篇》曰:"耳焦枯,受尘垢,病在骨。"晋代的皇甫谧在其所著的《针灸甲乙经·小儿杂病》中叙述:"婴儿耳间青筋起者,瘛,腹痛。大便青瓣,飧泄……"明代的周于蕃在其所著的《小儿按摩术》及由清代的张振鋆校订补辑的《厘正按摩要术》中记载:"两耳时红时热者,主外感风热;两耳发冷者,主发痘疹;耳上起青筋者,主肝风;耳聋发狂者,主阳虚病。"上述古代医学文献均说明,我国历代医家已充分认识到,当机体的任何部位罹患疾病时,其耳郭、耳穴都具有反映病候的特性,并可用以诊断疾病。

我国近代医家对耳郭、耳穴诊断疾病的工作也做了大量的研究,特别是20世纪70年代以来更有所突破,取得了明显的进展,发表了有关学术论文上千篇,学术专著几十部。耳郭、耳穴诊断由单纯的望诊法、触诊法、按压法逐步发展到染色法、电探测法、日光反射法等多种,运用了多种现代科技方法和手段。并对耳郭、耳穴诊断机制也做了大量、深入的探索,从病理、生化、物理等方面进行全方位的立体研究。从20世纪80年代以来,耳郭诊断已发展成为一门新的学科,称为耳郭诊断学,为临床诊断学增添了不少新内容。

(二)接受刺激,防治疾病

据《灵枢·五邪篇》曰:"邪在肝……取耳间青筋以去其掣。"《灵枢·厥病篇》亦曰:"耳聋无闻取耳中。"唐代医家孙思邈在其所著的《备急千金要方》一书中记载:"耳中穴,在耳门孔上横梁是,针灸之,治马黄黄疸寒暑疫毒等病。"明代的杨继洲在其所著的《针灸大成》一书记述:"耳尖二穴,在耳尖上,卷耳取耳尖是穴,治眼生翳膜,用小艾炷五壮。"上述论述均说明,我国在2100多年前就开始应用耳穴来治疗疾病,且历代以来均有所发现、有所发展。

近代医家经大量的临床实践和研究进一步证实,刺激耳穴或部位可用以治疗疾病或保健作用,其作用主要体现在以下3个方面。

1. 相应耳穴的直接治疗作用　这是一切患病部位相应耳穴主治作用所具有的共同特点。如腰部罹患疾病时,可用相应耳穴

"腰"来进行治疗；胃部罹患疾病时,可用相应耳穴"胃"来进行治疗；刺激相应耳穴,可直接疏通经气,扶正祛邪,调整机体的阴阳虚实而取得疗效。因此,在选穴时应注意选准穴位。实践经验丰富的耳针医师,不仅仅靠耳穴图索穴,更重要的是用探棒压痛法或电探测法在耳廓上寻找敏感点施治,且往往能取得更佳的疗效。

2. 相关耳穴的间接治疗作用　机体组织由于经络的联络和作用,脏腑之间存在着相应的表里关系,而五脏之间又有相生相克的关系。各脏腑的功能不同,各有所主,各有所司,构成相辅相成,相互制约,密切相关的一个统一整体。当某一脏器发生疾病时,常可影响到相关脏器的活动。采用耳针调整患病脏器,既要选其相应耳穴主治,又可选相关耳穴辅治,后者能起到间接的治疗作用。如治疗皮肤病时,除选用耳穴"肺"外,还可配以"大肠"穴来进行治疗,因为肺与大肠相表里,调整大肠可以间接调整肺脏。这就要根据病症治疗的需求,将主治功能相同或近似的耳穴配伍应用,以发挥协同作用。

3. 耳穴的非特异性治疗作用　耳穴非特异性治疗,不是特异性地针对某种病患,而是对任何疾病都有一定的治疗作用。这种治疗作用,就称为非特异性治疗作用。据近代科学家研究证实,几乎全部耳穴都具有不同程度的提高机体的应激能力,增强机体抵抗能力的非特异性治疗和保健作用。《神仙杂术》一书中曰:"每朝早起以右手从头上引左耳二七,复以左手从头上引右耳二七,令人耳聪目明,延年益寿。"现代时兴的自身耳廓按摩法和耳廓穴位按摩法,就是利用耳穴的非特异性治疗和保健作用这一治疗原理进行的,经大量临床应用非常有效。在我国北方民间流传着这样一句"针灸拔火罐,不对也要好一半"的俗语,这说明我国民间早已发现针灸的非特异性治疗作用。

四、耳廓和耳穴在诊治疾病中的特性

耳廓和耳穴的良性刺激方法有多种,包括针刺、按摩、按压、贴敷、牵拉、磁疗和激光照射等。用耳廓和耳穴的良性刺激治疗疾病时,有其本身的特性,掌握应用好这些特性可进一步提高防治效果。现将其特性分别介绍于下。

(一)耳穴与机体各部分的相互对应性

根据生物全息理论,耳穴按"倒置胎儿"的分布规律分布在耳廓上,人体的五脏六腑、四肢百骸、五官七窍甚至更小的部位,在耳廓上都有其相应的部位存在。以耳廓上的耳舟部位为例予以说明,它是上肢耳穴的分布所在,现将耳舟分为 6 等份,各等份相应耳穴自上而下排列:第 1 等份是指穴,第 2 等份是腕穴,第 3 等份是肘穴,第 4、5 等份是肩穴,第 6 等份是锁骨穴。这些耳穴的分布与上肢相互对应,顺序亦相同,仅为倒置而已。可见,耳穴的分布规律与经穴不同,有其一定的规律性,并与人体各部位相对应。因此,在诊断寻穴时,应遵循耳穴的分布规律。

(二)耳穴与患病部位征象变化的相似性

当机体某一部位罹患疾病时,其相应的耳穴就会出现变形、变色、脱屑、充血、水疱、硬结、皱褶、隆起等阳性反应。耳穴的这种阳性反应往往与患病部位的征象和性质极为相似。例如某一部位发生炎症,常出现红肿、浸润、光泽等征象,其相应耳穴的阳性反应也同时出现红色、油润、光泽;当人体发生急性扭、挫伤时,其受伤部位可见出现一块或一片红肿,其相应耳穴的阳性反应也是一样,出现点状或片状红晕。又比如罹患某些慢性疾病,患部常见出现白色、无光泽、无浸润征象,其相应耳穴也就出现白色、无光泽、无浸润征象。再比如慢性肥厚性胃炎,胃镜可见胃壁增厚、其色发白,耳穴"胃"也呈片状白色、皮肤增厚。根据耳穴与患部征象相似的特性,在临床诊断疾病时,应认真、仔细观察耳廓上耳穴的变化,以间接了解患病部位的疾病情况,这就是耳廓诊断学中耳廓望诊的基础。

(三)耳穴反应的迅速性和耳穴疗法治疗疾病的及时性

患病部位的相应耳穴出现阳性反应是非常及时的。现仅举两个例子足以说明。其一,管遵信老师曾经做过家兔人工急性阑尾炎模型实验。手术前后进行耳穴染色对比,术前耳穴全无着色,术后相应耳穴即刻出现着色。其二,彭印高老师曾经做过实验性心肌损害耳穴诊断的研究。先给予腹腔内注射氯化钡液,30分钟后在心电图的监护下,再给予静脉注射氯化钡液。当心电图出现异常后,立即在兔耳上寻找新出现的低电阻点。结果心电图出现异常后的20只家兔,全部在内侧耳窝中诱发出一个低电阻点,且两侧对称,而实验前没有这个低电阻点。上述两个实验都证实了耳穴诊断疾病的迅速性、及时性。

刺激耳穴治疗疾病的疗效也是十分及时的,凡从事耳针工作的医师无人不知。特别是对头痛、牙痛、胆绞痛、肾绞痛、胃肠道痉挛性疼痛的止痛疗效,可以说是手到病除,"立竿见影"。笔者曾对胆石症所致胆绞痛患者以耳针治疗,在所治的89例患者当中,有82例经针刺数分钟后,其绞痛即见缓解或消失,疗效相当神速。许瑞征等老师对小白鼠做过敏性休克耳穴实验,实验组与对照组相比,可明显提高存活率($P<0.01$)。

根据耳穴反应的迅速性和耳穴疗法治疗疾病的及时性特点,在临床工作中,应注意有病早诊断、早治疗,力争主动,及时将疾病消灭在萌芽状态。

(四)耳穴的双向调节性

中医学认为,人之所以罹患疾病,是因为阴阳、气血、营卫、经络失调所致。耳穴疗法治疗疾病的一个重要特性,就是通过对耳穴的良性刺激可起到调节阴阳、气血、营卫、经络,以达到平衡。所谓双向调节,是指刺激耳穴对两种截然相反的病理状态都能起到治疗作用。例如,刺激某些耳穴,既可使高血压者的血压下降,又可使低血压者的血压上升,均可使其达到正常血压。若能继续进行治疗,则高血压者不会出现低血压,低血压者也不会出现高血压。失衡的血压经调整正常后,再继续治疗不会影响其平衡状态。根据耳穴双向调节的特点,在临床应用时必须注意:①要根据疾病证型,辨证选穴;②要采用恰当的耳穴刺激方法和补泻手法,以达到"良性刺激"的要求。这就要求因人、因病、因时酌情施术,只有这样,才能达到应有的疗效。

(五)一穴多能和多穴一能性

一穴多能性,是指一个耳穴能治疗多种病症。例如神门穴,不仅可治疗神经系统的疾病,如精神分裂症、癔症、神经衰弱、抑郁症、癫痫等,而且还可用于治疗各种炎症性疾病,如各种原因所引起的疼痛、高血压、过敏性疾病等。多穴一能性,是指多个耳穴能同时治疗一种相同的病症。如支气管哮喘,不仅肺穴可用来治疗,而且对屏尖、肾、肾上腺、神门、气管等耳穴也具有平喘的作用,可供临床施治时选用。但这些耳穴的作用是不相同的,有主有辅,各有千秋。因此,在临床工作中,应辨证选穴和施术,力求制定最佳的耳穴处方,讲究理、法、方、穴,以达速效、高效的治疗目的。

第4章

耳廓的分区、耳穴的定位和
功能作用及适用病症

一、耳廓的分区

要确定耳穴在耳廓上的具体位置,必须首先将耳廓划分成若干区域,而耳廓的分区又必须先划定耳廓的基本标志线和点。因此,由国家颁布的耳穴名称和部位标准是按照:耳廓线、点→耳廓分区→耳廓部位这样一个逻辑阐述的。本书亦将按照该顺序予以介绍。

(一)耳廓基本标志线的划定 [**图 4-1　耳廓基本标志线划定示意图(引自管遵信《耳穴疗法》)**]

1. 耳轮内缘　亦即耳轮与耳廓其他部位的分界线。是指耳轮与耳舟、对耳轮上下脚、三角窝及耳甲等部位的折线。

2. 耳甲折线　是指耳甲内平坦部与隆起部之间的折线。

3. 对耳轮脊线　是指对耳轮体及其上、下脚最凸起处之连线。

4. 耳舟凹沟线　是指沿耳舟最凹陷处所做的连线。

5. 对耳轮耳舟缘　亦即对耳轮与耳舟的分界线。是指对耳轮(包括对耳轮上脚)脊与耳舟凹沟之间的中线。

6. 三角窝凹陷处后缘　是指三角窝内较为低平的三角形区域的后缘。

7. 对耳轮三角窝缘　亦即对耳轮上、下脚与三角窝的分界线。是指对耳轮上、下脚脊与三角窝凹陷处后缘之间的中线。

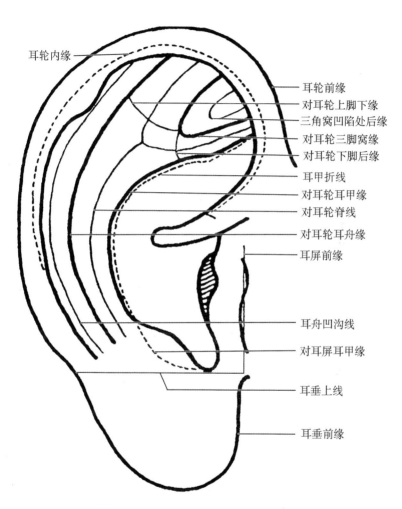

图 4-1 耳廓基本标志线划定示意图(引自管遵信《耳穴疗法》)

8. 对耳轮耳甲缘　亦即对耳轮与耳甲的分界线。是指对耳轮(包括对耳轮下脚)脊与耳甲折线之间的中线。

9. 对耳轮上脚下缘　亦即对耳轮上脚与对耳轮体的分界线。是指对耳轮上、下脚分叉处向对耳轮缘所做的垂直线。

10. 对耳轮下脚后缘　亦即对耳轮下脚与对耳轮体的分界线。是指从对耳轮上、下脚分叉处向对耳轮耳舟缘所做的垂直线。

11. 耳垂上线(对耳屏耳垂缘和耳屏耳垂缘的连线)　亦即耳垂与耳廓其他部分的分界线。是指过屏间切迹与轮垂切迹所做的直线。

12. 对耳屏耳甲缘　亦即对耳屏与耳甲的分界线。是指对耳屏内侧面与耳甲的折线。

13. 耳屏前缘　亦即耳屏外侧面与面部的分界线。是指沿耳屏前沟所做的垂直线。

14. 耳轮前缘　亦即耳轮与面部的分界线。是指沿耳轮前沟所做的垂直线。

15. 耳垂前缘　亦即耳垂与面颊的分界线。是指沿耳垂前沟所做的垂直线。

(二)耳廓标志点、线的设定[图 4-2　耳廓标志点、线设定示意图(引自管遵信《耳穴疗法》)]

1. 在耳轮内缘上,设耳轮脚切迹至对耳轮下脚间中、下 1/4 交界处,设为 A 点。

2. 在耳甲内,由耳轮脚消失处向后做一水平线与对耳轮耳甲缘相交处,设交点称为 D 点。

3. 设耳轮脚消失处至 D 点连线的中、后交界处,为 B 点。

4. 设外耳道口后缘上 1/4 与下 3/4 交界处,为 C 点。

5. 从 A 点向 B 点做一条与对耳轮耳甲艇缘弧度大体相同的曲线。

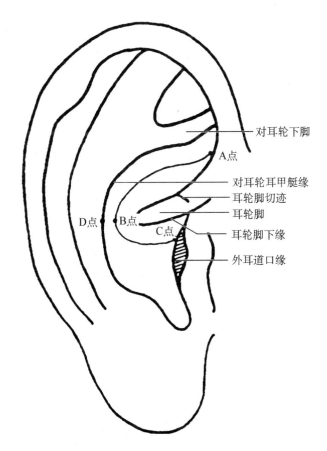

图 4-2　耳廓标志点、线设定示意图(引自管遵信《耳穴疗法》)

6. 从 B 点向 C 点做一条与耳轮脚下缘弧度相同的曲线。

(三)耳廓的分区

1. 耳廓的正面分区[图 4-3　耳廓正面分区示意图(引自管遵信《耳穴疗法》)]

(1)耳轮:耳轮脚为耳轮 1 区;耳轮脚切迹到对耳轮下脚上缘

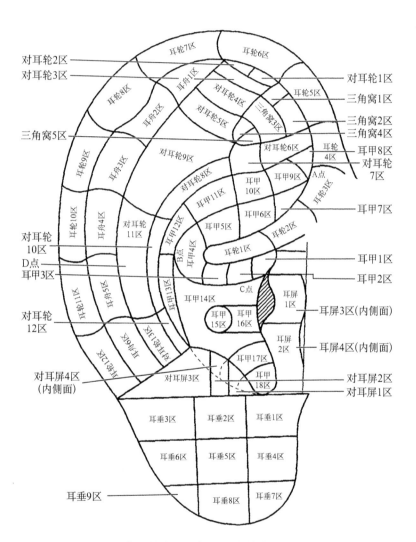

图 4-3　耳廓正面分区示意图(引自管遵信《耳穴疗法》)

之间的耳轮分为 3 等分,自下而上依次为耳轮 2 区、耳轮 3 区、耳轮 4 区;对耳轮下脚上缘到对耳轮上脚前缘之间的耳轮为耳轮 5 区;对耳轮上脚前缘到耳尖之间的耳轮为耳轮 6 区;耳尖到耳轮结节上缘为耳轮 7 区;耳轮结节上缘到耳轮结节下缘为耳轮 8 区;耳轮结节下缘到轮垂切迹之间的耳轮分为 4 等分,自上而下依次为耳轮 9 区、耳轮 10 区、耳轮 11 区、耳轮 12 区。

(2)耳舟:将耳舟分为 6 等分,自上而下依次为耳舟 1 区、耳舟 2 区、耳舟 3 区、耳舟 4 区、耳舟 5 区、耳舟 6 区。

(3)对耳轮:将对耳轮上脚分为上、中、下 3 等分,下 1/3 为对耳轮 5 区,中 1/3 为对耳轮 4 区,上 1/3 分为上、下两等分,下 1/2 为对耳轮 3 区,再将上 1/2 分为前后两等分,后 1/2 为对耳轮 2 区,前 1/2 为对耳轮 1 区。对耳轮下脚分为前、中、后 3 等分,中前 2/3 为对耳轮 6 区,后 1/3 为对耳轮 7 区。将对耳轮体从对耳轮上、下脚分叉处至轮屏切迹分为 5 等分,再沿对耳轮耳甲缘将对耳轮体分为前 1/4 和后 3/4 两部分,前上 2/5 为对耳轮 8 区,后上 2/5 为对耳轮 9 区,前中 2/5 为对耳轮 10 区,后中 2/5 为对耳轮 11 区,前下 1/5 为对耳轮 12 区,后下 1/5 为对耳轮 13 区。

(4)三角窝:将三角窝由耳轮内缘至对耳轮上、下脚分叉处分为前、中、后 3 等分,中 1/3 为三角窝 3 区;再将前 1/3 分为上、中、下 3 等分,上 1/3 为三角窝 1 区,中下 2/3 为三角窝 2 区;再将后 1/3 分为上、下 2 等分,上 1/2 为三角窝 4 区,下 1/2 为三角窝 5 区。

(5)耳屏:将耳屏外侧面分为上、下 2 等分,上部为耳屏 1 区,下部为耳屏 2 区。将耳屏内侧面分为上、下 2 等分,上部为耳屏 3 区,下部为耳屏 4 区。

(6)对耳屏:由对屏尖及对屏尖至轮屏切迹连线之中点,分别向耳垂上线作两条垂直线,将对耳屏外侧面及其后部分为前、中、后 3 区,前为对耳屏 1 区,中为对耳屏 2 区,后为对耳屏 3 区。对

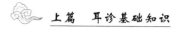

耳屏内侧面为对耳屏 4 区。

　　(7)耳甲:将 BC 线前段与耳轮脚下缘间分成 3 等分,前 1/3 为耳甲 1 区,中 1/3 为耳甲 2 区,后 1/3 为耳甲 3 区。ABC 线前方,耳轮脚消失处为耳甲 4 区。将 AB 线前段与耳轮脚上缘及部分耳轮内缘间分为 3 等分,后 1/3 为 5 区,中 1/3 为 6 区,前 1/3 为 7 区。将对耳轮下脚下缘前、中 1/3 交界处与 A 点连线,该线前方的耳甲艇为耳甲 8 区。将 AB 线前段与对耳轮下脚下缘间耳甲 8 区以后的部分,分为前、后 2 等分,前 1/2 为耳甲 9 区,后 1/2 为耳甲 10 区。在 AB 线后段上方的耳甲艇部,将耳甲 10 区后缘与 BD 线之间分为上、下 2 等分,上 1/2 为耳甲 11 区,下 1/2 为耳甲 12 区。由轮屏切迹至 B 点作连线,该线后方、BD 线下方的耳甲腔部为耳甲 13 区。以耳甲腔中央为圆心,圆心与 BC 线间距离的 1/2 为半径作圆,该圆形区域为耳甲 15 区。通过 15 区最高点及最低点分别向外耳门后壁作两条切线,切线间为耳甲 16 区。15 区、16 区周围为耳甲 14 区。将外耳门的最低点与对耳屏耳甲缘中点相连,再将该线以下的耳甲腔部分成上、下 2 等分,上 1/2 为耳甲 17 区,下 1/2 为耳甲 18 区。

　　(8)耳垂:在耳垂上线至耳垂下缘最低点之间作两条等距离平行线,于上平行线上引两条垂直等分线,将耳垂分成 9 个区,上部由前至后依次为耳垂 1 区、耳垂 2 区、耳垂 3 区;中部由前至后依次为耳垂 4 区、耳垂 5 区、耳垂 6 区;下部由前至后依次为耳垂 7 区、耳垂 8 区、耳垂 9 区。

　　2. 耳廓的背面分区[图 4-4　耳廓背面分区示意图(引自管遵信《耳穴疗法》)]　分别通过对耳轮上、下脚分叉处耳背对应点和轮屏切迹耳背对应点作两条水平线,将耳背分为上、中、下 3 部,上部为耳背 1 区,下部为耳背 5 区,再将中部分成内、中、外 3 等分,内 1/3 为耳背 2 区,中 1/3 为耳背 3 区,外 1/3 为耳背 4 区。

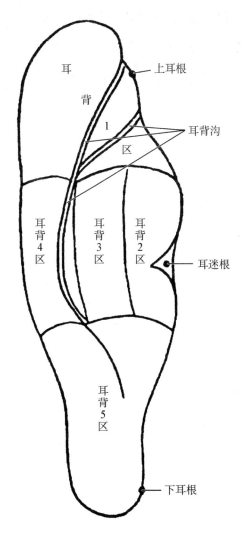

图 4-4　耳廓背面分区示意图(引自管遵信《耳穴疗法》)

二、标准耳穴的名称、部位和功能作用及适用病症

(一)耳廓正面的标准耳穴名称、部位和作用功能及适用病症

下面介绍的耳穴以《中华人民共和国国家标准·耳穴名称与部位》为依据[图 4-5 耳廓正面标准耳穴定位示意图(引自管遵信《耳穴疗法》)]。

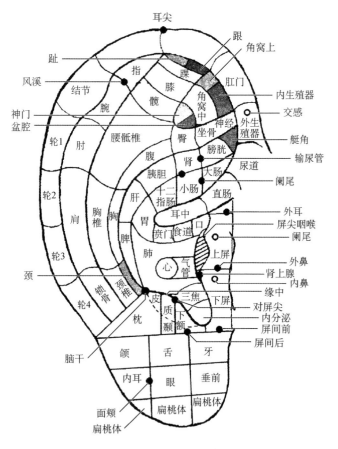

图 4-5 耳廓正面标准耳穴定位示意图(引自管遵信《耳穴疗法》)

1. 耳轮部穴位

(1)耳中(HX₁)

【曾用名】　膈、零点、神经丛点、神经官能症点。

【定位】　位于耳廓中部,当耳轮脚处,亦即耳轮1区。

【功能作用】　降逆和胃,止呕止吐,利膈祛风,清热凉血,利湿退黄,解痉镇痛。

【适用病症】　膈肌痉挛,消化道疾病,皮肤病,小儿遗尿症,血液病,神经官能症等。

(2)直肠(HX₂)

【曾用名】　直肠下段。

【定位】　位于耳轮脚棘前上方的耳轮处,亦即耳轮2区。

【功能作用】　调理肠腑。

【适用病症】　泄泻,便秘,直肠下垂,内、外痔,里急后重症等。

(3)尿道(HX₃)

【定位】　位于直肠上方的耳轮处,亦即耳轮3区。

【功能作用】　益肾缩泉,通利小便。

【适用病症】　遗尿症,尿频、尿急、尿痛,尿潴留,尿道炎,阴痒,遗精。

(4)外生殖器(HX₄)

【定位】　位于对耳轮下脚前方的耳轮处,亦即耳轮4区。

【功能作用】　补肾壮阳,利湿止痒。

【适用病症】　外生殖器病症,会阴部皮肤病,外阴瘙痒症,阳痿、早泄,睾丸炎,阴道炎,腰腿痛等。

(5)肛门(HX₅)

【曾用名】　痔核点。

【定位】　位于三角窝前方的耳轮处,亦即耳轮5区。

【功能作用】　清肠止血,化痔镇痛。

【适用病症】　内、外痔,直肠脱垂,肛周炎或肛周脓肿,肛门括约肌松弛,肛门瘙痒症,肛裂等。

(6)耳尖(HX_6)

【曾用名】 扁桃体。

【定位】 位于耳廓向前对折的上部尖端处,亦即耳轮6、7区交界处。

【功能作用】 清热凉血,疏肝息风,解痉镇痛,平肝明目。

【适用病症】 发热,高血压,外耳道炎,目疾(急性结膜炎、睑缘炎),痛症,神经衰弱,顽固性失眠等。

(7)结节(HX_7)

【曾用名】 肝阳1、肝阳2、枕小神经。

【定位】 位于耳轮结节处,亦即耳轮8区。

【功能作用】 疏肝理气,宽胸镇痛。

【适用病症】 肝炎,胁肋痛,纳呆,头晕、头痛,高血压和脑血管痉挛或脑外伤所引起的半身不遂、麻木等。

(8)轮1(HX_8)

【曾用名】 扁桃体$_2$。

【定位】 位于耳轮结节下方的耳轮处,亦即耳轮9区。

【功能作用】 清热解毒,疏肝息风,解痉镇痛。

【适用病症】 各种炎症性疾病,热病,感冒,上呼吸道感染,扁桃体炎,高血压等。

(9)轮2(HX_9)

【定位】 位于轮1区下方的耳轮处,亦即耳轮11区。

【功能作用】 同轮1。

【适用病症】 同轮1。

(10)轮3(HX_{10})

【定位】 位于轮2区下方的耳轮处,亦即耳轮12区。

【功能作用】 同轮1。

【适用病症】 同轮1。

(11)轮4(HX_{11})

【定位】　位于轮 3 区下方的耳轮处,亦即耳轮 12 区。

【功能作用】　同轮 1。

【适用病症】　同轮 1。

2. 耳舟部

(1)指(SF₁)

【曾用名】　阑尾 1。

【定位】　位于耳舟最上方处,亦即耳舟 1 区。

【功能作用】　疏经、活络、利指。

【适用病症】　各指及指关节疾病。

(2)腕(SF₂)

【定位】　位于指区的下方,亦即耳舟 2 区。

【功能作用】　疏经活络,解痉镇痛,抗过敏。

【适用病症】　各种腕部疾病,胃痛,过敏性皮炎等。

(3)风溪(SF₃)

【曾用名】　过敏区、荨麻疹区、结节内。

【定位】　位于耳轮结节内前方,指区与腕区之间处,亦即耳舟 1、2 区交界处。

【功能作用】　祛风止痒,抗过敏。

【适用病症】　荨麻疹,皮肤瘙痒症,过敏性鼻炎,哮喘,接触性皮炎,神经性皮炎,湿疹,过敏性紫癜等。

(4)肘(SF₄)

【曾用名】　睡眠诱导点。

【定位】　位于腕区的下方处,亦即耳舟 3 区。

【功能作用】　疏经活络,通利关节。

【适用病症】　各种肘关节疾病,甲状腺疾病,失眠等。

(5)肩(SF₅)

【曾用名】　阑尾 2。

【定位】　位于肘区的下方处,亦即耳舟 4、5 区。

【功能作用】　通经活络,解痉镇痛。

【适用病症】　各种肩关节疾病,胆石症,落枕等。

(6)锁骨(SF_6)

【曾用名】　肾炎点、阑尾3。

【定位】　位于肩区的下方处,亦即耳舟6区。

【功能作用】　舒经活络,通利关节,解痉镇痛。

【适用病症】　肩关节周围炎,多发性大动脉炎(无脉症),颈椎病,肩背颈部疼痛,肩背颈部疾病,风湿痛。

3. 对耳轮部

(1)跟(AH_1)

【定位】　位于对耳轮上脚的前上部,亦即对耳轮1区。

【功能作用】　强筋壮骨,活血镇痛。

【适用病症】　足跟部疾病,如各种原因引起的足跟痛。

(2)趾(AH_2)

【定位】　位于耳尖下方的对耳轮上脚后上部,亦即对耳轮2区。

【功能作用】　活血通络,消肿镇痛。

【适用病症】　各种原因引起的足趾关节炎症、疼痛及瘙痒,如趾关节扭伤、冻伤、关节炎、足趾活动障碍,甲沟炎等。

(3)踝(AH_3)

【曾用名】　踝关节。

【定位】　位于趾、跟区下方处,亦即对耳轮3区。

【功能作用】　舒筋活络,活血镇痛。

【适用病症】　踝关节疾病,踝关节扭、挫伤,踝关节炎等。

(4)膝(AH_4)

【曾用名】　膝关节。

【定位】　位于对耳轮上脚中1/3处,亦即对耳轮4区。

【功能作用】　舒筋活络,祛风除湿,消炎镇痛。

【适用病症】　各种原因引起的膝关节疾病及下肢活动障碍,如膝关节扭伤,膝关节骨性关节炎,风湿性关节炎等,各种肌腱疾病。

(5)髋(AH₅)

【曾用名】　髋关节。

【定位】　位于对耳轮上脚的下 1/3 处,亦即对耳轮 5 区。

【功能作用】　活血通络,通利关节,消炎镇痛。

【适用病症】　各种髋关节疾病,坐骨神经痛。

(6)坐骨神经(AH₆)

【定位】　位于对耳轮下脚的前 2/3 处,亦即对耳轮 6 区。

【功能作用】　活血通络,消炎镇痛。

【适用病症】　坐骨神经痛,各种腰骶部疾病。

(7)交感(AH₇)

【定位】　位于对耳轮下脚末端与耳轮内缘的相交处,亦即对耳轮 6 区前端。

【功能作用】　镇静安神,解痉镇痛,滋阴潜阳,调节自主神经功能。

【适用病症】　自主神经功能紊乱引起的各种病症,如失眠、内脏神经官能症、性功能障碍等;并可治疗心绞痛、肾绞痛、胆绞痛等;另外还可治疗脉管炎、肢端动脉痉挛症等。

(8)臀(AH₈)

【定位】　位于对耳轮下脚的后 1/3 处,亦即对耳轮 7 区。

【功能作用】　舒筋活络,祛风镇痛。

【适用病症】　臀部及骶部疾病,坐骨神经痛,臀筋膜炎,腰腿疼痛等。

(9)腹(AH₉)

【定位】　位于对耳轮体前部上 2/5 处,亦即对耳轮 8 区。

【功能作用】　活血通络,解痉镇痛。

【适用病症】　腹部疾病,如腹痛、肠炎、腹泻、便秘、产后宫缩痛、腹部术后疼痛、减肥,急性腰扭伤等。

(10)腰骶椎(AH₁₀)

【定位】　位于对耳轮体部的后上 2/5 处,腹区后方,亦即对耳轮 9 区。

【功能作用】　益肾健腰,通经活络,化瘀镇痛。

【适用病症】　腰骶部及下肢的各种疾患,如腰部急、慢性扭挫伤,腰骶椎疼痛,腰骶椎骨质增生,腰骶部关节病,腰腿痛,腰肌劳损;肾炎及肾石症引起的腰痛;腹痛,腹膜炎等。

(11)胸(AH$_{11}$)

【定位】　位于对耳轮体前部中 2/5 处,亦即对耳轮 10 区。

【功能作用】　疏经活络,化瘀镇痛。

【适用病症】　胸部疾病,如胸闷、胸胁疼痛、肋间神经痛、乳腺炎、泌乳不足等。

(12)胸椎(AH$_{12}$)

【定位】　位于对耳轮体的中后 2/5 处,胸区后方,亦即对耳轮 11 区。

【功能作用】　强肾益精,舒经活络,通利关节,消炎镇痛。

【适用病症】　各种胸椎疾病,如胸背部扭挫伤、胸椎退行性病变、各种原因引起的胸背部疼痛、胸胁疼痛、肋间神经痛、乳腺炎、泌乳不足、经前乳房胀痛等。

(13)颈(AH$_{13}$)

【定位】　位于对耳轮体前部下 1/5 处,亦即对耳轮 12 区。

【功能作用】　舒经通络,活血镇痛。

【适用病症】　各种颈部疾病,如颈椎病、落枕、颈部扭伤、斜颈、颈部肿痛、甲状腺疾病等。

(14)颈椎(AH$_{14}$)

【定位】　位于对耳轮体部后下 1/5 处,颈区后方,亦即对耳轮 13 区。

【功能作用】　强脊益精,通经活络,祛风镇痛,通利关节。

【适用病症】　颈椎病,落枕,项背部疼痛,颈部扭伤,肩关节周围炎及各种原因引起的颈部疼痛,甲状腺疾病等。

4. 三角窝部

(1)角窝上(TF₁)

【曾用名】 降压点。

【定位】 位于三角窝前1/3的上部处,亦即三角窝1区。

【功能作用】 平肝息风,育阴潜阳。

【适用病症】 高血压,头痛,眩晕等。

(2)内生殖器(TF₂)

【曾用名】 子宫、精宫、天癸。

【定位】 位于三角窝前1/3的下部处,亦即三角窝2区。

【功能作用】 补益肝肾,扶阳益精,祛瘀镇痛,调精和血,调经止带。

【适用病症】 各种妇科疾病,如月经不调、功能性子宫出血、痛经、带下证、盆腔炎等;以及各种男科疾病,如性功能障碍、附睾炎、前列腺炎、前列腺增生症等。

(3)角窝中(TF₃)

【曾用名】 喘点、肝炎点、便秘点、呼吸点。

【定位】 位于三角窝中1/3处,亦即三角窝3区。

【功能作用】 舒肝养血,止咳平喘,清热解毒,通肠利便。

【适用病症】 急、慢性肝炎,胁肋疼痛,咳喘不止,过敏性疾病,便秘,近视等。

(4)神门(TF₄)

【曾用名】 神穴、阴交点。

【定位】 位于三角窝后1/3的上部,亦即三角窝4区。

【功能作用】 醒脑开窍,镇静安神,清热解毒,祛风镇痛,止咳平喘。

【适用病症】 癫狂,抑郁症,癔症,失眠,多梦,各种炎症性疾病,各种原因引起的疼痛,高血压,过敏性疾病,戒断综合征,咳嗽,哮喘,腹泻等。

(5)盆腔(TF₅)

【曾用名】　腰痛点。

【定位】　位于三角窝后 1/3 的下部,亦即三角窝 5 区。

【功能作用】　活血化瘀,调经镇痛。

【适用病症】　痛经,闭经,盆腔炎,附件炎,月经不调,下腹疼痛,腹胀等。

5. 耳屏部

(1)上屏(TG_1)

【曾用名】　渴点。

【定位】　位于耳屏外侧面上 1/2 处,亦即下屏 1 区。

【功能作用】　清热生津,缩泉止渴。

【适用病症】　糖尿病,尿崩症,口干多饮,斜视,单纯性肥胖症等。

(2)下屏(TG_2)

【曾用名】　饥点。

【定位】　位于耳屏外侧面下 1/2 处,亦即耳屏 2 区。

【功能作用】　调理中焦,清热和胃。

【适用病症】　多食,糖尿病,甲状腺功能亢进症,单纯性肥胖症等。

(3)外耳(TG_3)

【曾用名】　耳。

【定位】　位于屏上切迹前方近耳轮部,亦即耳屏 1 区上缘处。

【功能作用】　通经络,开耳窍,滋肾水,潜肝阳。

【适用病症】　各种耳疾,如耳聋、耳鸣、中耳炎、外耳道炎,听力减退,眩晕等。

(4)屏尖(TG_4)

【曾用名】　珠顶。

【定位】　位于耳屏游离缘上部尖端,亦即耳屏 1 区后缘处。

【功能作用】　清热解毒,消炎镇痛。

【适用病症】　各种原因引起的发热、疼痛,牙痛,深刺该穴尚可治疗斜视。

(5)外鼻(TG$_5$)

【曾用名】　鼻眼净。

【定位】　位于耳屏外侧面中部,亦即耳屏 1、2 区之间。

【功能作用】　疏风开窍,活血通络。

【适用病症】　各种鼻部疾病,如鼻塞、鼻出血、过敏性鼻炎、鼻前庭炎、酒渣鼻、鼻部疖肿,单纯性肥胖症等。

(6)肾上腺(TG$_6$)

【定位】　位于耳屏下部游离缘的尖端,亦即耳屏 2 区后缘处。

【功能作用】　培元固本,回阳固脱,祛风镇痉,解痉镇痛,清热解毒,抗风湿、抗过敏、抗休克,止咳平喘。

【适用病症】　各种原因引起的发热,各种炎症性疾病,如支气管炎、腮腺炎、风湿性关节炎、下颌淋巴结炎;各种过敏性疾病,如哮喘、荨麻疹、过敏性皮炎;间日疟,多发性大动脉炎(无脉症),链霉素中毒所致眩晕、听力减退;昏厥、休克也可用该穴作配合治疗;另外,还可治疗高血压、低血压等。

(7)咽喉(TG$_7$)

【定位】　位于耳屏内侧面上 1/2 处,亦即耳屏 3 区。

【功能作用】　清热解毒,清咽利喉。

【适用病症】　各种咽喉疾病,如急、慢性咽炎,急、慢性喉炎,扁桃体炎,声音嘶哑等,对支气管炎、咳嗽也有一定的疗效。

(8)内鼻(TG$_8$)

【定位】　位于耳屏内侧面下 1/2 处,亦即耳屏 4 区。

【功能作用】　疏风开窍,通利鼻窍。

【适用病症】　感冒鼻塞,伤风流涕,各种鼻炎,鼻窦炎,鼻出血等。

(9)屏间前(TG$_9$)

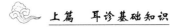

【曾用名】 目1、青光。

【定位】 位于屏间切迹前方耳屏最下部,亦即耳屏2区下缘处。

【功能作用】 清肝明目。

【适用病症】 青光眼,假性近视,视神经萎缩,视网膜炎,虹膜睫状体炎等。

6.对耳屏部

(1)屏间后(AT₁)

【曾用名】 目2、散光。

【定位】 位于屏间切迹后方对耳屏前下部,亦即耳屏1区下缘处。

【功能作用】 清肝明目。

【适用病症】 各种目疾,如屈光不正、青光眼、视网膜炎,外眼炎症性疾病,假性近视,睑缘炎等。

(2)额(AT₂)

【定位】 位于对耳屏外侧面的前部,亦即对耳屏1区。

【功能作用】 清头明目,镇静止痛。

【适用病症】 前额头痛,近视,头晕,失眠,多梦,额窦炎,牙痛等。

(3)颞(AT₃)

【曾用名】 太阳。

【定位】 位于对耳屏外侧面的中部,亦即对耳屏2区。

【功能作用】 清头明目,镇静止痛。

【适用病症】 偏、正头痛,头昏,头晕,嗜睡症,以及由嗜睡而引起的遗尿症等。

(4)枕(AT₄)

【定位】 位于对耳屏外侧面的后部,亦即对耳屏3区。

【功能作用】 安神镇静,平肝息风,解痉止痛。

【适用病症】 颈项强直,角弓反张,抽搐不止,精神分裂症,头痛,头昏,头晕,失眠,癫痫,支气管哮喘,神经衰弱,梅尼埃病 (内耳眩晕症),治疗和预防晕车、晕船,各种目疾,皮肤疾病等。

(5)皮质下(AT$_5$)

【曾用名】　卵巢、睾丸、兴奋点。

【定位】　位于对耳屏内侧面,亦即对耳屏 4 区。

【功能作用】　填髓益脑,镇静安神,醒脑开窍,回阳救逆,解痉镇痛。

【适用病症】　大脑皮质功能紊乱出现的病症,如失眠、健忘、多梦,智能发育不全,精神分裂症,肾虚耳鸣,痛症,间日疟,假性近视,神经衰弱,癔症,昏厥,休克,脉管炎,多发性大动脉炎(无脉症),内脏下垂等。

(6)对屏尖(AT$_6$)

【曾用名】　平喘、腮腺、下丘脑。

【定位】　位于对耳屏游离缘的尖端,亦即对耳屏 1、2、4 区的交点处。

【功能作用】　宣肺止咳,利肺定喘,清热解毒,驱散风邪。

【适用病症】　呼吸系统疾病,如哮喘、支气管炎,腮腺炎,以及皮肤瘙痒症,附睾炎,睾丸炎,低血压症等。

(7)缘中(AT$_7$)

【曾用名】　脑点、遗尿点。

【定位】　位于对耳屏游离缘上,对屏尖与轮屏切迹之中点处,即对耳屏 2、3、4 区交点处。

【功能作用】　填精补髓,镇静安神,活血化瘀。

【适用病症】　各种脑部疾病,如大脑发育不全、脑炎、脑震荡后遗症,侏儒症,肢端肥大症,脉管炎,遗尿症,梅尼埃病,咳嗽,月经过多,功能性子宫出血;休克、呼吸衰竭时配合选用该穴。

(8)脑干(AT$_8$)

【定位】　位于轮屏切迹处,亦即对耳屏 3、4 区之间。

【功能作用】　平肝息风,健脑安神,解痉镇痛。

【适用病症】 大脑发育不全,脑震荡后遗症,脑膜炎后遗症,中风,抽搐,颈项强直,角弓反张,头痛,眩晕,对脑膜刺激征也有一定的疗效,还有抗休克、抗过敏、镇痛、止血等作用。

7. 耳甲部

(1)口(CO_1)

【定位】 位于耳轮脚下方前 1/3 处,亦即耳甲 1 区。

【功能作用】 养阴生肌,清泻心火,祛除风邪,通利关节。

【适用病症】 口腔疾病,如口腔溃疡、舌炎、颞颌关节紊乱症,面瘫,胆囊炎,胆石症,戒断综合征,对结膜炎等眼病也有一定的疗效。

(2)食道(CO_2)

【定位】 位于耳轮脚下方中 1/3 处,亦即耳甲 2 区。

【功能作用】 清咽利膈,疏利食道。

【适用病症】 各种食管疾病,如食管炎、食管痉挛、噎膈,胸闷,癔症球,吞咽困难等。

(3)贲门(CO_3)

【定位】 位于耳轮脚下方后 1/3 处,亦即耳甲 3 区。

【功能作用】 宽胸利气,降逆止呕。

【适用病症】 各种贲门疾病,如贲门痉挛、神经性呕吐、胃脘部疼痛、胸闷不适、食欲缺乏等。

(4)胃(CO_4)

【曾用名】 幽门、下垂点、奇点。

【定位】 位于耳轮脚消失处,亦即耳甲 4 区。

【功能作用】 健脾和胃,补中安神,消积除滞。

【适用病症】 各种胃部疾病,如胃溃疡、胃炎、消化不良、恶心呕吐;失眠,牙痛,癫痫,癔症,精神分裂症等。

(5)十二指肠(CO_5)

【定位】 位于耳轮脚上方与 AB 线之间的后 1/3 处,亦即耳甲 5 区。

【功能作用】 温中和胃,利气止痛。

【适用病症】 十二指肠溃疡,幽门痉挛,胆囊炎,胆石症,胃酸缺乏症。

(6)小肠(CO_6)

【定位】 位于耳轮脚上方与 AB 线之间的中 1/3 处,亦即耳甲 6 区。

【功能作用】 补脾和中,养心生血,消食化滞,理气止痛。

【适用病症】 消化不良,胃肠炎,肠胀气,阑尾炎,心律失常,腹痛,心悸,对乳汁少、咽痛、颈肿也有一定的疗效。

(7)大肠(CO_7)

【定位】 位于耳轮脚及部分耳轮与 AB 线之间的前 1/3 处,亦即耳甲 7 区。

【功能作用】 清热凉血,调理肠腑。

【适用病症】 肠道疾病,如便秘、腹泻、痢疾、痔等;皮肤瘙痒症,痤疮,咳嗽。

(8)阑尾(CO_8)

【定位】 位于大、小肠两穴之间,亦即耳甲 6、7 区交界处。

【功能作用】 活血化瘀,解痉镇痛,清利下焦湿热。

【适用病症】 急、慢性单纯性阑尾炎,腹泻等。

(9)艇角(CO_9)

【曾用名】 前列腺。

【定位】 位于耳甲艇前部,对耳轮下脚下方前部,亦即耳甲 8 区。

【功能作用】 益肾、清热、通淋。

【适用病症】 前列腺炎,前列腺增生症,泌尿系感染,血尿,性功能减退,遗精,早泄等。

(10)膀胱(CO_{10})

【定位】 位于耳甲腔部,对耳轮下脚下方中部,亦即耳甲 9 区。

【功能作用】　清热通淋,通利下焦,培补下元,疏通下肢经络。

【适用病症】　腰痛,坐骨神经痛,膀胱炎,肾盂肾炎,前列腺炎,遗尿症,尿失禁,尿潴留,后头痛等。

(11)肾(CO_{11})

【定位】　位于耳甲艇部,对耳轮下脚下方后部,亦即耳甲10区。

【功能作用】　填髓壮骨,益肾聪耳,清热降火,壮腰健肾。

【适用病症】　肾炎,性功能障碍,不育症,膀胱炎,肾盂肾炎,遗尿症,腰痛,关节炎,耳鸣,耳聋,重听,青光眼,咽喉炎,阳痿,遗精,神经衰弱,哮喘,五更泄泻,月经不调,痛经。该穴具有强壮的作用,可用于治疗各种慢性虚弱性疾病。

(12)输尿管(CO_{12})

【定位】　位于耳甲艇部,肾区与膀胱区之间,亦即耳甲9、10区。

【功能作用】　清热,通淋,镇痛,清利下焦。

【适用病症】　肾绞痛,输尿管结石绞痛,肾石症,泌尿系感染等。

(13)胰胆(CO_{13})

【定位】　位于耳甲艇的后上部,亦即耳甲11区。

【功能作用】　疏肝利胆,祛风健胃。

【适用病症】　急、慢性胰腺炎,胆囊炎,胆石症,胆道蛔虫症,消化不良,食欲缺乏,耳鸣,耳聋,中耳炎,听力减退,偏头痛,带状疱疹,糖尿病等。

(14)肝(CO_{14})

【定位】　位于耳甲艇的后下部,亦即耳甲12区。

【功能作用】　疏肝利胆,清头明目,舒筋活血。

【适用病症】　急、慢性肝炎,胆囊炎,胆石症,胆道蛔虫症,胰腺炎,胸胁疼痛、胀闷,情绪抑郁,扭挫伤,胃脘胀痛,中风偏瘫,抽搐,头痛,眩晕,经前期紧张症,月经不调,围绝经期综合征,高血压,近视,睑缘炎,急性结膜炎,单纯性青光眼等。

(15)艇中(CO_{15})

【曾用名】　脐周、脐中、腹水、醉点。

【定位】　位于 AB 线中点,小肠区与肾区之间,亦即耳甲 6、10 区交界处。

【功能作用】　调理肠腑,理中和脾,清热镇痛。

【适用病症】　腹痛,腹胀,胆囊炎,胆道蛔虫症,腮腺炎,泌尿系结石,听力减退,长期低热等。

(16)脾(CO_{16})

【定位】　位于 BD 线下方,耳甲腔的后上部,亦即耳甲 13 区。

【功能作用】　健脾和胃,补中益气,消积化食,化生营血,营养肌肉。

【适用病症】　脾胃功能失调所引起的各种疾病,如胃脘部胀痛、消化不良、食欲缺乏、腹泻、便秘、便血、口腔炎,功能性子宫出血、白带过多、子宫脱垂,梅尼埃病,肌营养不良、肌无力和各种原因引起的肌萎缩恢复期。

(17)心(CO_{17})

【定位】　位于耳甲腔正中凹陷处,亦即耳甲 15 区。

【功能作用】　宁心安神,调和营血,疏通心络,止痛止痒。

【适用病症】　心血管疾病,如冠心病、心绞痛、心悸、心律失常、高血压病、血管性头痛、贫血、多发性大动脉炎(无脉症),以及失眠,盗汗,神经官能症,神经衰弱,癔症,精神分裂症,舌炎,失语症,皮肤瘙痒症等。

(18)气管(CO_{18})

【定位】　位于心区与外耳门之间,亦即耳甲 16 区。

【功能作用】　宣肺止咳,平喘化痰。

【适用病症】　咳喘,急、慢性支气管炎,感冒,咽喉炎等。

(19)肺(CO_{19})

【定位】 位于心区、气管区的周围,亦即耳甲 14 区。

【功能作用】 宣肺、平喘、利气,补虚清热,疏通水道,利于皮毛。

【适用病症】 急、慢性支气管炎,哮喘,感冒,声音嘶哑,胸闷不适,鼻炎,咽喉炎,自汗,盗汗,荨麻疹,湿疹,皮肤瘙痒症,痤疮,荨麻疹,扁平疣,脱发,便秘,小便不利,水肿,戒断综合征,单纯性肥胖症等,以及耳针麻醉时,用该穴作为切皮时的镇痛主穴。为针麻常用穴之一。

(20)三焦(CO_{20})

【定位】 位于外耳门后下方,肺区与内分泌区之间,亦即耳甲 17 区。

【功能作用】 调三焦,利水道,清热镇痛。

【适用病症】 水肿,小便不利,便秘,腹泻,腹胀,消化不良,手臂外侧疼痛,单纯性肥胖症,肝炎,咳喘,耳聋、耳鸣等。

(21)内分泌(CO_{21})

【定位】 位于屏间切迹内,耳腔的前下部,亦即耳甲 18 区。

【功能作用】 疏肝理气,通经活络,培补下元,清热解毒,祛风止痒,除湿镇痛。具有抗风湿、抗过敏、抗感染等的作用。

【适用病症】 阳痿,遗精,早泄,不育症,前列腺炎,痛经,月经不调,更年期综合征,内分泌功能紊乱,甲状腺功能亢进症,肥胖症,糖尿病,痤疮,荨麻疹,湿疹,过敏性鼻炎,风湿性关节炎,间日疟等。

8. 耳垂部

(1)牙(LO_1)

【定位】 位于耳垂正面前上部,亦即耳垂 1 区。

【功能作用】 清热解毒,化瘀镇痛。

【适用病症】 牙周炎,牙痛,低血压症等。还可用于拔牙麻醉。

(2)舌(LO_2)

【定位】 位于耳垂正面中上部,亦即耳垂2区。

【功能作用】 清热降火,通络化瘀。

【适用病症】 舌部溃疡,口腔炎,神经性失语症等。

（3）颌（LO_3）

【定位】 位于耳垂正面后上部,亦即耳垂3区。

【功能作用】 通利关节,消炎止痛。

【适用病症】 颞颌关节紊乱症,牙痛,颌下淋巴结炎等。还可用于拔牙麻醉。

（4）垂前（LO_4）

【曾用名】 神经衰弱点。

【定位】 位于耳垂正面前中部,亦即耳垂4区。

【功能作用】 宁心安神,交济心火,镇静止痛。

【适用病症】 神经衰弱,失眠,多梦,牙痛等。还可用于拔牙麻醉。

（5）眼（LO_5）

【定位】 位于耳垂正面中央部,亦即耳垂5区。

【功能作用】 清肝明目。

【适用病症】 假性近视,急、慢性结膜炎,电光性眼炎,睑缘炎,视网膜炎等。

（6）内耳（LO_6）

【定位】 位于耳垂正面后中部,亦即耳垂6区。

【功能作用】 补益肝肾,清利头目,通利耳窍。

【适用病症】 梅尼埃病,耳鸣,耳聋,头昏,听力减退,中耳炎等。

（7）面颊（LO_7）

【曾用名】 面颊区。

【定位】 位于耳垂正面,眼区与内耳区之间,亦即耳垂5、6区交界处。

【功能作用】 通经活络,祛风镇痛。

【适用病症】 面神经炎,腮腺炎,三叉神经痛,扁平疣,黄褐斑,痤疮,面部美容等。

（8）扁桃体（LO_8）

【定位】 位于耳垂正面下部处,亦即耳垂7、8、9区。

【功能作用】 清热解毒,消肿镇痛,清利咽喉。

【适用病症】 急、慢性扁桃体炎,咽喉炎,各种原因引起的发热。

（二）耳廓背面的标准耳穴名称、部位和功能作用及适用病症

耳廓背面的标准耳穴名称、定位［图 4-6 耳廓背面标准耳穴定位示意图（引自管遵信《耳穴疗法》)］。

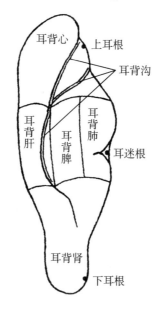

图 4-6 耳廓背面标准耳穴定位示意图(引自管遵信《耳穴疗法》)

1. 耳背心（P_1）

【定位】 位于耳背上部,亦即耳背1区。

【功能作用】 宁心安神,清泻心火,镇痛止痒。

【适用病症】 心悸,怔忡,失眠,多梦,疖肿,高血压,头痛等。

2. 耳背肺(P_2)

【定位】 位于耳背中前部,亦即耳背2区。

【功能作用】 宣肺平喘利气,清热,利皮毛。

【适用病症】 气管炎,支气管炎,感冒,哮喘,消化系统病症,发热,皮肤瘙痒症等皮肤病。

3. 耳背脾(P_3)

【定位】 位于耳背中央部,亦即耳背3区。

【功能作用】 健脾和胃,生营血,养肌肉。

【适用病症】 腹胀,腹泻,消化不良,食欲缺乏,胃脘疼痛,失眠等。

4. 耳背肝(P_4)

【定位】 位于耳背中后部,亦即耳背4区。

【功能作用】 舒肝和胃,活血利筋,疏肝利胆,清头明目。

【适用病症】 肝炎,胆囊炎,胆石症,胸胁胀满,腰酸背痛,头痛,眩晕,目疾等。

5. 耳背肾(P_5)

【定位】 位于耳背下部,亦即耳背5区。

【功能作用】 滋阴降火,补肾聪耳,强骨填髓。

【适用病症】 因肝阳上亢所引起的眩晕、失眠,头痛、五心烦热,以及月经不调,神经衰弱等。

6. 耳背沟(PS)

【定位】 位于对耳轮沟和对耳轮上、下脚沟处。

【功能作用】 平肝息风,降逆利皮。

【适用病症】 高血压,血管神经性头痛,眩晕,皮肤瘙痒症等。

(三)耳根部的标准耳穴名称、部位和功能作用及适用病症

1. 上耳根(R_1)

【定位】 位于耳根最上处。

【功能作用】 清热凉血,息风镇痛,宣肺平喘。

【适用病症】 头痛,鼻出血,中风偏瘫,各种疼痛,哮喘,肌萎缩侧索硬化症,脊髓炎等。

2. 耳迷根(R_2)

【定位】 位于耳轮甲沟的耳根处。

【功能作用】 疏肝利胆,解痉镇痛,通窍安蛔。

【适用病症】 胆囊炎,胆石症,胆道蛔虫症,头痛,鼻塞,鼻炎,心动过速,腹痛,腹泻等。

3. 下耳根(R_3)

【定位】 位于耳根最下处。

【功能作用】 益肾补气,镇痛定喘。

【适用病症】 低血压症,内分泌功能紊乱,头痛,腹痛,哮喘,下肢瘫痪,脊髓灰质炎后遗症,肌萎缩侧索硬化症等。

三、非标准化耳穴参考图

其详细内容请参见图 4-7 王忠等常用耳穴图;图 4-8 王忠等参考耳穴图;图 4-9 王忠等耳背常用耳穴图;图 4-10 王忠等耳背参考耳穴图。

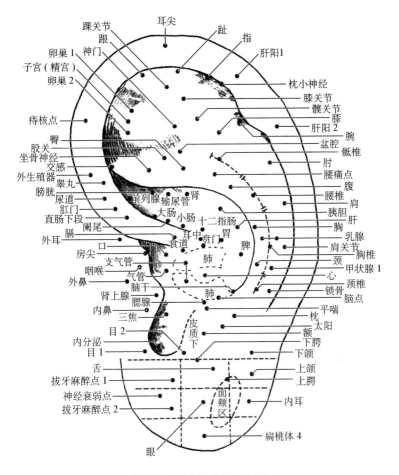

图 4-7　王忠等常用耳穴图

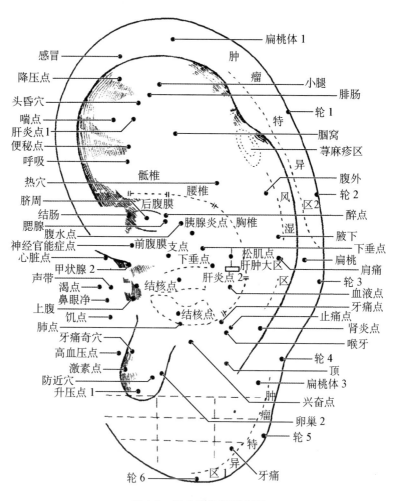

图 4-8　王忠等参考耳穴图

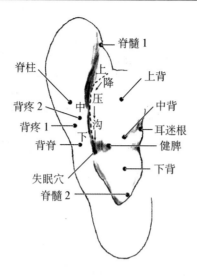

图 4-9 王忠等耳背常用耳穴图

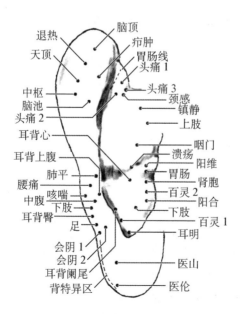

图 4-10 王忠等耳背参考耳穴图

第 5 章

望耳诊病法及其他常用耳诊法

一、望耳诊病法

(一)掌握耳穴定位

耳穴定位,充分体现了耳与脏腑、身形的对应关系,是望耳诊病的重要基础。耳穴的定位有其明显的规律性。一般来说,耳垂、耳屏和对耳屏代表人的头面部,耳舟代表上肢,对耳轮代表躯干,对耳轮上、下脚代表下肢和臀部,三角窝代表盆腔,耳甲艇代表腹腔,耳甲腔代表胸腔,耳轮脚代表横膈,耳轮前部代表尿生殖三角区。故与头面部相应的耳穴分布在耳垂、耳屏、对耳屏;与上肢相应的耳穴分布在耳舟;与躯干和下肢相应的耳穴分布在对耳轮;与内脏相应的耳穴分布在耳甲艇、耳甲腔和三角窝,其中心、肺脏位于耳甲腔内,消化道围绕着耳轮脚分布,泌尿系脏器和肝、胆位于耳甲艇,内生殖器位于三角窝。

(二)熟悉耳廓的病理表现规律

1. 根据中医学理论望耳廓形色变化诊病

(1)望形态:耳廓的大小、厚薄,与先天肾气的强弱有密切的联系。经研究发现,两侧肾未发育的婴儿,耳廓呈低位状态、前倾,软骨发育不良;先天性多发性骨发育障碍病,除表现智力迟钝、表情呆板外,还具有耳廓上缘位置低于目睛水平以下等特征。上述研究结果不仅与中医学中"肾主骨,开窍于耳"的理论保持一致外,还充分说明了望耳的形态来诊断人体疾病的可行性和可靠性。

就一般来说,耳厚大而润泽者为先天肾气充盛,耳薄小而干枯者,为先天肾气不足。耳部脉络,成年人宜隐而不显;若为小儿,则耳背脉络(上、中、下 3 支静脉)可略微显现。但无充盈、扩张等表现。

在病理情况下,耳廓可出现萎缩、肿胀、糜烂、粗糙、青筋显露等改变。

①耳廓肿大,为邪气实盛之征兆,多属少阳相火上攻所致。

②耳前、耳后皆见肿胀者,为阳明中风之征象。

③耳部长出肿块,其形如樱桃或羊奶者,称为"耳痔"。

④耳廓瘦削,多为正气虚弱。其中耳轮焦干者,多为肾精亏损、肾阴不足所致或下消证,或为阴津耗伤;耳轮瘦干、萎缩而色黯红,主正气虚极,多属肾精亏虚或肾阴耗竭。

⑤耳轮皮肤粗糙如同鳞状,并呈褐色改变,多主久病血瘀,亦主肠痈之疾。

⑥耳轮皮肤焦枯如受尘垢污染,且耳间青脉显现者,多为掣痛所致。

⑦耳廓络脉显现充盈,多为气滞血瘀所致,多见于各种痛证或咯血证。

⑧耳垂长、耳廓亦长(约 8cm),为长寿之征兆。

⑨耳垂厚而宽大,且体形肥胖者,为易患脑出血之征兆。

⑩双侧耳轮呈部分性肥厚者,为罹患冠心病之先兆。

⑪耳廓肥软者,为五行湿盛之征兆,水荡而克土,易患风湿多痰或心脏疾病。

⑫耳垂发生弯曲改变者,多为心脏衰弱之人。

⑬耳薄而肮脏,毫无生气表现者,提示体质虚弱,疲乏无力。

⑭耳垂瘦薄,甚至连血管网都看得清者,常见于突眼性甲状腺肿和呼吸系统疾病。

⑮耳垂瘦薄,且呈咖啡色者,提示易罹患肾病、糖尿病等。

⑯耳小而紧缩者,为先天性遗传体质虚弱之征兆。

⑰耳薄而小者,为形亏之故,多属肾气亏虚,故有"耳薄者肾脆"之说。

⑱上耳部尖者,提示健康、长寿;上耳部圆者,提示体弱而多病。

⑲全耳萎缩者,为肾气衰竭之死证。

⑳耳轮和耳垂均明显萎缩、枯黑、干瘪、卷曲者,见于各种晚期恶性肿瘤、肝昏迷、肾衰竭、心力衰竭、弥散性血管内凝血、脑出血等危重症患者的弥留之际。

㉑耳背与乳突处糜烂,或生于耳后缝间,延及耳垂下方,如刀裂之状,色红,时流黄水,称为"旋耳疮",此乃脾胆湿热所致。亦可作为小儿蛔虫症的诊断依据之一。

(2)望色泽:耳廓的颜色与整个面部的颜色相一致。健康人的耳廓颜色微黄而红润,是谓"得神"表现;不健康人的表现则枯燥而无润泽,是谓"失神"表现。

①耳廓色红,提示气血壅盛,主热证;又主内外皆热;又主热积惊厥、潮热、谵语或惊啼;又主脾胃实热。耳廓色鲜红为发热,红而肿痛,为上焦风热或肝胆火盛或湿热火毒上攻所致。耳廓淡红,多属脾肾两虚;耳背见红络,且伴耳根部发凉者,乃麻疹之先兆;若耳色黯红,为邪毒久留,气滞血瘀之证。冬日耳轮呈紫红或青紫湿烂者,为冻疮之征象。

②耳廓色黄显著,提示脾郁湿盛,或兼有风、热。耳廓黄中见赤,为热证、风证或湿热证。耳廓其色深黄如橘皮色,兼面黄、目黄者,主黄疸病。耳廓颜色淡黄,主湿邪阻滞中焦。耳廓其色微黄,主睡中惊厥、磨牙;亦主其病将愈。耳轮色黄,称为"黄耳",且伴耳中掣痛者,为伤寒之征兆。无论为何着色,均宜略带淡黄,此乃胃气尚存之征兆。

③耳廓色青者,提示气血运行不畅或风气壅盛,多为痛证、寒证或惊风。耳廓色青发黑者,多见于久病有瘀血或剧痛患者。耳前见青色,多为惊邪入胃之征兆。耳廓见青白色,为元气不足,虚

寒欠火之征兆。耳廓色纯青,为风寒入腹掣痛之征兆。青色自眼目或太阳穴处入耳者,多为病情危重之征兆。耳色呈青紫改变,或为热邪所致;轻则发热夜啼,重则惊风抽搐不止。小儿耳根部呈青黯色表现,提示体弱多病。

④耳廓色白者,提示气血不足、肾气虚弱和血脱之征兆,多为虚寒证,常因突受风寒,或寒邪直中所致。耳色苍白无光,多为肾气衰败之征兆,常见于病情垂危患者。耳廓呈淡白色,多为气虚之征兆。耳廓厚而白者,为气虚有痰之征兆;耳廓薄而白者,为气虚有火之征兆;垂危患者见耳薄而色白者,多为肾败所致。用手揉搓耳垂后,如仍见苍白无血色者,多为血液循环欠佳或贫血之征兆。

⑤耳廓色黑多主寒邪内伏,阳气不振。耳廓色黑,多属败象,多由内分泌功能不足所致。耳廓苍黑属肾热;紫黑多主热极;青黑多属痛证,常见于剧痛患者。耳畔如烟煤样黑,多为肾精虚寒所致。耳轮焦黑,多为肾脏虚寒;耳轮干枯焦黑,提示肾精耗竭,可见于温病后期,肾阴久耗及消渴证中之下消证;耳轮焦黑如炭,为肾气欲绝之危候。

2. 从西医学角度看耳穴常见病理反应类型及性质 西医学以耳穴的变色、变形、丘疹隐现、血管变化、脱屑及皮肤上的分泌物变化等"阳性反应"来分析疾病的类型和性质。现扼要介绍如下。

(1)变色:①红色反应,有淡红(红晕)、鲜红、黯红之分,形状可呈片状、条线状、中间红周围白、中间白周围红、界限清或不清。红色反应常见于发热、炎症性病变和急性病变。其中的淡红和黯红色多见于疾病的恢复期或病史较长和慢性疾患;淡红色还可见于病变的早期,症状轻微者。红白相间提示慢性病急性发作。鲜红色除可见于急性病变外,还可见于出血性病变。②灰色反应,有淡灰、黯灰、灰褐色之分。多呈片状或伴有结节隆起。若单纯淡灰或灰褐色,提示陈旧性疾病或功能不足性慢性病变;若在耳轮后上部伴压之褪色和耳穴部结节隆起,则多提示恶性病变。

变色反应占阳性反应物出现率的40%左右。

(2)变形:①皱褶反应,呈条线状、蚯蚓状、半圆状、圆圈状、梅花状等。揭示功能性或器质性病变。常见于心律失常、失眠、眩晕、冠心病、萎缩性胃炎等病变。若耳穴表面皮肤松弛,压之皱褶呈水波放射状,提示该相应脏器功能不足。②隆起反应,呈片状、条索状、结节状等,其小如芝麻,大如黄豆般,凸出于皮肤表面。若3个结节状硬结连在一起为串珠状,提示罹患慢性病变,并以慢性器质性病变为主。常见于内脏增大、下垂、慢性炎症、骨质增生、肿瘤等病变。③凹陷反应,呈点状、条状、穴状等。提示陈旧性病变、慢性器质性病变、先天性病变等。常见于慢性萎缩性胃炎、肺结核空洞、先天性房室间隔缺损、先天憩室等病变,亦可见于手术摘除术后瘢痕的痕迹反应。④若耳廓背面呈陷窝状或皱襞状,如用指甲压痕样微小畸形,提示为先天性神经功能发育不良,易罹患精神分裂症。

变形反应占阳性反应物出现率的20%左右。

(3)丘疹:有白色丘疹、红色丘疹、水疱样丘疹和黯灰色丘疹(形似鸡皮疙瘩样)之分,高出于周围皮肤。①白色丘疹,多见于慢性器质性疾病,如肺结核、各种结石等。②红色丘疹,常见于急性炎症性病变,如急性肠炎等。③水疱样丘疹及黯灰色丘疹,多见于慢性功能性或器质性病变,如慢性咽喉炎、多梦、月经不调、心脏神经束支传导阻滞等疾病。

丘疹反应占阳性反应物出现率的15%左右。

(4)血管改变:血管过度充盈或扩张呈条段状、弧状、网状、海星状或鼓槌状等。提示急性炎症、慢性痛症、血液循环受阻。紧张性头痛、腰痛、心血管病、脑血管病、急性咽喉炎、急性胃炎、支气管扩张等疾病。

血管改变占阳性反应物出现率的15%左右。

(5)脱屑:呈糠秕样或鳞片状脱皮,不易擦去。提示功能不全及内分泌功能紊乱。常见于吸收功能低下、皮肤病、便秘、带下病、围绝经期综合征等疾病。

脱屑反应占阳性反应物出现率的10%左右。

在观察上述各种类型病理反应的同时，还需配合观察耳穴的光泽及分泌物。若罹患急性病变特别是急性炎症，或有溃疡的皮肤病时，则往往耳穴的光泽较亮，似擦油样，甚至可见及油脂。而慢性病变则一般少有光泽，亦即油脂出现，耳穴皮肤多为黯晦不明或干皱的表现等。

(三)望耳诊病的要求

1. 望耳诊病的步骤

(1)两眼平视，用拇指和示(食)两指轻轻捏拿患者耳廓，由内向外、自上而下顺着耳廓的表面解剖部位，仔细寻找"阳性反应物"。

(2)发现可疑有阳性反应物存在的耳穴后，用示(食)或中指顶住该部，然后借助拇指的力量对其上提、下拉、外展，由紧而松，由松而紧，仔细辨认阳性反应物的性质与部位。双耳应进行对照观察。

(3)若发现皮下或皮内有可疑结节、条索状隆起等病理反应时，可用拇、示(食)两指捻揉或用力做前、后、左、右触诊，辨认其大小、硬度，可移动否，边缘整齐否，有无压痛等。

(4)观察三角窝、耳甲艇部位时，应借助中指顶起耳廓，并用探棒拨开耳轮脚或对耳轮下脚及耳轮，以充分暴露望诊部位。

2. 注意事项

(1)注意光线的选择，一般宜在自然光线下进行。若在灯光下望诊，则注意分辨正常的颜色，否则会影响对病理反应的推论。在光线昏暗或望诊昏迷患者的耳廓时，可用手电筒对着耳廓背面透照视诊。

(2)耳廓望诊前不要擦洗，以免因摩擦而使其颜色改变，或将阳性反应物擦除。如耳廓凹陷部位不干净，可用消毒干棉球或棉签轻轻地顺着一个方面擦净,待数分钟后再予望诊。

(3)注意使被检查者处于安静状态。若刚运动后或情绪激动时,耳廓往往较红,可直接影响望诊的结果。

(4)要注意不同年龄、性别、时令的耳廓颜色差异。一般来说,年龄越小,耳廓就越柔润光滑,且耳背静脉可隐约显现;女性耳廓较男性为白嫩;四季温、湿度的变化亦会影响耳廓的颜色改变,一般夏季多红,冬季多白。

(5)注意分辨正常现象和异常病理变化。健康人的耳廓上也可出现色素沉着、痤疮结节、小脓疱。冻疮瘢痕或外伤瘢痕及软骨膜炎愈合后的畸形瘢痕等假象。若分辨不清时,可通过与对侧耳廓相比较、询问病史及按压观察疼痛情况来决定。一般病理阳性反应物多双耳呈对称性出现,压之疼痛。

(6)注意耳廓血管的正常分布规律及生理性表现。妇女月经期间及经期前后,三角窝可出现淡红反应或血管隐现。

(7)注意运用中医学五行学说和藏象学说来理解和解释阳性反应。如肺有病,除在耳穴肺穴区可出现反应外,还可根据"肺与大肠相表里"的理论,在大肠穴区见及阳性反应。

二、其他常用耳诊法

1. **耳触诊法** 耳触诊法包括压痛法和触摸法两种。

(1)压痛法:是医者用左手轻扶患者的耳背,右手持探棒或火柴棍等硬物,以50～100g的均匀压力按压耳廓各穴位,并观察患者的疼痛反应情况,以找出压痛最为敏感的耳穴。用压痛法普查耳廓或在耳轮脚周围、肿瘤特异区、三角窝等处探查痛点时,还可采用划痕法,即用上述压力,均匀地在被测部位滑动,以观察患者的疼痛反应情况,并根据划痕颜色的红、白或凹陷恢复的快慢来决定有关病症的虚实不同。

(2)触摸法:是医者用左手轻扶耳廓,用拇指指腹放在被测的耳穴上,示(食)指衬于耳背的相对部位,两指指腹互相配合进行触摸;或利用作压痛测定的探棒或耳穴测定仪的探测极在探测耳穴时稍加用压力,并在划动中感知耳穴的形态变化。触摸法主要应注意局部有无隆起、凹陷、压痕及其深浅和色泽的改变。触摸时,应先上后下、先内后外、先右后左按耳廓的解剖部位按序进行。在系统触摸耳廓各部位的基础上,右耳以触摸肝、胆、胃、十二指肠、阑尾穴为主;左耳以触摸胰腺、心、脾、小肠、大肠穴为主。

2. 耳电测定诊法　耳电测定诊法是采用耳穴信息诊断仪或耳穴电子探测仪,通过探查耳穴生物电的改变,并以电阻降低(为阳性信号)的部位作为躯体、内脏病症的诊断的参考,故又称该法为"良导法",所探查到的穴点,称为良导点。

测定时,先打开仪器,将阴(地)极固定在受检者的手指或手腕上,用测试极测试受检查耳廓的各个耳穴。先用直流电检测部分测试,再用交流电检测部分测试(其中以直流电检测最好)。先测试左耳,再测试右耳,自上而下,自内而外的进行检测。并将检测结果全部记录下来,再将检测结果做归纳、分析、综合等处理,最后填写检测结果报告单。

3. 耳穴染色诊法　耳穴染色诊法是指使用染色液和相应的活体染色技术,使与患病脏腑的相应耳穴着色的一种直观式耳诊法。该法由氨基黑 10.5g,加甲醇 50ml、冰醋酸 10ml、蒸馏水(注射用水)50ml,经充分混匀而配制成的染液,密闭于玻璃瓶内。染色时,依次用 4%硫酸氢钠溶液、0.3%高锰酸钾溶液、5%草酸溶液、蒸馏水(注射用水)清洗耳廓部,去脂除污,然后将浸有染液的棉球置于耳甲腔内,紧贴皮肤,持续着色 2 分钟,再用甲醇、冰醋酸、注射用水按 5∶1∶5 的比例配制成的脱色剂脱色、还原,然后记录、绘图。耳穴着色后的形状有片状、点状、线状、环状、花斑状等多种。染色前,应注意不要摩擦、按压耳穴,且染色必须按顺序进行,每一步骤均不能省略。

4. 耳穴压痕法　耳穴压痕法是用压痛法的手法,在耳穴上压痕以进行观察分析疾病的诊断方法。主要根据压痕点颜色红白的程度和凹陷恢复的快慢来决定有关病证的虚实。若压痕颜色深暗,发红或凹陷恢复的时间较快者,则为实证表现;若压痕颜色淡,甚至不发红,或凹陷恢复时间缓慢者,则属虚证表现。

5. 耳温测定法和耳穴热感度测定法　该两种方法都是测定两耳相应部位有无温度不平衡现象,若出现不平衡则可推断其相应躯体、内脏的病证。

6. 耳痛原因分析法　耳痛是许多常见疾病的临床症状之一,引起耳痛的原因,除耳源性耳痛外,亦可提示全身其他部位的许多疾病。这种根据耳痛的性质和放散部位来作为辅助诊断疾病的方法,称之为耳痛原因分析法。

上述各项耳穴诊断法在临床应用时可互相参照执行,并可根据一看(耳廓望诊法)、二摸(耳廓触诊法)、三压(耳廓压痛、压痕法)、四电(耳廓电测法)、五染(耳穴染色诊法)、六测(耳温测定、全息耳穴知感度测定法)、七分析(耳痛原因分析法)等的程序,进行有条不紊的逐一诊察。这样不仅能排除各种假阳性点,而且也只有在对出现的各种阳性反应全面分析后,方能得出比较正确的结论。耳部信息综合分析一般可分3个步骤进行:一是将敏感穴位按系统和脏腑器官进行归类,在每个系统内找出最强点,然后再做出初步的诊断;二是根据一个系统和另一个系统之间的内在联系,以最强的信号为中心,去伪存真,排除假象,做出初步诊断;三是结合临床症状和病史进行最后诊断。临床进行分析诊断一般应从以下几个方面进行。

1. 根据特定穴位进行分析　在耳穴中有一些特异性穴位,分别代表一种病或一种症状,或用来区分一种疾病的急慢性。如肝阳Ⅰ和肝阳Ⅱ穴可用来区分急、慢性肝炎;而支气管扩张点,则可用来诊断支气管扩张症等。

2. 根据藏象学说理论进行分析　如胃炎患者在肝穴上有阳性信号,而骨折患者在肾穴有阳性反应信号,可根据“肝气犯胃”“肾主骨”的理论进行分析判断。

3. 根据经络学说进行分析　利用经络与耳穴之间的关系进行分析,对排除假阳性及帮助正确诊断有着重要的意义。如睾丸发生病变,往往在肝区出现一个明显的信号,此时不能误认为是肝发生了病变。

4. 根据胚胎倒影学说进行分析　许多耳穴是根据胚胎倒影学说来进行定位和命名的。如在肺区或胃区出现阳性信号,则很可能发生了肺病或胃病。若在两穴之间出现阳性信号时,按投影关系定位则往往可以准确地诊断出疾病所在。如脊椎发生疾病时,可按投影关系大致判断出病变是发生在第几脊椎骨。

5. 根据各种疾病的诊断参考穴位进行分析　如经过长期临床诊断资料的积累和大量临床病例的观察,发现肾、肾炎点、膀胱、输尿管、腰痛点等穴位在肾炎病患者当中的出现率很高,于是将上述穴位作为诊断肾炎的重要参考穴位。

6. 根据现代医学生理、病理学理论进行分析　如十二指肠溃疡时在耳廓上的反应主要以消化系统为主,其强信号集中在十二指肠。现代医学也认为,十二指肠溃疡与大脑皮质功能紊乱有关,故皮质下穴常出现阳性信号。本病多为迷走神经兴奋性增高,胃泌素增加,导致胃酸分泌过多引起,故在测试交感、神门时,信号反应性较强;再由于疼痛的放射,而在肩、背、腰等穴也会出现阳性反应等。所以在信息诊断中要首先了解上述这些变化,以便于判断疾病时能灵活掌握使用。

下篇 耳诊辨病

第6章

传 染 病

一、病毒性肝炎(附:肝炎愈后综合征)

【概述】

病毒性肝炎是由多种肝炎病毒引起的一种消化道急性传染病。具有传染性强、流行面广、发病率高、传播途径复杂等特点。临床主要表现为食欲缺乏、恶心、欲呕、全身乏力、肝大、肝功能异常、有或无黄疸、起病时有短期发热等症状。到目前为止,已发现有7种肝炎病毒,其中甲型与戊型经粪-口传播,其他类型则以血源性传播为主。甲型肝炎多以急性起病,极少演变为慢性,而其他类型则易转变为慢性。

当感染肝炎病毒后,机体对病毒和肝细胞内抗原产生体液免疫和细胞免疫反应。肝细胞损害与病毒繁殖的持续存在、机体对病毒繁殖的调节、病毒及肝细胞内抗原在肝细胞表面的表现和宿主反应的特异性特性有关。

西医学对病毒性肝炎发病机制的认识随着医学科学的发展也在不断深入。目前常见的病毒性肝炎致病病毒至少有5种,即甲、乙、丙、丁、戊型。

本病在中医学,属"黄疸""胁痛""郁证""积聚""鼓胀""瘟黄""疫毒""疫黄""肝瘟"等病证范畴。

中医学认为,病毒性肝炎的病因有内因和外因两个方面,外因多为感受湿热疫毒之邪,内因则与禀赋薄弱、素体亏虚、正气不足有关,二者相互关联,互为因果。

急性病毒性肝炎多以实证为主,其病机为外感湿热疫毒之邪,蕴积中焦,侵犯脾胃,熏蒸肝胆,使肝脏失于疏泄,胆汁不循常道,外溢肌肤,下流膀胱,而致急性黄疸型肝炎,黄色鲜明而为阳黄;若素体阳虚,湿从寒化,寒湿凝滞,胆汁排泄失常,溢于肌肤,黄色晦暗而为阴黄;临床可见胁痛、纳差、恶心、黄疸等证。若湿热疫毒入侵,中阻脾胃,肝郁气滞,肝脾失和,可发为无黄疸型肝炎,临床可见两胁胀痛,纳差腹胀,恶心呕吐,全身乏力。

慢性病毒性肝炎的病机错综复杂,首先由于湿热疫毒之邪所独有的致病特点,如湿性重着,缠绵难愈,以及急性肝炎的失治、误治,患病日久正气的耗伤,机体脏腑功能失调等诸多因素,均使得一部分患者的病情向慢性化发展。其病机为湿热疫毒之邪蕴积中焦,胶结不解,加之情志不舒、饮食不节、劳倦内伤等诱因,日久则导致脾胃失和,肝失条达,可致肝郁气滞,木横乘土则见肝郁脾虚、肝胃不和之证。若湿热化燥则耗伤肝阴,或长期过用苦寒、辛燥之品则使肝阴被耗。因肝肾同源,病久则及肾致肾阴虚。若肝郁脾虚而脾阳不足,亦可成脾肾阳虚。脾为气血生化之源,脾虚日久则气血两虚,气虚不能行血,加之肝郁气滞,而致瘀血。血瘀日久,瘀结凝聚而成积聚。若气滞血瘀,痰湿内生,水停腹中形成鼓胀,临床表现出正虚邪盛、虚实夹杂,迁延难愈的慢性病程。病变在肝胆,涉及脾、胃、肾三脏。

【临床表现】

1. 症状

(1)急性黄疸型肝炎:以甲型、戊型肝炎多见。

①黄疸前期:起病急,畏寒,发热,全身乏力,食欲缺乏,厌油,恶心,呕吐,腹痛,肝区痛,腹泻,尿色逐渐变黄,甚至呈浓茶样。少数病例以发热、头痛、上呼吸道症状等为主要表现。本期持续1～21日,平均5～7日。若乙型肝炎还可见皮疹、关节痛。

②黄疸期:发热减退,尿色继续加深,大便颜色变浅,皮肤瘙痒。本期持续2周。

③恢复期:黄疸渐退,症状减轻或消失。本期持续 2 周～4 个月,平均 1 个月。

(2)急性无黄疸型肝炎:多见于乙型、丙型或庚型肝炎,是一种轻型肝炎。大多缓慢起病,主要表现为乏力,食欲缺乏,腹胀,肝区疼痛,部分患者出现恶心呕吐,头昏头痛,可有发热和上呼吸道症状。本型病程长短不一,大多为 3～6 个月,部分可迁延为慢性肝炎。

(3)慢性肝炎:多见于乙型、丙型肝炎。病程超过 6 个月,反复出现疲乏,肝区疼痛,纳差,腹胀,或恶心呕吐,腹泻,头晕,精神萎靡,失眠。

(4)重型肝炎:主要见于乙型肝炎及乙、丙或乙、丁型肝炎病毒合并感染的肝炎。

①急性重型肝炎:急性黄疸型肝炎起病 10 日内迅速出现精神、神经症状(肝性脑病),早期表现为嗜睡、性格改变、烦躁和谵妄,后期可表现为不同程度的昏迷、抽搐,黄疸迅速加深,高度乏力,严重食欲缺乏、恶心、呕吐、腹胀,皮肤瘀斑和瘀点,晚期可出现消化道出血,少尿甚至无尿等。病程多不超过 3 周。

②亚急性重型肝炎:急性黄疸型肝炎起病 10 日以上出现上述症状者,以黄疸加深、高度腹胀和乏力为主,发生肝性脑病多见于晚期。病程较长,可达数月,易发展成坏死性肝硬化。

③慢性重型肝炎:临床表现同亚急性重型肝炎,但有慢性肝炎和肝硬化病史。

④淤胆型肝炎:主要表现为肝内阻塞性黄疸,阻塞时间至少 3 周,有时可达数周,甚至 1 年以上。自觉症状较轻,黄疸明显,皮肤瘙痒,常在夜间为甚,严重者常难以入眠及安睡。粪便颜色变浅或灰白等。

2. 体征

(1)急性肝炎:肝大并有压痛,肝区叩击痛,部分患者可有轻度脾大,有黄疸者可见巩膜及全身皮肤黄染。

(2)慢性肝炎:可有肝病面容,肝掌,蜘蛛痣,或肝脾大,质硬,杵状指等。

(3)重型肝炎:急性重型肝炎可有肝绝对浊音界缩小或进行性缩小,肝臭,扑翼样震颤,黄疸迅速加深,锥体束损害(踝痉挛和巴宾斯基征阳性),高热,严重者可出现脑水肿和脑疝。亚急性和慢性重型肝炎以重度黄疸和腹水为主。

(4)淤胆型肝炎:巩膜及全身皮肤黄染明显,肝大。

3.常见并发症　病毒性肝炎可致多系统的并发症。消化系统常见的并发症有胆道感染及胆石症、胰腺炎、胃肠炎等;血液系统并发症有再生障碍性贫血、溶血性贫血等;循环系统并发症有心肌炎、结节性多动脉炎等;泌尿系统并发症有肾小球肾炎、肾小管性酸中毒、肝肾综合征;内分泌系统并发症有糖尿病、甲状腺功能亢进症等;皮肤并发症有过敏性紫癜等。

【鉴别诊断】

本病须与溶血性黄疸、肝外梗阻性黄疸、其他病毒引起的肝炎、感染中毒性肝炎、药物性肝损害、酒精性肝炎等相鉴别。

【望耳诊病要点】

1.肝穴区可见结节变或隆起变(彩图 6-1)。

2.肝穴区和腹穴区可见及较细的、呈青紫颜色改变的毛细血管变(彩图 6-1)。

【其他耳诊法】

1.耳穴扪诊法　可在肝穴区扪及结节状物,但质地较软。

2.耳穴染色诊法　可在肝穴区见及小片状染色改变。

3.耳廓触压诊法或电探测法　可在肝穴区触压及或探及敏感点;亦可在肝阳 1～肝阳 2 穴区探及敏感点。

【附】　肝炎愈后综合征

【概述】

肝炎痊愈后,有部分患者肝功能虽属正常范围,且肝脾亦不大,但仍在肝区或胁肋部出现持续性或间歇性疼痛,且胀闷不适,并伴有食欲缺乏、疲倦不适、失眠等症状,特别是在疲劳后,其症状更为明显。上述症状均与肝炎后自主神经系统功能紊乱有关。

【望耳诊病要点】

肝穴区可见结节变或隆起变(彩图 6-1)。

【其他耳诊法】

1. 耳穴扪诊法　在肝穴区可扪及结节或隆起状物。

2. 耳穴染色诊法　在肝穴区可见小片状染色改变。

3. 耳廓触压诊法或电探测诊法　在肝穴区可触及或探及敏感点。

二、肺结核

【概述】

肺结核,是由结核杆菌引起肺部感染的慢性、缓发性传染病。临床上主要表现为咳嗽、咳痰、咯血、胸痛,甚者气急。肺结核是最为常见的结核病,也是当今最重要的慢性传染病之一,是由于感染结核杆菌后,在机体抵抗力降低、细胞介导的变态反应增高时发病。肺结核病包括原发性肺结核和继发性肺结核,其基本病理特征为渗出、干酪样变、结核结节及其他增殖性组织反应,可伴空洞形成。若患者能被及时发现,并予合理治疗,大多数患者可获临床治愈。

肺结核在中医学属"肺痨"等病证范畴;结核性胸膜炎,属"悬饮"等病证范畴。

肺结核的致病因素,历代医家认为,主要有两个方面:一为外受"痨虫"传染;二内伤体虚,气血不足,阴精耗损。痨虫,又称"瘵虫、肺虫"。《三因方》云:"诸证虽曰不同,其根多有虫"。《仁斋直指方》曰:"瘵虫食人骨髓。"明确指出瘵虫传染是形成本病的唯一外部因素。凡直接接触本病患者,"瘵虫"侵入人体而为害,如问病吊丧、看护、骨肉亲属与患者朝夕相处,都是导致感染的原因。

《医学正传》说:"其侍奉亲密之人,或同气连枝之属,熏陶日久,受其恶气,多遭传染。"凡先天禀赋不强,后天嗜欲无节,如酒色过度、青年早婚、忧思劳倦;或大病久病失于调治,如麻疹、外感久咳,及胎产之后,耗伤气血津液,正气先虚,抗病力弱,致"痨虫"乘虚袭入,感染为病。《古今医统》云:"凡此诸虫""着于怯弱之人,人不能知,日久遂成痨瘵之证。""凡人平时保养元气,爱惜精血,瘵不可得而传,惟夫纵欲多淫,若不自觉,精血内耗,邪气外乘。""气虚血痿,最不可入痨瘵之门,吊丧问疾,衣服器皿中皆能乘虚而染触。"

本病的病位主要在肺。《证治汇补》谓:"虽分五脏见症,然皆统归于肺。"在病变发展过程中,可累及脾、肾,亦可涉及心、肝,甚则传遍五脏,故有"其邪辗转,乘于五脏"之说。在病理性质方面,基本以阴虚为主。《医门法律》云:"阴虚者,十常八九;阳虚者,十之一二。"具体而言,由于病情有轻重之分,病变发展阶段不同,涉及脏器不一,其病理转化演变亦有所区别。一般说来,本病初起肺体受损,肺阴受耗,肺失滋养;表现为肺阴亏损之候,如干咳、无痰或咳血丝痰、口干鼻燥,病位在肺;继则阴虚火旺,肺肾同病,兼及于心;而见心烦、五心潮热、盗汗或因气阴两虚,肺脾同病,见咳吐、痰浊、纳差、胃脘作胀;终则肺脾肾三脏交亏,阴损及阳,元气耗损,趋于阴阳两虚的严重局面,见动则气促或喘脱、极度消瘦、水肿、心悸等。从整个病变过程来看,仍以阴虚为主体。

【临床表现】

1. 症状

(1)全身症状:发热为其主要也是常见的全身中毒性症状,多表现为长期低热,午后或傍晚开始,清晨恢复正常;或仅表现为体温不稳定,运动或月经后体温不能恢复正常,当病情急剧恶化进展时亦可出现高热,呈稽留热型或弛张热型。同时还可伴有倦怠、乏力、盗汗、食欲减退、体重减轻、心悸、烦躁、妇女月经不调等轻度毒性和自主神经功能紊乱症状。

（2）呼吸系统症状：咳嗽、咳痰、咯血、胸痛，严重者可出现气急。早期咳嗽轻微，咳或咳少量黏液痰，慢性患者或有空洞形成时痰量增加。1/3～1/2 的患者有咯血，侵及血管则为大咯血。部位不定的隐痛多为肺组织结核，部位固定的刺痛多为病变累及胸膜。当肺组织受广泛破坏或伴肺气肿，或肺心病时有气急症状。

（3）临床分型：肺结核分为原发型肺结核、血行播散型肺结核、浸润型肺结核、慢性纤维空洞型肺结核及结核性胸膜炎 5 个类型。

2. 体征

（1）肺部体征：取决于病变性质和病情轻重。中、重度肺结核无空洞形成者多为肺实变的表现；触诊语颤增强，叩诊呈浊音，可闻及支气管呼吸音和细湿性啰音。有空洞形成且引流通畅，位置浅表时叩诊呈过清音，巨大空洞形成时可听到带金属调的空瓮音。慢性纤维空洞者可有胸部塌陷，气管、纵隔移位等。严重者尚有全身消瘦、肺气肿等表现。

（2）结核性变态反应表现：如结核性风湿症，多见于青年女性，侵入关节引起关节痛或关节炎，损及皮肤表现为结节性红斑及环形红斑。眼部损害有疱疹性角膜结膜炎、虹膜睫状体炎、视网膜静脉周围炎、巩膜炎、虹膜炎等。

3. 常见并发症　肺结核常见并发症主要有肺气肿、支气管扩张和肺源性心脏病（肺心病）等。

【鉴别诊断】

肺结核应与支气管扩张、支气管肺癌、淋巴瘤、小儿金黄色葡萄球菌感染、肺炎球菌肺炎、肺脓肿等相鉴别。

【望耳诊病要点】

1. 肺穴区常可见及脱屑变（彩图 6-2）。

2. 肺穴区或其耳背面的对应区域，可见粟米样大小的小结节变（彩图 6-3）。

3. 结核点（脑干穴区与心穴区之间）常可见点状充血或粟米

粒样大小的小结节变(彩图 6-4)。

【其他耳诊法】

1. 耳穴扪诊法　在肺穴区或其对应区域以及结核点可扪及小结节。

2. 耳穴染色诊法　在肺穴区以及结核点可见染色改变。

3. 耳廓触压诊法或电探测诊法　在耳廓肺穴区或其对应区域可触及或探及敏感点。

三、百日咳

【概述】

百日咳,是由百日咳杆菌引起的急性呼吸道传染病。本病多发生于儿童。其临床表现特点为先有呼吸道卡他症状,以后出现阵发性、痉挛性咳嗽。若治疗不及时或不恰当,整个病程可拖延 3~4 个月之久,故有"百日咳"之称。

本病属中医学"温病"范畴,与古籍记载的"顿咳""顿呛""痉咳""鹭鸶咳""天哮咳""疫咳"等病证相似。

中医学认为,本病的发生主要是由于素体正气不足,内隐伏痰,外感时行,疠气从口鼻而侵袭于肺,夹痰交结气道,肺失清肃所致。小儿肺气娇弱,易感时行外邪,年龄愈小,肺愈娇弱,感染机会愈多。

邪从口鼻而入,先犯肺卫皮毛,故病之初起,以肺失清肃的卫表症状为主,有风寒、风热之不同,可见恶风寒、发热等表证。表邪不解,继之入里而壅于肺,若风邪与内蕴伏痰搏结,郁久化热,煎津酿痰,痰热互结,阻塞肺系气道,壅塞不宣,肺失清肃,不能宣降,以致肺气上逆而痉咳阵作。故病初起,可见肺卫表证,继而痉咳发作,甚则数十声不已,必待痰涎咳出,气机得畅,咳嗽方可缓解。

由于疫邪与伏痰胶结日久,除造成肺气上逆外,还可殃及他脏,如气逆犯胃则呕吐;气逆犯肝则两胁作痛;气逆化火伤络,则衄血、咯血、眼结膜充血、痰中带血等;如痰热蒙蔽心窍,引动肝风,则见惊厥闭气;又肺为水之上源,与大肠相表里,肺失治节则大肠、膀胱失约,故痉咳时常见二便失禁,面目水肿。病至后期,久咳伤气,肺脾气虚,则咳而无力、自汗、纳呆、气短及声怯;或肺阴耗伤,见咽干、声嘶、痰黏而少、手足心热、盗汗等,发作以傍晚与夜间较甚;如脾气虚甚,中气下陷,则见疝气、脱肛等正气受损之症。年幼或体弱小儿罹患此病,由于脏腑娇嫩,稚阴稚阳,形气未充,神气怯弱,感邪后痰热蕴阻,肺热叶举,可兼见肺气闭郁,痰热上蒙清窍的喘憋;若痰浊内阻,痰动风生,可见昏迷、抽搐之变证。

【临床表现】

病初起时并无特殊症状,发病相当缓慢,因而病程究竟自何时开始,以及潜伏期究竟有多长时间,有时很难确定。潜伏期为7～10日,最长21日。

1. 普通型 一般病程为6～8周或更长,典型的百日咳表现为3个阶段:即卡他或炎症期,痉咳或阵咳期,减退或恢复期。每期持续的时间也颇有参差,常随病势之轻重和是否及时治疗等有所不同。此型多发生在6个月以上的儿童,现分述如下。

(1)卡他期或炎症期:在这个时期中,起初是一两声干咳,无痰,一切病状几乎和普通感冒完全相同,故起病时不易发现,仅少数的病儿之母亲见患儿精神不好。倘病历中不述在短期内曾和百日咳患儿接触的经过,就很难怀疑到本病,此期之症状偶有轻微发热,但在两三日后,体温和一般感冒现象都逐渐减退,而咳嗽仍不见减轻,此点恰与一般感冒相反,咳嗽通常在夜间发生,病初很轻微,未予重视,以后日见加重,变为白天咳嗽也频繁,同时伴有打喷嚏、流鼻涕,眼泪特别多,以及食欲、精神都欠佳,此时客观检查,肺部无特殊所见,给予普通药物如化痰止咳剂及一般消炎类药物,并不能阻止病程的发展,在少数患者还可发生声音嘶哑。

(2)痉咳期或阵咳期:由普通感冒样的咳嗽转入痉挛性咳嗽

的过程是逐步发展的。咳嗽次数与严重情况日趋加重,痉挛性咳嗽常从夜里开始。在这一时期,气管和支气管的黏膜纤毛失去其向上运动以排出支气管内所分泌黏液的功能,所以这种黏液愈积愈多,妨碍了正常的呼吸。刺激传达大脑后即反射出强烈的痉挛性咳嗽来清除呼吸道的分泌物。表现为由一连串短促、毫无间歇的咳嗽,没有吸气的余地,常要继续十余次,甚至几十次,以后必然要吸一口长气,此时呼吸道上部发生痉挛,声门因而收窄,声带也随之紧张,大量空气通过这样一个变形的气道时,就发出一种特殊的高音声调,极像鸟啼声,医学上称为"回钩"。因此,我国古代医学书籍中"鹭鸪咳"之名是很切合实际的。这种过程重复出现两三次甚至十几次,并一次比一次严重。初咳时仅面部潮红,微感不适,流涕,流泪,舌向外伸,终致脸面发肿,颜色青紫,甚至括约肌松弛,遗尿、遗屎。同时随着剧烈的咳嗽发作,前额皮下静脉怒张,充血,以及鼻黏膜、眼结膜等纤细血管破裂,发生出血。有一部分患儿这时还可能发生脱肛现象,有疝气的可因咳嗽用力而加重;咳嗽剧烈时,呼吸道所积聚的大量黏液脓性渗出物即由气管、支气管一涌而出,且胃部所积食物亦往往随之倾吐而出,每次发作,大多以咳后呕吐而告终结,历时几十分钟,至数小时后,再重复发作。这种咳嗽通常没有诱因,但患者如遇各种外界刺激,如气温突变,吞咽食物,咽部检查或吸入刺激性的气体,以及见其他患儿咳嗽等,常有促使阵咳发作的可能。阵发次数多数在痉挛期的第 3 周中达到最高点,这时一般患儿每昼夜内平均阵发次数在 10～15 次,晚间阵发次数常比白天多。每次咳嗽所历时间大多和病情的轻重成正比。患儿血管及成纤维细胞增生,形成肉芽样结构。在阵发咳嗽间歇期的一般状况,在各个患儿间亦不尽相同。咳嗽不频繁且无并发症者,每次阵咳结束后,仍能照常饮食游戏。反之,如果年龄很小,身体虚弱,或阵咳频繁,机体一般抵抗力就会日见降低,就是在咳嗽间歇期也是面色苍白,精神衰弱,甚至面部水肿,两唇发暗。本期病程长短,随患儿病情的轻重而异,轻者1～2周,重者可达3周以上。一般痉咳期持续4～5周。

本期除咳嗽外,中枢神经系统、心血管系统和肺均有变化。①呼吸系统之变化:卡他期初期,叩诊、听诊无特殊变化。痉挛期时,发生支气管炎,临床上听诊出现干啰音和少许中等以上湿啰音,部分患儿由于出现肺气肿,叩诊可呈鼓音。X线所见,肺野透明度增加,膈肌穹隆部平坦,伴有肺气肿相,肺门纹理增强,具有网状或蜂窝状较粗之阴影。除肺气肿外可有纵隔气肿及颈部皮下气肿。也可出现肺不张,以右侧肺上中叶,左侧下叶为多见,也为合并肺炎之基础。②心血管系统之变化:部分患者外观颜面水肿,口唇发绀,皮肤发紫,四肢出现发绀及水肿,血压一般升高,心右界增大,血流速度减慢及毛细血管通透性受损,处于痉挛状态,溢血因此而引起。③神经系统之变化:百日咳的咳嗽发作不一定因毒素和细菌引起,也可因非特异性刺激引起。如以玩具、动作等诱导患儿时,能使患儿大脑皮质兴奋灶转移,可抑制咳嗽的发生。④消化系统之变化:以腹泻、呕吐较为多见,严重者,则易发生营养不良,手足搐搦症,剧咳时可引起血压升高,可引起疝气及脱肛。检查口腔时,在已出牙之患儿可发现舌系带溃疡。

(3)减退恢复期:由第二期终止至完全不咳为止,阵发性咳嗽的发作次数逐渐减少,持续时间也缩短,咳后回声也日见消失,而回复到普通支气管炎咳嗽的情况。此期持续2～3周,但亦能迁延不愈持续到半年以上,尤其在不断的罹患感冒或支气管炎时,仍可以有典型的阵咳,这种间发性疾病可能促使主要的症状重新出现(特殊的痉挛性鸟啼声咳嗽)。这是一种假性复发,因为此时机体内已无百日咳杆菌存在,血液方面也失去了百日咳特有的变化,乃是一种痕迹反射。

2. 窒息型 新生儿以及6个月以下小儿,罹患百日咳时,缺乏上述典型的3个过程,通常卡他期缩短,有时甚至无卡他期的表现,在阵咳发作时,而无特殊之痉挛咳嗽,咳嗽的动作快,间歇短,往往在几声短促而声小的咳嗽后,出现呼吸停止,有时一昼夜发生 20~30 次,时间不一,数秒钟至数分钟。第一次呼吸暂停,患儿可自行缓解,以后随病情发展,暂时性呼吸停止时间延长,次数也见逐渐增多,年龄越小婴儿常在每次咳嗽后即出现窒息,喉头壅痰,若不能及时吸痰并施行人工呼吸,往往会有死亡的危险。若呼吸停止同时,伴全身强直性痉挛和肺炎者,则使病情更加恶化。人工呼吸下窒息时间可长达 40 分钟之久,经积极抢救后自主呼吸多数仍能恢复。

肺部的变化与年长儿不同,吮乳儿主要侵犯毛细支气管,X线见肺纹理增粗,有三角形阴影,1 岁以下的小儿,肺气肿征明显,肺泡间质变化显著,X 线见透明度增加,呈网状阴影,融合性肺炎多见于幼儿。

3. 并发症　常见的并发症有肺炎、气胸及皮下气肿、百日咳脑病、中耳炎等。

【鉴别诊断】

本病常与急性支气管炎和肺炎、支气管淋巴结结核、气管支气管异物、百日咳综合征等相鉴别。

【望耳诊病要点】

肺穴区可见及阳性反应,其阳性反应可呈点状或小片状样红晕变或充血变,且可见及光泽变(彩图 6-5)。

【其他耳诊法】

1. 耳穴扪诊法　在肺穴区可扪及小片状结节,质地较软。

2. 耳穴染色诊法　在肺穴区可见呈点状或小片状染色改变。

3. 耳廓触压诊法或电探测诊法　可在肺、气管、肾等穴区,触及或探及敏感点。

四、流行性腮腺炎

【概述】

流行性腮腺炎,俗称"蛤蟆瘟"。是由流行性腮腺炎病毒引起的急性呼吸道传染病。其临床表现特征为腮腺或其他唾液腺(颌下腺、舌下腺)非化脓性增大、疼痛。本病亦可侵袭其他各种腺体(如性腺、胰腺、乳腺、甲状腺等)、神经系统及心脏,伴有或不伴见腮腺肿痛。本病多见于儿童,大多数患者经过良好;若成人罹患本病,则临床表现较重,可伴发睾丸炎或卵巢炎。

本病属中医学"痄腮"等病证范畴。

中医学认为,本病是由感受风温邪毒所致。风温邪毒由口鼻而入,蕴结少阳经脉,与血相搏,气血壅滞不散,凝滞于耳下腮部,则耳下腮部肿痛,足少阳之脉起于目外眦,上抵头角,下耳后,绕耳而行,腮腺位于足少阳胆经循行所过之处。足少阳胆经与足厥阴肝经互为表里。热毒炽盛邪陷厥阴,扰动肝风,蒙蔽心包,可见高热、抽搐、昏迷等症。足厥阴肝经循少腹络阴器,邪毒蕴结,邪毒内传,引睾窜腹,见睾丸肿胀、疼痛,或少腹疼痛等症。为毒窜睾腹之变证。足厥阴之脉布两胁,循少腹,肝经热毒壅滞乘脾,邪毒循胸犯胁肋,邪入脘腹,结于阳明者,则出现上腹疼痛剧烈、恶心呕吐等症。

【临床表现】

1. 症状

(1)潜伏期:一般 14～21 日,平均为 18 日。

(2)前驱期:病毒血症持续 3～5 日,在此期间患儿可有发热、头痛、乏力、肌肉酸痛、食欲缺乏、呕吐、咽痛等表现。大多数患儿前驱症状可不明显。少数患儿可首先出现脑膜刺激症状。

(3)腮腺肿胀期:在起病 24 小时内,患儿常诉说腮腺部位疼痛,尤其是在张口进食时,或食入酸性食物时,因分泌液增加而排出受阻时,腺体肿胀更加严重,致使疼痛加重。腮腺肿胀多为两侧性,一般先见于一侧,1～2 日后对侧亦出现肿胀表现,尚有两侧同时发生肿胀者。肿胀的临床特点为以耳垂为中心向周围呈弥漫性增大,边界不清,表面灼热,有弹性感及触痛,下颌角和乳突之间的陷窝消失,可见下颌角后饱满。腮腺管口红肿。颌下腺及舌下腺也可受累,少数患儿仅见颌下腺或舌下腺增大,而腮腺部位无肿胀。部分患儿颌下腺,舌下腺及腮腺可始终无明显肿胀表现,仅有病毒血症或并发症的症状。

腮腺肿胀 1~3 日达高峰,持续 4~5 日,以后逐渐消退,整个过程为 6~10 日,最长可达 2 周左右。发热多呈中等热,部分可为高热,少数可在 40℃ 以上。一般热程为 3~7 日,约 20% 的患儿体温正常。

2. 体征 相当于上颌第 2 臼齿对应的颊黏膜处,可见及红肿的腮腺管口。以耳垂为中心向周围呈弥漫性增大,边界不清,表面灼热,有弹力感及触痛。

【鉴别诊断】

本病应与急性化脓性腮腺炎、儿童复发性腮腺炎、腮腺区急性淋巴结炎、嚼肌间隙感染、颌下腺炎、下颌下间隙感染、下颌下淋巴结炎等相鉴别。

【望耳诊病要点】

对屏尖、内分泌、面颊等穴区多可见阳性反应。其阳性反应多呈点状红晕变,局部水肿变,且有光泽变,部分患者也可呈丘疹样红晕变(彩图 6-6)。

【其他耳诊法】

1. 耳穴扪诊法 可在对屏尖或面颊区触及皮下隆起,质地软。

2. 耳穴染色诊法 在面颊、内分泌、对屏尖等穴区呈点状或小片状染色改变。

3. 耳廓触压诊法或电探测诊法 在对屏尖、面颊、肾上腺、内分泌、神门等穴区可触压及或探及敏感点。

五、流行性感冒

【概述】

流行性感冒,简称"流感",是由流行性感冒病毒引起的急性呼吸道传染病。临床表现特点为起病急,中毒症状明显,发热,头痛及全身酸痛等症状。流感病毒分 A、B、C 3 型。其中 A 型病毒经常发生抗原变异而引起流感大流行。有关病毒发生了什么样的变异等问题,目前还没有明确的答案。

流行性感冒,在中医学属"时行感冒""时气病"等病证范畴。

中医学认为,本病主要多因正气不足,卫外功能低下而感受时行毒邪发病。若毒邪暴戾,壮实者触之亦可发病。病邪从口鼻、皮毛而入,先犯肺卫,致使卫外失司,肺气失宣,经过顺利者,邪从外解而向愈,否则,毒邪化热入里,可致邪热壅肺,或内陷心包、引动肝风等。时行毒邪多有兼夹,由于所兼有异,所以临床有风热、风寒、暑湿等不同类型。

【临床表现】

1. 症状

(1)起病急骤,临床症状轻重不一,以全身中毒性表现为主,如恶寒、高热、全身酸痛、头痛、乏力显著、胸骨下灼热感等。呼吸道症状多较轻微或出现较晚,可有鼻塞、流涕、干咳、咽痛等表现。

(2)临床上常分为胃肠型、中毒型和肺炎型 3 型:①胃肠型,主要以恶心、呕吐、腹泻等症状为主。②中毒型,主要以高热不退、谵妄、昏迷、抽搐等症状为主。③肺炎型,主要发生于老年人、幼儿或原有较重的其他疾病与采用免疫抑制药治疗者,可见持续高热、发绀、剧咳、咳吐血痰等症状。

2. 体征　常呈急性热病容,衰弱无力。眼结膜与慢性炎症细胞浸润,有时可见到局灶性毛细血管轻度充血,外眦部较为明显。咽部充血,软腭出现较多滤泡,扁桃腺红肿。肺部可有干啰音,呼吸音粗糙。肺炎型患者可出现呼吸急促,双肺部满布湿啰音和呼气性喘鸣。中毒型患者有时可有脑炎或脑膜炎的表现或循环功能紊乱的表现。

3. 并发症　常见的有细菌性肺炎和急性支气管炎、肺外并发症,如 Reye 综合征、中毒性休克、心肌炎及心包炎等。

【鉴别诊断】

本病应与普通感冒、钩端螺旋体病、支原体肺炎,以及流行性脑脊髓膜炎、肾病综合征、出血热发热期、大叶性肺炎等相鉴别。

【望耳诊病要点】

在神门穴区、枕与对屏尖穴区之间,可见点状或小片状红晕变,或见小血管充盈变等阳性反应(彩图 6-7)。

【其他耳诊法】

1. 耳穴扪诊法　可感觉全耳有异常发热表现;神门穴区小血管呈凸起样改变。

2. 耳穴染色诊法　在肺、枕穴区呈点状或小片状着色改变。

3. 耳廓触压诊法或电探测诊法　在神门、内鼻、咽喉、肺、气管等穴区,可触及或探及敏感点。

六、细菌性痢疾

【概述】

细菌性痢疾,简称"菌痢",是由痢疾杆菌而引起的急性肠道传染病。以结肠弥漫性炎症为主要病变;以全身中毒症状、腹痛腹泻、里急后重及排脓血黏液样便为主要临床表现。本病终年均可发生,但大多流行于夏秋季节。人群对本病有普遍的易感性,幼儿及青壮年发病率较高,尤其是中毒型痢疾,较为集中发生于儿童。

细菌性痢疾,在中医学属"痢疾"等病证范畴。

中医学认为,痢疾多由外受湿热、疫毒之气,内伤饮食生冷,损及脾胃与肠形成。人体中气的强弱与所感病邪有密切关系。暑湿、疫毒之邪,侵及肠胃,湿热郁蒸,气血阻滞,气血与暑湿、疫毒相搏结,化为脓血,而成湿热痢或疫毒痢。饮食所伤或误食不洁之物,如平素好食肥甘厚味,酿生湿热,湿热内蒸,腑气阻滞,气血凝滞,化为脓血,则成湿热痢。若平素过食生冷瓜果,有伤脾胃,脾胃不运,水湿内停,中阳不足,湿从寒化,寒湿内蕴,如再饮食不慎,寒湿壅塞肠中,大肠气机受阻,气滞血瘀,气血与肠中秽浊之气相互搏结,化为脓血,则成寒湿痢。脾胃素弱之人,感受寒湿之气,或湿热痢过服寒凉之品,克伐中阳,易成虚寒痢。

本病病位虽然在肠,但肠与胃密切相连,如湿热、疫毒之气上攻于胃,或久痢伤正,胃虚气逆,则胃不纳食,成为噤口痢;如痢疾迁延,正虚邪恋,则成久痢或时愈时发的休息痢;痢久不愈反复发作,不但损伤脾胃,而且影响及肾,导致脾肾亏虚,而致痢下不止。

【临床表现】

1. 急性菌痢　临床上根据病情程度可分为轻型、普通型和中毒型 3 种。

(1)轻型(急性非典型菌痢):全身中毒症状轻或无,常无发热或低热,腹痛、腹泻表现较轻,里急后重可缺如,大便每日 3～5 次,呈水样或稀糊状,含少量黏液而无脓血,左下腹压痛,可有恶心、呕吐等症状。

(2)普通型(典型):起病急,畏寒发热,多数患者体温很快升至 39℃或更高,可有中等全身中毒症状,如头痛、全身肌肉酸痛。重症者常伴发惊厥。并常有食欲缺乏,脐周围和左下腹部阵发性疼痛(幼儿则常表现为哭闹不安),里急后重明显。大便每日十余次至几十次(初为水样黄色便,后为典型的黏液脓血便,量不多)。左下腹压痛明显。重症者由于泻次太多,而引起明显的脱水、酸中毒与电解质紊乱,导致血压下降甚至周围循环衰竭。

(3)中毒型:多见于 2-7 岁的儿童。起病急骤,以全身中毒症状严重而腹泻轻微或缺如为其特点。患者高热可达 40℃以上,早期出现烦躁、惶恐、谵妄、惊厥,往往反复发作且持续时间较长。少数患者起病时表现为精神萎靡、嗜睡、昏迷等精神、神经症状,于数小时内可发生休克和呼吸衰竭。直肠拭子或生理盐水灌肠后取便样,可发现黏液和脓血。成人中毒型菌痢,其全身中毒症状和痢疾症状均严重,常于短期内发生中毒性休克,循环衰竭和呼吸衰竭,但惊厥则很少发生。

2.慢性菌痢　病情迁延不愈超过2个月以上者,称作慢性菌痢,多与急性期治疗不及时或不彻底,细菌耐药或机体抵抗力下降有关,也常因饮食不当、受凉、过劳或精神因素等诱发。依据临床表现分为以下3型。

(1)急性发作型:约占5%。其主要临床表现同急性典型菌痢,但程度轻,恢复不完全,一般半年内有痢疾病史或复发史,而除外同群菌再感染,或异群菌或其他致腹泻细菌的感染。

(2)迁延型:约占10%。常有腹部不适或隐痛,腹胀、腹泻、黏液脓血便等消化道症状,症状时轻时重,迁延不愈,亦可腹泻与便秘交替出现,病程日久可有失眠、多梦、健忘等神经衰弱症状,以及乏力、消瘦、食欲下降、贫血等表现。左下腹压痛,可扪及乙状结肠呈条索状。

(3)隐匿型:占2%~3%。一年内有菌痢史,临床症状消失2个月以上,但粪培养可检出痢疾杆菌,乙状结肠镜检查可见肠黏膜病变。此型在流行病学上具有重要意义。

3.并发症　常见的有痢疾杆菌败血症、溶血-尿毒综合征、关节炎等。

【鉴别诊断】

1.急性菌痢应与阿米巴痢疾、沙门菌肠炎、副溶血弧菌肠炎、霍乱与副霍乱、空肠弯曲菌肠炎、病毒性肠炎、肠套叠、耶尔森菌病、产肠毒性大肠埃希菌肠炎、类志贺毗邻单胞菌腹泻、亲水单胞菌腹泻等疾病相鉴别。

2.慢性菌痢应与慢性阿米巴痢疾、慢性非特异性溃疡性结肠炎、肠结核、直肠癌与结肠癌、肠道菌群失调等相鉴别。

3.中毒型菌痢应与高热惊厥、中毒性肺炎、流行性乙型脑炎(乙脑)、脑型疟疾、脱水性休克、重度中暑等相鉴别。

【望耳诊病要点】

在大肠(彩图6-8)、小肠穴区(彩图6-9),尤以大肠穴区较为明显见及点、片状红晕变,且可见及光泽变及油腻变等阳性反应。

【其他耳诊法】

1. 耳穴扪诊法　部分患者可在大肠穴区扪及略有凹陷。

2. 耳穴染色诊法　可在大肠、胃穴区,呈点状或小片状着色改变。

3. 耳廓触压诊法或电探测诊法　常在大肠、小肠、直肠、胃等穴区触及或探及敏感点。

第 7 章

呼吸系统疾病

一、急性上呼吸道感染

【概述】

急性上呼吸道感染,是鼻、鼻咽或咽、喉部急性炎症的总称,是呼吸道最常见的一种疾病。大多数(80%以上)由病毒引起,少数为细菌所致。临床上以发热、恶寒、头痛、鼻塞、喷嚏、流泪、流涕、咽痛、咳嗽、声嘶、呼吸不畅等症状为特征。

急性上呼吸道感染属中医学"感冒""温病"等病证范畴。

中医学认为,急性上呼吸道感染是由于六淫邪毒侵犯人体而致病。以风邪为主因,风邪为六淫之首,在不同的季节往往与当令之时气相合而伤人。如冬季多属风寒、春季多属热、夏季多夹暑湿、秋季多兼燥气,梅雨季节多夹湿邪。一般以风寒、风热两者为多,夏令暑湿之邪亦能杂感为病。若四时六气失常,"春时应暖而反寒,夏时应热而反冷,秋时应凉而反热,冬时应寒而反温",则感而发病。非时之气夹时行邪毒伤人,则更易引起发病,且不限于季节性,病情多重,往往互为传染流行。

外邪侵袭后发病与否还与人体御邪能力的强弱有密切关系。如果正气不足,御邪能力减弱,或将息失宜,过度疲劳之后,腠理疏懈,卫气不固,则极易为外邪所客,内外相互影响而发病。

外邪入侵的途径多由肺卫而入,其病变部位也常局限于肺卫。故《杂病源流犀烛·感冒源流》曰:"风邪袭人,不论何处感受,必内归于肺。"肺主呼吸,气道为出入升降的通路,喉为其系,开窍于鼻,外合皮毛,司职卫外,性属娇脏,不耐邪侵。若卫阳被遏,营卫失和,邪正相争,可出现恶寒、发热等卫表之证。外邪犯肺,则气道受阻,肺气失于宣肃,则见咳嗽、鼻塞等肺系之证。而时邪感冒,其应感指数Ⅲ级;在应感指数Ⅱ级的基础上,固有膜内可见中性粒细胞受时邪较重,故全身症状比较明显。另外,体质较强者,一般仅侵袭于肺卫,多以表证为主,图治较易,收效较快;若年老体弱者,抗邪能力较差,外邪也可由表入里,则症状加重,甚则变生他病。

【临床表现】

1. 普通感冒 俗称"伤风",又称急性鼻炎或上呼吸道卡他,以鼻咽部卡他症状为主要表现。成人多数由鼻病毒引起,次为副流感病毒、呼吸道合胞病毒、埃可病毒、柯萨奇病毒等。起病较急,初期有咽干、咽痒或烧灼感。发病同时或数小时后,可有喷嚏、鼻塞、流清水样鼻涕,2～3日后变稠。可伴咽痛,有时由于耳咽管炎而使听力减退,也可出现流泪、味觉迟钝、呼吸不畅、声嘶、时有咳嗽等症状。一般无发热及全身症状,或仅有低热、不适、轻度畏寒和头痛。检查可见鼻腔黏膜充血、水肿、有分泌物,咽部轻度充血。

2. 病毒性咽炎、喉炎 急性病毒性咽炎的临床特征为咽部发痒和灼热感,疼痛不持久,也不突出。流感病毒和副流感病毒感染时可伴有发热和乏力。体检咽部明显充血和水肿,可见颌下淋巴结肿大且触痛。

3. 疱疹性咽峡炎 常由柯萨奇病毒A引起,临床表现为明显咽痛、发热。检查可见咽充血,软腭、咽及扁桃体表面有灰白色疱疹及浅表溃疡,周围有红晕等。

4. 咽、结膜炎 主要由腺病毒、柯萨奇病毒等引起。临床表现有发热、咽痛、畏光、流泪,咽及眼结膜明显充血等。

5. 细菌性咽-扁桃体炎 大多由溶血性链球菌引起,其次为流感嗜血杆菌、肺炎球菌、葡萄球菌等引起。起病急,明显咽痛、畏寒、发热,体温可高达 39℃以上。检查可见咽部明显充血,扁桃体肿大、充血,表面有黄色点状渗出物,颌下淋巴结肿大、压痛等。

6. 常见并发症 急性上呼吸道感染的并发症常为继发性细菌感染,可引起急性鼻窦炎、中耳炎、气管-支气管炎、慢性支气管炎急性发作。部分可并发风湿病、肾炎、心肌炎、结缔组织病。

【鉴别诊断】

本病应与急性病毒性支气管炎与肺炎、过敏性鼻炎、急性传染病前驱期等相鉴别。

【望耳诊病要点】

肺穴区呈淡红色变(彩图 7-1)或隐约可见到青紫色静脉变(彩图 7-2);耳尖穴区呈点状红晕变,边缘不清;内、外鼻穴区呈点状淡红色变,且略有光泽变(彩图 7-3)。

【其他耳诊法】

1. 耳穴触诊法 肺穴区、内鼻穴区压痛(＋＋＋);耳尖穴区、外鼻穴区压痛(＋～＋＋)。

2. 耳穴电探测诊法 肺穴区、内鼻穴区呈强阳性反应;耳尖穴区、外鼻穴区、肾上腺穴区、咽喉穴区,呈阳性反应。

二、急性气管炎及支气管炎

【概述】

急性气管炎及支气管炎,简称"急支"。是由病毒或细菌感染、物理化学刺激或过敏等造成气管及支气管黏膜的急性炎症性表现。常见于气候突变之时,多由上呼吸道感染所引起,且常为某些传染病,如麻疹、百日咳、白喉、伤寒等的早期症状。临床主要表现为咳嗽和咳痰,病愈后支气管黏膜可完全恢复正常;亦可发展为细支气管炎或支气管肺炎,或加重原有的呼吸系统疾病。

本病在中医学属"咳嗽"等病证范畴。

中医学认为,咳嗽的病因不外外感与内伤两端。外感为六淫外邪侵袭肺系,内伤为饮食、情志、劳倦等因素所致。其中以外感咳嗽最为多见。《河间六书·咳嗽论》曰："寒、暑、燥、湿、风、火六气,皆令人咳。"肺脏外合皮毛,开窍于鼻,上连咽喉,六淫外邪(风、寒、暑、湿、燥、火)由口鼻或皮毛而入,肺为娇脏,不耐邪侵,一旦卫外功能失调或减弱,易致外邪寻机犯肺,致肺气壅遏不宣,清肃失司,肺气上逆而引发咳嗽、咳痰。因四时六气不同,人体感邪亦有不同,风为六淫之首,邪气多随风邪侵袭入体,故外感咳嗽常以风为先导,夹有寒、热、燥、湿等邪,如春冬多风寒,夏多暑湿、风热,秋多风燥。临床上以风寒多见。正如《医学心悟》所云:"肺体属金,譬如钟然,钟非叩不鸣。风寒暑湿燥火,六淫之邪,自外击之则鸣。"可谓咳嗽病因病机之大略。

内伤咳嗽多由饮食不当,情志失调,劳倦过度致脏腑功能失调,病及于肺,致肺之降失常,肺卫失固,外邪易犯,内外合邪而发病。

饮食不当,伤及脾胃,水津失常,聚而为痰,"脾为生痰之源,肺为贮痰之器"。痰贮于肺,遇邪引动,随肺气上逆,发为咳嗽,咳痰。肺志为悲,情志失调,尤为过悲,耗伤肺气,此乃"悲哀太甚则伤肺"。肺气更伤,易至外邪侵袭而发病。劳则耗气伤阴,肺主气,司呼吸,内朝百脉,外合皮毛,主宣发肃降,通调水道,劳倦过度,宣肃不调,百脉失理,气机不畅,阴精不足,皮毛不固,遇邪外犯,内外合邪,肺气上逆,发为咳嗽,咳痰。

【临床表现】

1. 症状 急性气管及支气管炎,开始时常呈不同程度的上呼吸道感染症状,如周身不适、头痛、背部四肢肌肉疼痛、流鼻涕、咽喉痛、胸骨后刺痛、声音嘶哑,有时畏寒,但无寒战。1～2 日后胸骨下开始有擦伤感觉及紧闷感,同时有刺激性干咳,顽固而难忍,体温常稍高,脉搏也相应增快。尔后则开始咳痰,初为少量黏稠的黏液性分泌物,有时可混血液,咳出困难。稍后分泌物增多且为脓性黏液,容易咳出,咳嗽也缓和一些,一般体温在一周内即可正常,患者一般情况也迅速改善,但晨间咳嗽及少量脓性黏液痰可持续相当时日。病情主要根据支气管系统受侵的深度而定。

感染下行不超过总支气管,患者仍可安适;若累及更小的分支,则病情危重,可能发生明显的呼吸困难。

2. 体征 较大的气管和支气管发炎时,早期可无任何体征,日后肺内可能听到暂时性的粗糙鼾音。较小的支气管被累及时,肺内可以听到干啰音,有时在肺的后底部有细捻发音或湿啰音。当毛细支气管发炎时,可能有严重的临床症状,如体温显著增高,患者兴奋不安,呼吸困难,发绀及急性肺水肿,肺部满布哮鸣音。支气管有阻塞时,呼吸音减低或消失。

3. 并发症 常见的有肺炎、慢性支气管炎、急性肺水肿、支气管扩张等。

【鉴别诊断】

本病应与急性上呼吸道感染、流行性感冒、支原体肺炎、肺结核、细菌性肺炎、肺癌等相鉴别。儿童应与麻疹、百日咳、急性扁桃体炎等相鉴别。

【望耳诊病要点】

1. 在气管穴区常可见及红斑变或红点变(彩图 7-4)。

2. 在肺穴区见点状或小片状红色变或充血变等阳性反应(彩图 7-5)。

【其他耳诊法】

1. 耳穴扪诊法 可在气管或肺穴区触及小片状或条索状隆起。

2. 耳穴染色诊法 可在气管、肺、内分泌等穴区呈小片状染色改变。

3. 耳廓触压诊法或电探测诊法 可在气管、肺、肾上腺、内分泌、神门等穴区,触及或探及敏感点。

三、慢性支气管炎

【概述】

慢性支气管炎,简称"慢支"。是指气管、支气管黏膜及其周围组织的慢性非特异性炎症。临床上以长期咳嗽、咳痰,或伴有喘息(哮喘)及反复发作的慢性过程为特征。病情进展缓慢,持续发展常并发阻塞性肺气肿,甚至肺动脉高压、肺源性心脏病(简称肺心病),从而引起心、肺功能障碍,严重地影响健康和劳动力。

本病在中医学属"咳嗽""痰饮""喘证"等病证范畴。多因人体正气不足,外邪从口鼻犯肺,肺失宣降所致。

中医学认为,本病的发生,多因久病肺虚,痰浊潴留,复感外邪,诱使病情逐渐加剧。病理性质有虚实两方面,有邪者为实,因邪壅于肺,宣降失司,无邪者属虚,因肺不宣,肾失摄纳。但本病发作时,多属本虚标实之候。

肺主气,司呼吸,通于外,又主皮毛,宣行卫阳之气,肺以清肃下降为顺、壅塞为逆。长期咳嗽、喘促等迁延失治,痰浊潴留,肺失宣降,日久导致肺虚,成为发病的基础。《诸病源候论·咳逆短气候》说:"肺为微寒所伤则咳嗽,嗽则气还于肺间则肺胀,肺胀则气逆,而肺本虚,气为不足,复为邪所乘,壅痞不能宣畅,故咳逆,短气也。"肺虚卫外不固,外邪六淫,首先犯肺,每易反复乘袭,或内伤于饮食,情志劳欲,诱使本病发作,病情日益加重。病位首先在肺,继则影响脾肾,后期病及于心。外邪从口鼻、皮毛入侵,每多首先犯肺,导致肺失宣降,上逆而为咳,升降失常而为喘。饮食不节、烟酒、辛辣、肥甘厚味嗜之既久,则痰浊内生,是形成本病的原因之一,已有既病之躯,再伤之于食,则诱致加重病情;情志不遂,肝气郁结,反侮肺金;劳欲过度,耗伤肺肾之气,均致肺虚失宣,升降失常。若肺病及脾,子耗母气,脾失健运,则可导致肺脾两虚。肺虚及肾,肺不主气,肾不纳气,可致气喘日益加重,吸入困难,呼吸短促难续,动则更甚。肺与心脉相通,肺气辅佐心脏运行血脉,肺虚治节失职,久病及心,故可出现血脉瘀阻。心阳根于命门真火,如肾阳不振,进一步导致心肾阳虚,则可出现喘脱等危候。

【临床表现】

1. 症状

(1)咳嗽:初起日间咳嗽为主,病情进一步加重则日夜均咳,后期则以夜间咳嗽为主。

(2)咳痰:黏液性痰,合并感染时有脓性痰。

(3)喘息:逐渐加重,活动后明显。

在发病过程中,常有反复呼吸道感染史,冬季发病多,随疾病进展,急性加重变得频繁。慢性支气管炎后期导致阻塞性肺气肿时,可发生低氧血症和(或)高碳酸血症,并发生肺源性心脏病。

2.体征 早期慢性支气管炎体征可不明显。通常合并阻塞性肺气肿时,胸部听诊可有呼气延长或呼气时干啰音。随其疾病进展,则出现胸廓过度膨隆,前后径增加,横膈运动受限,呼吸音低,心音遥远。此外两肺底或肺野可有湿啰音及(或)干啰音。晚期患者呼吸困难加重,常采取身体前倾位,颈肩部辅助呼吸肌参加呼吸运动。呼吸时常呈缩唇呼气,口唇发绀及右心衰竭体征。

3.临床分型、分期

(1)分型

①单纯型:反复咳嗽、咳痰而无喘息。

②喘息型:除反复咳嗽、咳痰外,还伴有明显的喘息症状。

(2)分期

①急性发作期:出现明显的症状加剧,可有发热、咳嗽变频,痰量增加,可有脓性痰。或伴有白细胞总数增加。

②慢性迁延期:咳嗽、咳痰、气短呈慢性迁延状态持续1个月以上。

③缓解期:咳嗽、咳痰、气短有显著好转,一般不是症状消失。如咳嗽每日<30次,痰量<20ml即转为缓解期。

4.常见并发症 ①肺部急性感染;②阻塞性肺气肿;③自发性气胸;④慢性肺源性心脏病。

【鉴别诊断】

本病应与支气管扩张、肺结核、肺癌、支气管哮喘等疾病相鉴别。

【望耳诊病要点】

1.在气管穴区可见丘疹样或点状白色样或黯红色隆起变(彩

图 7-6）。

2. 在肺穴区多见阳性反应,少数患者脾穴区亦可见阳性反应,其阳性反应多呈点状或小片状白色变(彩图 7-7),发作时其边缘可见及红晕变。

【其他耳诊法】

1. 耳穴扣诊法　在气管穴区可扣及条索状结节。

2. 耳穴染色诊法　在肺、气管、神门、肾、脾穴区可见小点状或小片状染色改变。

3. 耳廓触压诊法或电探测诊法　可在肺、气管、肾、脾、神门、内分泌等穴区,触及或探及敏感点。

四、支气管哮喘

【概述】

支气管哮喘,简称"哮喘"。是由外源性或内在的过敏原或非过敏原等因素,致使支气管平滑肌痉挛,黏膜肿胀,分泌物增加,从而发生不可逆性阻塞为特点的常见的变态反应性疾病。春秋两季发病率较高,可发生于任何年龄,但以 12 岁以前开始发病者居多。

支气管哮喘属中医学"哮证"范畴。多因宿痰内伏于肺,复加外感、饮食、情志、劳倦等以致痰阻气道,肺气上逆所致。

中医学认为,哮喘是宿痰内伏于肺,与遗传、体质、环境、外感、饮食、劳倦等因素有关。哮喘的病因以肺虚、脾虚、肾虚为本,以风、寒、热、湿、痰、瘀为标,发作期以实证表现为主,缓解期以虚证表现居多。

哮喘患者素有宿痰内伏,多为肺、脾、肾三脏阳气虚损。脾主运化,若脾虚运化失常,则痰浊内生,上贮于肺;肾为人体阳气之根,主纳气,若肾精亏损,则摄纳无权,以致动则气促,呼吸困难;肺主气而司呼吸,若肺气虚,则腠理不固;外邪可由口鼻而入,六淫客于肌表而诱发肺气上逆,呼吸不利,痰随气升,气因痰阻,相互搏击,壅塞气道,肺气宣降失常,导致痰鸣气促。若素体阳虚,复受风寒外束,则发为冷哮;若外邪袭表,痰从热化,则发为热哮。

哮喘患者多因先天禀赋不足,故大多自幼发病,随着年龄增长,肾之精气渐充,可使部分患儿逐渐痊愈;若反复发病,或治疗失当,以致肾气更虚,摄纳失常,故时至中年即较难治愈。

本病长年累月反复发作,可累及心、肾导致肺胀而出现心悸、水肿等危候,亦可因哮喘严重发作发生喘脱,救治不及而死亡。

【临床表现】

1. 症状

(1)前驱期症状:哮喘发作前感鼻痒、咽痒、胸闷、咳嗽、打喷嚏、流鼻涕等症状。常见诱因为呼吸道感染,吸入过敏原、刺激性气体或服用阿司匹林、吲哚美辛(消炎痛)、普萘洛尔(心得安)等药物,亦有因运动或情绪因素而诱发。

(2)典型症状:发作常在夜间发生,起病迅速,突然出现胸闷,呼气性呼吸困难,烦躁不安,伴有哮鸣。严重者呈端坐呼吸,双手前撑,张口抬肩,不能平卧,汗出湿衣,甚至出现发绀,一般经数分钟或数小时症状缓解,发作停止前咳出较多稀痰,呼吸渐通畅,哮鸣减轻而缓解。

(3)哮喘持续状态:是指哮喘严重发作,经积极治疗 24 小时以上未见缓解,出现极度呼吸困难,气促(30 次/分钟),心率增速(120 次/分钟),大汗淋漓,面色苍白,四肢冰冷,甚至出现严重缺氧和二氧化碳潴留,烦躁不安,唇周或指趾发绀;哮喘严重发作的患者常因呼吸衰竭或窒息而突然死亡。故应及时识别抢救,尤其对过去有类似发作史的患者应特别警惕。

2. 体征　一般缓解期无特殊体征,长期反复发作者,可有轻度肺气肿征。

发作时胸廓饱满,呼吸幅度减少;叩诊呈过清音;听诊呼气延长,两肺满布哮鸣音,当伴有呼吸道感染时,常有湿啰音存在。

3. 常见并发症　在哮喘发作时可并发自发性气胸、纵隔气肿、肺不张;长期反复发作和感染可并发慢性支气管炎、肺气肿、支气管扩张、间质性肺炎和慢性肺源性心脏病。

【鉴别诊断】

本病应与心源性哮喘、喘息型慢性支气管炎、气胸、肺癌、急性肺不张等相鉴别。

【望耳诊病要点】

1. 肺穴区及肺穴区的前 1/3 处,可见点状或片状,白色或红色的小点变或斑点变,有时界限不很清晰(彩图 7-8)。

2. 气管、肺穴区多可见阳性反应,也有部分患者在肾穴区、风溪穴区可见阳性反应。阳性反应大多呈点状或片状白色变,边缘有红晕变(彩图 7-9,彩图 7-10);亦有部分患者在风溪穴区可见脱屑变(彩图 7-11)。

【其他耳诊法】

1. 耳穴扪诊法　可在气管穴区触及条索状结节。

2. 耳穴染色诊法　在气管、肺、风溪、内分泌等穴区,可见小点状或小片状染色改变。

3. 耳廓触诊法及电探测诊法　可在肺、气管、肾、对屏尖、风溪、内分泌等穴区,触压见充血,偶见渗血及中性粒细胞。上皮内可见触及或探及敏感点。

五、支气管扩张

【概述】

支气管扩张,简称"支扩"。是临床较常见的慢性支气管化脓性疾病,大多继发于呼吸道感染和支气管阻塞,由于支气管壁被损坏而导致支气管扩张。其临床主要表现为慢性咳嗽、大量脓痰和反复咯血。以儿童和青年多见。

本病属中医学"咳嗽""痰饮""肺痿""肺痈"等病证范畴。

支气管扩张,据其发病过程的不同阶段,中医学认为其病因为外因和内因两个方面。外因是指外感风、湿、热、火之邪,内因多指肺体亏虚、饮食不当及七情内伤。临床上内因与外因又互为因果可致恶性循环。正气虚弱容易感受外邪;内有痰热,感受风寒易于化热,使痰热更盛,感受外邪。在邪正相争中正气消耗,使正气更虚,故支气管扩张之病缠绵难愈。

本病发病为内外合邪而成,主要是肺内热毒蕴结,血败肉腐而成痈。急性感染期因热邪侵犯卫表,肺卫同病,实热内蒸,热伤肺气,肺失清肃,邪热壅肺,蒸液成痰,气分之热毒侵淫及血,热伤血脉,血为之凝滞,热壅血瘀,酿成脓痈。痰热与瘀血壅阻肺络,肉腐血败化气若得以恢复,则病情得以好转、缓解。

【临床表现】

1. 症状　支气管扩张症的起病往往可追查到童年曾有麻疹、百日咳或支气管肺炎的病史,以后常有反复发作的呼吸道感染。典型的症状为慢性咳嗽、咳大量脓痰和反复咯血。痰量在体位改变时,如起床时或就寝后最多,每日可达 100～400ml。咳痰通畅时患者自感轻松;若痰不能咳出,则感胸闷不适,全身症状渐趋明显。痰液呈黄绿色脓样,若有厌氧菌混合感染,则有臭味。收集全日痰液静置于玻璃瓶中,数小时后分离为 4 层:上层为泡沫,下悬脓性成分,中为浑浊黏液,下层为坏死组织沉淀物。若有反复感染,可引起周身毒性症状,如发热、盗汗、食欲减退、消瘦、贫血等。有一类临床称为"干性支气管扩张",仅表现为反复咯血,平时无咳嗽脓痰等呼吸道症状,其支气管扩张多位于好引流的部位,不易感染。一般健康状况良好,并无毒血症状。

当支气管扩张进一步发展引起周围肺组织化脓性炎症和纤维化,并发代偿性及阻塞肺气肿时,患者有气急及发绀。此外,化脓性支气管炎的局部蔓延,可能引起胸膜炎、脓胸或心包炎等。感染也可经血循环到达远处器官,其中较常见的是脑脓肿。自从抗生素广泛应用以来,肺部化脓性炎症已不如过去严重,血行播散更属少见。

2. 体征　早期支气管扩张可无异常体征。病情进展后可在肺下部听到湿啰音。随着并发症,如支气管肺炎、肺纤维化、胸膜增厚与肺气肿等的发生,可有相应的体征。慢性化脓性支气管扩张患者呼出气息发臭,且有杵状指、趾,全身营养情况也较差。

3. 常见并发症　有窒息、呼吸衰竭等。

【鉴别诊断】

本病常与慢性支气管炎、肺结核、肺脓肿、肺囊肿继发感染相鉴别。

【望耳诊病要点】

支气管穴区可见及细小的毛细血管变,并呈扩张状变(彩图7-12)。

【其他耳诊法】

1. 耳穴染色诊法　在支气管、肺穴区,常呈小点状或小片状染色改变。

2. 耳廓触压诊法或电探测诊法　可在肺、支气管等穴区,触及或探及敏感点。

六、肺气肿

【概述】

肺气肿,是指终末细支气管远端(呼吸细支气管、肺泡管、肺泡囊和肺泡)的气道弹性减退,过度膨胀、充气和肺容积增大或同时伴有气道壁破坏的病理状态。按其发病原因,肺气肿有老年性肺气肿、代偿性肺气肿、间质性肺气肿、灶性肺气肿、旁间隔性肺气肿、阻塞性肺气肿等类型。

本病归属中医学"咳喘""肺胀""喘息""痰饮""喘证"等病证范畴。

中医学认为,肺气肿的发生,多因久病肺虚、痰浊潴留,每因再感外邪诱发而使病情加重。正如《症因脉治·喘证论》所曰:"肺胀之因,内有郁结,先伤肺气,外复感邪,肺气不得发泄,则肺胀作矣。"故临床认为,喘证成因虽多,但不外乎外感与内伤两大类。

肺虚卫外不固,外邪六淫每易发作乘袭,诱使本病发作,病情日益加重。病变首先在肺,继则影响脾、肾,后期则病及于心。因肺主气,开窍于鼻,外合皮毛,主表,卫外,故外邪从口鼻、皮毛侵入,每多先犯于肺,导致肺气宣降不利,上逆为咳,升降失常为喘。久则肺虚致主气功能失常。若肺病及脾,子耗母气,脾失健运,则导致肺脾两虚,肺虚及肾,肺不主气,肾不纳气,可导致气喘日甚,呼吸困难,短促难续,动则更甚。肺与心脉相通,肺气辅佐心主血脉,肺虚治节失职,久则病及于心。心阳根于命火,如肾阳不振,则进一步导致心肾阳虚,可以出现喘脱等危重证候。

其病机主要为痰浊水饮与血瘀相互影响,兼见同病。痰的产生,初由肺气淤滞,脾失健运,肺虚不能化津,脾虚不能转输,肾虚不能蒸化。若久延,则痰从寒化而成饮,若复感风寒,则成为外寒内饮证。感受风热或痰郁化热,可成为痰热证。若痰浊壅盛阻塞气道或肺虚不能吸清呼浊,清气不足而浊气有余,浊邪扰清,痰蒙清窍,若痰热内郁,易于引动肝风。阳虚阴盛,气不化津,则水饮内生,痰、饮、水、湿同出一源,俱属津液停积而成,又可相互转化。如痰从阴化为饮为水,水饮可停于上焦、中焦、胸腹,或泛溢于肌肤。痰浊蕴肺,日久以致肺气淤滞,治节失守、百脉失营,久之心血瘀阻而致气衰,帅血无力。总之,上述病理因素之间互为影响和转化,一般早期以痰浊为主,渐而痰瘀并见,终至痰浊、血瘀、水饮错杂为患。本病病理性质多属本实,但有偏实、偏虚之不同,且多以标实为急。感邪则偏于邪实,平时多偏于本虚。早期多属气虚,气阴两虚,由肺而及脾、肾;晚期气虚及阳,以肺、肾、心为主,或阴阳两虚。西医对该病无特殊疗法,而中医从肃肺补肾入手,既治标又固本,疗效远较其他疗法为佳。

【临床表现】

1. 症状

(1)在原有咳嗽、咳痰的基础上,出现逐渐加重的呼吸困难。

早期仅劳累后出现呼吸困难,病情较重者,常在一般活动或静卧时亦可出现呼吸困难。

(2)易发生反复呼吸道感染。每于继发感染时症状加剧,严重时出现呼吸功能衰竭症状,如头痛、发绀、嗜睡、神志恍惚等表现。

2. 体征　早期体征不明显。随着肺气肿的进展,胸廓前后径逐渐增宽,呈桶状胸,语颤减弱或消失,肺部叩诊呈高清音,肝浊音界下移,听诊呼吸音减低,呼气延长,合并感染时可出现细湿啰音,有时合并有哮鸣音。心率增快,肺动脉第二音亢进。心相对浊音界缩小,心音低钝而遥远。并发肺心病,心力衰竭时,出现颈静脉怒张、肝大和下肢水肿等。

3. 并发症　有慢性肺源性心脏病、呼吸衰竭、肺部急性感染等。

(1)慢性肺源性心脏病:详见"慢性肺源性心脏病"。

(2)呼吸衰竭:肺气肿往往呼吸功能损害严重,在并发呼吸道感染,肺泡通气严重不足时,可发生呼吸衰竭。

(3)肺部急性感染:肺气肿常易引起支气管肺部急性感染,更易并发支气管肺炎,此时伴有畏寒、发热、呼吸困难、咳嗽加重及痰量增加。白细胞总数及中性粒细胞增多。老年患者有时虽有严重感染,但无发热;仅有呼吸困难,痰量及其脓性成分增多。

【鉴别诊断】

本病常与支气管扩张、肺结核、肺癌、矽肺及其他尘肺、支气管哮喘等相鉴别。

【望耳诊病要点】

1. 肺穴区呈片状白色或白色小点变,密集成片变(彩图 7-13),且界限不清变;伴感染时,边缘红晕变,有光泽变(彩图 7-14)。

2. 肾、大肠穴区呈片状白色变(彩图 7-15)。

【其他耳诊法】

1. **耳穴触诊法** 肺穴区后侧压痛(＋～＋＋＋),触之有增厚感,或压痕反应。大肠穴区压痛(＋)。

2. **耳穴电探测诊法** 肺穴区阳性-强阳性反应。肾、大肠、对屏尖、肾上腺、角窝中、平喘、支气管、风溪等穴区,有时可呈阳性-强阳性反应。

七、肺炎

【概述】

肺炎,是指各种致病因素引起肺实质炎症。其病因以感染最常见,临床主要症状为寒战、高热、咳嗽、咳痰、胸痛等。

肺炎在临床上按病理解剖学分类可分为大叶性、小叶性和间质性肺炎;按病因学分类可分为细菌、病毒、支原体、真菌、立克次体、衣原体和原虫等感染性肺炎。为有利于治疗,目前诊断多按病因学分类。肺炎病原体以细菌最为常见,成人约占 80%,儿童虽然病毒性肺炎增加,但细菌性肺炎仍在 70% 左右。

肺炎属中医学"风温""肺热病""咳嗽""肺炎喘嗽"等病证范畴。

中医学认为,素禀正气不足,肺气失于固密,或寒温失调,起居不慎而致肺卫外功能减弱时,均可导致外邪乘虚侵入而发病。其致病原因主要是外感风热病邪,或风寒之邪入里化热。风热之邪侵袭人体,从口鼻皮毛而入,首先犯肺;或风表,卫气郁阻,肺气不宣,邪郁化热,热壅于肺。肺合皮毛而统卫气,故病之初期,外邪初犯肺经,卫气郁而不宣,皮毛开合失司,肺失宣发,而出现畏寒、寒战、高热、头痛、身痛、咳嗽等卫气与外邪抗争的卫分表证,此时以卫表症状为主,故虽有咳,但痰不多,或咳嗽不甚。继而热入气分,肺热郁蒸,故见身热不恶寒;热邪灼津成痰,形成痰热阻肺,而出现咳嗽、气促、鼻扇、痰黄而黏;痰热内阻,肺络失和而致胸痛;若热盛损伤肺络,则见咯血;肺与大肠相表里,痰热壅盛,热灼肠液,府实里结,则大便秘而不行。本病病位主要在肺,病机以痰热交阻、肺失宣肃为主要变化。一般情况下,经过卫、气分阶段,病邪可逐渐解除。若邪气过盛,正不胜邪,邪气入里内传营血,则见面唇青紫或衄血发斑;甚至邪热内陷、逆传心包、蒙闭心窍,出现神昏谵语或昏聩不语。若邪热郁闭不宣,热深厥深,则见四肢厥冷。邪热太盛,正气不支,或汗出太过,阴液骤耗,脉微欲绝,为阴竭阳脱之危象。若治疗得当,邪退正复,可见热病恢复期气虚阴伤之低热,手足心热或口舌干燥,神疲体倦,气短懒言之证候。

【临床表现】

1. 症状

(1)病史:肺炎球菌性肺炎常有受寒、劳累、雨淋等诱因或伴慢性阻塞性肺病、心力衰竭等基础疾病。金黄色葡萄球菌性肺炎多见于老人和小儿,常继发于流感、麻疹等呼吸道病毒感染或继发于皮肤疮疖等感染。革兰阴性杆菌性肺炎常见于年老、嗜酒、久病体弱、慢性肺部疾病、长期使用抗生素或免疫抑制药者。支原体性肺炎好发于儿童及青少年,常有家庭、学校等小流行。病毒性肺炎多发于婴幼儿,也可见于老年体弱者,常有病毒感染病史。军团菌肺炎一般为流行性,也可散发,易发生于中老年,尤其是激素治疗的患者。

(2)典型症状:主要表现为高热,寒战,体温可达 $39\sim40℃$,胸痛,咳嗽,气急,咳痰。肺炎球菌性肺炎痰呈铁锈色;金黄色葡萄球菌性肺炎痰呈脓性或脓血性;肺炎杆菌性肺炎痰呈脓性或棕红胶冻状;铜绿假单胞菌性肺炎痰呈绿色脓痰;厌氧菌性肺炎痰常伴臭味;支原体肺炎可有少量黏液或血痰;病毒性肺炎咳少量黏痰;军团菌肺炎则咯少量黏液痰或有血丝。重症肺炎可出现休克和神经系统症状,如神志模糊、烦躁不安,嗜睡、谵妄和昏迷等。

2. 体征 肺炎球菌性肺炎、金黄色葡萄球菌性肺炎、肺炎杆菌性肺炎等细菌性肺炎典型者,其患侧胸部叩诊呈浊音,语颤及语音增强,听诊可闻及管状呼吸音和湿啰音或胸膜摩擦音。支原体肺炎和病毒性肺炎的肺部体征多不明显,少数患者偶有干、湿啰音。危重患者有不同程度的意识障碍、面色苍白、发绀,伴有休克者可见血压下降及四肢湿冷、少尿或无尿、脉速而细弱等表现。

3. 常见并发症　肺炎常见并发症主要有败血症、肺脓肿、脓胸、脓气胸、呼吸衰竭、中毒性心肌炎等。

【鉴别诊断】

本病常与肺结核、支气管肺癌、渗出性胸膜炎、肺栓塞等相鉴别。

【望耳诊病要点】

1. 肺穴区呈点状、片状或丘疹状红晕变(彩图 7-16),少数患者呈白色小点边缘红晕变反应。上述阳性反应物皆具有界限清楚、有光泽变的特点。

2. 大肠穴区也常出现片状红晕变(彩图 7-17),并有光泽变和脂溢变反应。

3. 扁桃体穴区可见片状或数个点状或环状红晕变(彩图 7-18)。

【其他耳诊法】

1. 耳穴触诊法　肺穴区有明显压痛(＋＋＋),且有水肿样增厚感;大肠穴区、扁桃体穴区有压痛(＋～＋＋)。

2. 耳穴电探测诊法　肺穴区呈强阳性反应;扁桃体穴区及大肠穴区也常呈阳性或强阳性反应。高热患者的轮$_{1～6}$穴区多出现阳性反应。

第8章

消化系统疾病

一、呃逆（膈肌痉挛）

【概述】

凡胸膈间气逆上冲,喉间呃逆连声,声短而频,不能自控为其主证的疾病,称为"呃逆"。古称为"哕",俗称"打嗝"。中医学认为,本病可因过食生冷或寒凉药物,寒气蕴蓄于胃,胃气失于和降,气逆而上;或过食辛热、温补之剂,燥热内感于阳明,气不顺行,上逆动膈。也可因恼怒抑郁,气机不利,胃气夹痰上逆,引动膈肌而发。还可因重病久病,耗伤中气;或损及胃阴,胃失和降;或病深及肾,肾失摄纳,引动冲气上乘,夹胃气动膈而成。

呃逆,西医学称之为"膈肌痉挛"。常见于受寒（突然摄入冷饮、冷食、吸入冷空气等）后,或继发于其他疾病如肺癌、肝癌、胃癌、消化道溃疡、慢性胃炎、癔症及手术后,常因情绪波动、精神刺激及外界刺激而诱发,使膈神经受到刺激而引起膈肌不自主地痉挛性收缩。

【诊断要点】

1. 可发于任何年龄。

2. 起病突然,呃逆连声,短促频繁,无法自控。病情轻者,经持续数分钟至数小时,可不治自愈;病情重者,昼夜不停,接连几日;也有间歇性发作,迁延日久不愈的;顽固者直接影响工作、学习、进食和休息,使患者痛苦不堪。如是重病后期而见呃逆,则多属病势向严重方面发展的征兆,须及早进行防范。

3. 原发性者常见于吸入寒气或食入冷食,或精神情绪波动引起;继发性者则有原发性疾病表现。

4. 气逆上冲,喉间呃呃连声,声短而频,不能自制。其呃声或高或低,或疏或密,间歇时间不定。寒邪内蕴者呃声沉缓有力,胃脘不舒,得热则减,得寒则甚,口不渴,舌苔白,脉迟缓;胃中实火燥热者,呃声洪亮,连续有力,冲逆而生,喜冷饮,面赤,舌苔黄,脉数;肝气犯胃气郁痰阻者,呃逆连声,胸胁胀闷,由抑郁恼怒而发作,情志转舒则稍缓,头昏目眩,舌苔薄腻,脉弦滑;气血亏虚者,呃声低沉无力,面色苍白,手足不温,舌淡苔白,脉细弱无力。呃逆一证在辨证时,首先应分清是生理现象,还是病理反应。若一时性气逆而呃逆,且无明显兼证者,属暂时生理现象;若呃逆持续性或反复发作者,兼证明显,或出现在其他急、慢性病证过程中,可视为病理性。

【望耳诊病要点】

膈穴区呈点、片状或丘疹状红晕变(彩图 8-1),少数患者呈白色小点变,边缘呈红晕变。

【其他耳诊法】

1. 耳穴触诊法　膈穴区有明显压痛(＋＋＋),病情较长者,膈穴区有增厚感。

2. 耳穴电探测诊法　膈穴区呈强阳性反应;神门穴区、交感穴区、胃穴区及皮质下穴区也常呈阳性或强阳性反应。

二、恶心和呕吐

【概述】

恶心和呕吐可单独发生,但二者联系密切,并认为是由同一神经通道介导的常见症状。恶心是指喉和上腹部一种迫切的欲吐不吐,欲呕不呕的感觉;呕吐是指胃及肠道内容物经口强力驱出的动作。干呕是呕吐之前或伴随呕吐的呼吸肌和腹部肌肉呈有力的节律性收缩。喷射性呕吐往往是中枢神经系统疾病合并颅内高压者发生的呕吐。恶心和呕吐是一种具有保护意义的防御性反射,可把胃内有害的物质排出。

中医学称饮食入胃而复逆出为呕吐。有物有声为呕,有物无声为吐,有声无物为干呕(或谓"哕");心中欲呕不呕,欲吐不吐谓之恶心。其名虽有不同,但病因、病机、辨证治疗颇相类似,故统称为呕吐。《内经》谓之"呕逆""呕吐""呕胆",《诸病源候论》称"干呕",《三因方·呕吐》分为寒呕、热呕、食呕、气呕,《景岳全书·呕吐》分为实呕、虚呕。

【诊断要点】

1. 食物由胃经口吐出。

2. 常伴有头晕、恶心、胃痛、腹痛、胁痛等症状。

3. 常有胃脘受寒、饮食不节、精神刺激等诱发病史。

4. 上腹部特殊不适感,恶心,常伴有头晕、流涎、脉缓、血压降低等迷走神经兴奋症状。若伴腹泻者多见于急性胃肠炎或细菌性食物中毒、霍乱、副霍乱和各种原因的急性中毒;呕吐大量隔宿食物,且常在晚间发生,提示有幽门梗阻、胃潴留或十二指肠淤滞;呕吐物多,且有粪臭者,可见于肠梗阻;伴右上腹痛及发热、寒战或者黄疸者,应考虑胆囊炎或胆石症;呕吐后上腹痛缓解,常见于溃疡病;伴头痛及喷射性呕吐者,常见于颅内高压症或青光眼;伴眩晕、眼球震颤者,见于前庭器官疾病;正在应用某些药物如抗菌药物与抗癌药物等,则呕吐可能与药物不良反应有关;已婚育龄妇女伴停经,且呕吐在早晨者,应注意早孕反应;有肾功能不全、糖尿病、电解质紊乱、重症甲亢等病史,呕吐伴有明显的恶心者,应考虑尿毒症、酮中毒、低钠、低氯、甲亢危象。

【望耳诊病要点】

贲门穴区呈片状色白隆起变(彩图 8-2),或白色隆起区伴有红色变。

【其他耳诊法】

1. 耳穴触诊法 贲门穴区见肿胀变,触之有压痕水肿,疼痛不敏感。

2. 耳穴电探测诊法　贲门穴区呈阳性反应或强阳性反应；胃、十二指肠、消化系统皮质下穴区,呈阳性反应。

三、反胃

【概述】

反胃,是指食管或胃的内容物反流到口腔,为上消化道疾病常见症状之一。它是因食管下端括约肌功能障碍,同时有胃及食管的逆蠕动所致。可分为功能性和器质性两种。

中医学"反胃"名称首见于《备急千金要方》。而《金匮要略》则称为"胃反";《丹溪心法》称为"翻胃"。往后多称"反胃"。然中医反胃症状明显,以宿食不化,朝食暮吐,暮食朝吐为特征,实为呕吐的一种。而西医学所说的反胃应属中医学"吐"的范畴。

中医学认为,反胃是胃不烂谷,宿食停滞,使胃失下行通降之能,而反逆于上所致。其病因主要有:

1. 饮食不节　饮食不当,过饥过饱,过食生冷或粗糙硬食,忧思伤脾,脾失健运,食停难化,胃失和降,而致反胃。

2. 七情内伤　恼怒伤肝,肝失调达,横逆犯胃,胃气上逆;忧思伤脾,脾失健运,食停难化,胃失和降,而致反胃。

3. 禀赋不足　素体脾胃虚弱,或劳倦、久病损伤脾胃,以致虚弱,不能消磨水谷,宿谷不化,停滞胃中,久则上逆而致反胃。

4. 跌仆损伤　遭受外伤,或手术创伤等原因,可致气滞血瘀,饮食积结于胃腑而成反胃。

【望耳诊病要点】

贲门穴区,呈片状色白隆起变(彩图 8-3);或色白隆起区伴有红色变。

【其他耳诊法】

1. 耳穴触诊法　贲门穴区呈肿胀变,触之有压痕水肿,疼痛不敏感。

2. 耳穴电探测法 贲门穴区呈阳性反应或强阳性反应,胃、十二指肠、皮质下穴区呈阳性反应。

四、腹泻

【概述】

1. **急性腹泻** 急性腹泻是指排便次数增多,粪便稀薄,或便中夹杂黏液、脓血等异常成分,病程一般在2个月以内者。可发生于不同年龄,但以儿童及青壮年多见。急性腹泻一般以感染性占大多数,还见于急性中毒、肠道疾病及一些全身性疾病病变过程中。

中医学所说的腹泻主要为泄泻,即指以大便次数增多,粪质清稀,甚至大便如水样为特征的病症。本文所论之急性腹泻,包括了痢疾、霍乱等病的腹泻症状,所以与历代所述的"飧泄""溏泄""鹜泄""濡泄""暴泻""肠澼""下利""霍乱"等病证有关。

中医学认为,腹泻是由于各种原因损伤脾胃,肠道传导功能失常所致,主要有以下几方面:

(1)感受外邪:六淫入侵而致脾胃运化失司,小肠受盛及大肠传导功能失常,水反为湿,谷反为滞,合污而下,发生腹泻。六淫之中,湿邪尤易致泻,若感受时邪,即暑湿秽浊及疫疬之邪滞于肠道,壅阻气血,秽浊相杂,肠腑脂膜血络受损,则可发生痢下赤白脓血或致暴泻。

(2)饮食所伤:过食肥甘厚味或食生冷不洁之物,以致湿热蕴蒸,阻于肠间或中阳被遏,寒湿滞肠,中伤脾胃,运化失职,升降悖逆,清浊相混而成腹泻。

(3)脾胃素弱,情志失调:脾胃素弱之体,每因忧思恼怒,木郁不达,肝气乘脾,脾胃受制,运化失常而成腹泻;体虚久病之人,亦常因内外合邪而致泻。

2. **慢性腹泻** 慢性腹泻是消化系统疾病中的一种常见症状。排便次数增多,超出原有的习惯频率,粪质稀薄,容量或重量增多,或排黏液脓血便者称之为腹泻。病程在2个月以上者一般列为慢性腹泻。

中医学对于腹泻,历代有不同的称谓。如《内经》称为"虚泄""肠澼",《伤寒论》称之"下痢"。古人有将大便溏薄者称为"泄",大便如水者称为"泻"。近代统称为泄泻。慢性腹泻一般有久泻、虚泻等说法。其特征为大便次数增多、粪质清薄,病势较缓,病程迁延,临床多为虚证或虚实夹杂之证。

中医学认为,泄泻的主要病变在于脾胃、大小肠。其致病可由感受外邪、饮食所伤、七情失调、脾胃虚弱等多种因素所致,其病变的关键在于脾胃功能障碍。

(1)感受外邪:外邪所致泄泻,以寒、湿、暑、热为常见。其中尤以湿邪为多见。由于脾性喜燥恶湿,外来湿邪,最易伤脾,湿邪困脾,脾运失调,水湿相杂而下,引起泄泻。寒邪与暑热之邪,侵袭肺卫,由表入里,致脾胃升降失调,或直接损伤脾胃,致使运化失常,清浊不分而泄泻。寒邪与暑邪,往往夹湿邪同犯脾胃而致泄泻,后又失于治疗或者误治,致病邪久留,脾胃受损加重,而成慢性泄泻。

(2)饮食所伤:素有脾胃虚弱,反复出现腹泻,遇饮食过量,宿食内停;或过食肥甘辛辣食物,呆滞于脾胃;饮食不洁或过食生冷,亦可加重脾胃损伤,传导失职,升降失调而致泄泻。

(3)情志失调:脾胃素虚,复因情志影响,忧思恼怒或精神紧张,均能引起肝气郁结,横逆犯脾,运化失常,而成泄泻。

(4)脾胃虚弱:因饮食不节,劳倦内伤,久病缠绵,均能导致脾胃虚弱,不能受纳水谷和运化精微,水谷停滞,清浊不分,混杂而下遂成泄泻。

(5)肾阳虚衰:久病之后,伤及肾阳,或年老体衰,命门火衰,脾失温煦,运化失常,而致泄泻。

【临床表现】

1.急性腹泻

(1)症状:腹泻起病急骤,每日排便可达 10 次以上,粪便量多而稀薄;或粪便清稀如水样;或便中有黏液、脓血并伴有里急后重、腹痛等症状;或伴有发热、呕吐等症状,常引起脱水、电解质紊乱,甚至出现代谢性酸中毒。由于急性腹泻可发生于多种疾病病变过程中,因此还常见其原发病各自的临床表现。由于急性腹泻为一症状,故尚无统一诊断标准,以下几点可供参考。①每日排便次数增多,多者达 10 次以上;②粪便量多而稀薄,或粪便清稀如水样;③症状持续几日、几十日不等,但在 2 个月以内;④有的粪中夹杂黏液、脓血;⑤有的伴发热、腹痛、里急后重,或有脱水、电解质紊乱等。

(2)分类:急性腹泻分类通常可参照病因及病机分类,按病因可分为感染性腹泻和非感染性腹泻两大类;按病机可分为渗出性腹泻、渗透性腹泻、分泌性腹泻、肠道运动异常性腹泻等,但由于急性腹泻至今仍只作为症状论述,故其分类尚未完全统一。

(3)诊断要点

①病史及发病情况:注意询问病史,包括起病的缓急,病程的长短,大便次数、量、气味及性状,有无与痢疾等患者接触史,有无疫区涉足史,有无不洁饮食史,有无泻药服用史或服用抗生素或其他药物史,有无发热、腹痛、里急后重、恶心呕吐等症。急性腹泻一般以感染性占大多数,应注意流行病史,急性菌痢常有与痢疾患者接触史或不洁饮食史,以夏秋季多见;霍乱在沿海地区易于发病,在短期内呈水型或食物型暴发流行;急性食物中毒性感染常在进食后 2～24 小时发病,有集体暴发史或同餐多人先后发病,且多见于夏秋季;化学毒物或其他毒物中毒有摄入毒物史,亦可集体发病;有泻药或易致泻药物服用史;患者住院期间的急性腹泻提示为食谱的改变或药物的应用等。

②注意粪便性状:水样大便见于肠毒性大肠埃希菌、金黄色葡萄球菌食物中毒;绿色水样便见于小儿肠毒性大肠埃希菌肠炎;米汤样大便见于霍乱、副霍乱;血水样或洗肉水样大便见于嗜盐杆菌肠炎;腥臭血水样便见于急性坏死性小肠炎;脓血便见于

痢疾、慢性溃疡性结肠炎;黏液便见于肠易激综合征;白陶土样便伴有泡沫见于脂肪泻;海水样蓝或蛋花汤样便见于假膜性肠炎。

③考虑伴随症状:急性腹泻伴有高热者,以细菌性痢疾、沙门菌属食物中毒性感染可能性大,轮状病毒性胃肠炎亦常有发热;有里急后重者,多见于细菌性痢疾、阿米巴痢疾、急性血吸虫病,但直肠癌、结肠癌、结肠憩室炎、直肠结核、病变位于左侧结肠的Crohn病、性病性淋巴肉芽肿等亦可伴有里急后重;腹泻较轻同时有高热、严重毒血症及皮疹者应考虑败血症、伤寒及其他全身性感染;曾进食易引起过敏食物如鱼、虾者,可能为变态反应性胃肠炎;皮肤有紫癜、腹痛明显者,应考虑过敏性紫癜。

④鉴别诊断:急性腹泻须与细菌性痢疾、沙门菌属胃肠炎、病毒性胃肠类疾病、霍乱、假膜性肠炎、急性血吸虫病等相鉴别。

2. 慢性腹泻

(1)病史

①年龄、性别、籍贯、职业:功能性腹泻及溃疡性结肠炎多见于青壮年,功能性腹泻多见于中年女性。肠癌性腹泻多见于中、老年男性。疫区的农民、渔民、牧民腹泻应排除寄生虫感染的可能。

②既往史:详细了解引起腹泻的原发病史,含肠道感染史、饮食、精神状况、胃肠道手术史、是否有萎缩性胃炎、甲状腺病、糖尿病、肾功能不全、肝胆疾病、胰腺疾病、免疫缺陷性疾病、结缔组织病等。

(2)症状

①粪便性质:粪便量多色浅不黏或稀水便,可见于吸收不良综合征、小肠炎、结肠炎。量少而黏有脓血,常见于慢性结肠炎症、直肠结肠癌、结肠血吸虫病、慢性细菌性痢疾。肠道阿米巴病可出现果酱样恶臭便。腹泻与便秘交替发作,大便附有黏液,可见于肠易激综合征、肠结核、克罗恩病。大便中有未消化食物,多为胆胰疾病所致小肠吸收不良。大便量多,灰色糊状,有油光,为

脂肪泻。肠道寄生虫所致腹泻有时可见致病成虫排出,如绦虫等。

②腹泻情况:腹泻伴脐周疼痛者,病变部位多在小肠。痛在左下腹者,多为乙状结肠病。伴持续上腹部与背部疼痛,常为胰腺病变所致。痉挛性下腹部疼痛,可见于结肠病。疼痛呈绞痛伴局限性胀气、肠蠕动亢进者,往往提示有不完全肠梗阻,可见于肠结核,小肠恶性淋巴瘤,结肠癌,Crohn 病等。腹泻与便秘交替出现,可见于 Crohn 病,溃疡性结肠炎,肠易激综合征,肠结核,结肠癌,滥用泻剂,部分肠梗阻等病。伴贫血、消瘦,可见于溃疡性肠结核,肠淋巴瘤,肠恶性组织细胞病,溃疡性结肠炎急性发作,Crohn 病,阿米巴痢疾等。伴体重下降而无发热者,可见于吸收不良,甲状腺功能亢进症,肠道慢性炎症及恶性肿瘤。伴有关节炎或关节疼痛者,除肠道炎症病变外,还有肠道脂代谢障碍症。伴有发作性哮喘、皮肤潮红、右心瓣膜病、肝大者,应考虑为类癌综合征。伴有神经系统疾病者,可见于糖尿病。有反复感染者,应考虑为艾滋病,丙种球蛋白减少或缺乏症等免疫缺陷性疾病。伴有消化性溃疡,提示胃泌素瘤。伴有皮肤损害,出现结节性红斑、坏疽性脓皮病者,多见于肠道炎症性疾病。伴有疱疹样皮炎提示乳糜泻。伴有肝病,可见于肠道肿瘤肝转移,溃疡性结肠炎,Crohn 病,阿米巴肠病。有肛周脓肿或瘘管,提示 Crohn 病,肠结核或性病性淋巴肉芽肿。

(3)体征

①腹部检查:慢性腹泻患者,若腹部检查有异常,可为诊断提供重要依据。如在左下腹触及包块,应考虑为结肠癌、乙状结肠憩室炎、癌性肠腔狭窄或单纯性粪块壅积。若于右下腹触及肿块应考虑为结肠癌、血吸虫性肉芽肿或阿米巴病、增生性肠结核、Crohn 病等。炎症性包块较癌性包块为软,而且压痛明显。结肠痉挛造成的类似肿块的肠段,具备时有时无的特性。腹部膨胀伴肠鸣音亢进,提示肠梗阻。

②肛门指诊：如有压痛并带出黏液脓血，为直肠炎性病变。发现坚硬肿块并带血，应考虑直肠癌。

(4)鉴别诊断：慢性腹泻须与慢性细菌性痢疾、慢性血吸虫病、免疫缺损性腹泻、大肠癌、慢性非特异性溃疡性结肠炎、Crohn病、胰源性吸收不良、乳糜泻、获得性乳糖缺乏症、肠易激综合征等相鉴别。

【望耳诊病要点】

1. 急性腹泻

(1)大、小肠穴区呈点、片状红晕变或充血变(彩图8-4)，部分患者呈红色丘疹变，周围红晕变或水肿变，脂溢增多，光泽明显。

(2)直肠穴区呈点状红晕变(彩图8-5)。

2. 慢性腹泻

(1)大肠穴区呈片状凹陷变(彩图8-6)，大、小肠穴区呈点、片状暗红变或丘疹样暗红色变(彩图8-7)，也可呈点、片状白色变，边缘红晕变或片状灰白色变，有皱褶变。少数患者呈糠秕、粉末状脱屑变。

(2)脾穴区呈点、片状白色变(彩图8-8)或片状增厚变、色白边缘呈红晕变。

(3)肾穴区呈片状白色变，且无光泽变(彩图8-9)。

3. 过敏性腹泻

(1)大、小肠穴区呈丘疹状小红点变，边缘色鲜红变或暗红变，均有脂溢变(彩图8-10)；少数患者呈片状红色变，有皱褶变。

(2)风溪穴区可见数个小白点变或暗红点变(彩图8-11)，也可见片状红晕变或呈糠秕样脱屑变，脱屑部分的皮肤呈红晕变或充血变。

【其他耳诊法】

1. 耳穴触诊法 大肠穴区呈条片状凹陷变，小肠穴区多呈片状增厚变，压痛均为＋＋＋；脾穴区压痛＋＋＋，直肠穴区、胃穴区、皮质下穴区压痛＋＋。过敏性腹泻者，风溪穴区压痛＋＋＋，并有压痕反应。少数患者三焦穴区压痛（＋＋）～（＋＋＋）。

2. 耳穴电探测法

（1）大肠穴区、小肠穴区、直肠穴区呈强阳性反应；胃穴区、脾穴区、肾穴区、交感穴区、皮质下穴区呈阳性反应。

（2）过敏性腹泻者，风溪穴区呈强阳性反应。

（3）少数患者三焦穴区、肺穴区呈阳性反应。

五、便秘

【概述】

凡大便秘结不通，排便时间延长，或虽有便意但排出困难者，均可称为便秘。大多是由饮食、劳倦、情志损伤，造成大肠积热或燥热伤津，气机凝滞或寒凝，或阴阳气血亏虚、失于温养、濡润，使大肠的传导功能失常所致。临床上将其分为热秘、气秘、冷秘、虚秘等证型。按便秘的性质，将其分为器质性便秘和功能性便秘两种。前者在治愈原发的器质性病变的基础上，便秘即可痊愈。本文主要阐述功能性便秘。慢性功能性便秘是指非器质性的各种原因所致的排便节律、排便习惯及粪便的性状改变面言，即排便次数减少，或排便困难和粪便干燥硬结或黏滞难排，症状至少持续3个月以上。其具体表现为排便次数＜3次/周；25％以上时间排大便费力；25％以上时间粪便质硬或呈硬球状；25％以上时间有排大便不尽感，钡剂灌肠或肠镜检查未发现器质性病变。临床上也称为"习惯性便秘""特发性便秘""单纯性便秘"。

便秘中医古今名称很多，有"大便难""后不利""脾约""阳结""阴结""肠结""风秘""热秘""风燥""热燥""虚秘"等，现统称为"便秘"。

中医学认为，便秘是各种病因引起大肠传导功能失常所致，其原因主要有以下几个方面。

1. 大肠燥热内结　素体阳盛或过食辛热炙煿厚味，嗜饮酒浆，误食药石及高热伤津，使大肠积热，耗伤津液，肠道干涩形成便秘。

2. 气机郁滞　忧愁思虑过度,坐卧过久,过少活动,致肝脾气滞,气机不畅,腑气不通,形成便秘。

3. 气血津液亏虚　平素精气衰退或久病、产后耗气伤津,肠道失于濡润,气虚传导无力以致虚秘。

4. 年高体弱　阳虚阴盛,阴寒凝聚,阳气不通,腑气壅遏,形成便秘。本病病位在大肠,与肺、肝、脾、肾有关。

【临床表现】

1. 症状　2～3 日以上不排大便,长者可达 1 周;或全无便意,或仅矢气频作,或便意急迫,或腹痛欲圊,但临厕时则排便困难,努挣难下,排便时间延长,或完全无粪便排出,如偶尔排出,粪块大多结硬,如羊屎状、球状不等,有的因肛裂便后点滴鲜血,有的混杂黏液、粪便有时不结硬而黏滞不爽。

2. 体征　下腹部可扪及条索状粪便块,直肠指检可触及粪便。

3. 并发症　常有肛周疾病、结肠炎症性息肉、结肠憩室。结肠黑色病变等。

【望耳诊病要点】

在大肠、小肠穴区常可见及阳性反应,其阳性反应常呈点状或片状白色变或丘疹变,有皱褶变(彩图 8-12);或见及糠秕样脱屑变(彩图 8-13)。

【其他耳诊法】

1. 耳穴扪诊法　在大肠穴区可扪及条索状隆起,质地较硬。

2. 耳穴染色诊法　在大肠、艇中穴区可见呈点片状染色改变。

3. 耳廓触压诊法或电探测诊法　在大肠、直肠、脾、肺、艇中、交感等穴区,可触压及或探及几个或多个敏感点。

六、食管炎

【概述】

食管炎在临床上有反流性食管炎、腐蚀性食管炎和感染性食管炎之分。

1. **反流性食管炎** 是食管疾病中最为常见的多发性疾病。这是由于食管下端括约肌（LES）功能失调，或幽门括约肌关闭功能不全，胃液中的盐酸、胃蛋白酶或十二指肠内容物反流进入食管，引起食管黏膜充血、水肿，甚至糜烂等炎性改变的疾病。临床表现以胸骨后或剑突下烧灼感，烧灼样疼痛，吞咽困难反酸或呕吐为主。

胃食管反流（GER）分为生理性反流和病理性反流两种类型。生理性胃食管反流是一种生理现象，没有症状，不需治疗。当食管下端括约肌抗反流障碍功能降低，食管黏膜的屏障功能遭到破坏，反流物对食管黏膜产生破坏现象，而食管对反流物的廓清能力降低时，则发生反流性食管炎。

2. **腐蚀性食管炎** 是食管烧伤引起不同程度的狭窄，主要症状为吞咽困难。

3. **感染性食管炎** 常见于真菌感染的虚弱患者，尤其多见于用抗生素、皮质类固醇和免疫抑制性药物治疗时，偶尔可见有病毒（巨大细胞病毒或疱疹病毒）引起者。

中医学无食管炎病名，根据其临床特征，当属中医学的"噎膈""吞酸""胸痹""胃脘痛""反酸""反胃"等病证范畴。

本病多因情志内伤，饮食失调，劳累过度而发病。若情志不畅，肝失疏泄，气机升降失调，饮食失节，烟酒过度，损伤脾胃，湿热壅结于中焦，或久病伤脾，脾气虚弱，木不疏土，致使脾胃不和等诸多因素，均可导致气、瘀互结于食管，胃之通降受阻，而见恶心、呕吐、反酸、嗳气、胸骨后痛伴灼感等症状，甚则食入反出。

中医学认为，本病主要是湿热之邪较盛，加之饮食不节，湿热蕴结中焦，损伤脾胃，运化升降失常，脾阳不升，胃气不降反而上逆；嗜食生冷，寒邪客胃，阻遏气机，胃失和降，气逆于上；情志不畅，肝失疏泄，横逆犯胃，胃气上逆；久病、年老体弱或劳累过度，久病伤脾，土虚木贼，肝气犯胃，胃气上逆；痰浊瘀血互结，阻滞脉络,气机紊乱,气逆于上。脾胃本虚,肝气横逆,胃失和降,湿热中阻,痰瘀搏结胸中为本病基本病机,病程短者为实证,病程长者则虚实夹杂。

1. 饮食不节　本病的病因多由饮食不节,嗜饮酒浆,偏啖辛辣、粗糙、热烫食物等,损伤脾胃,脾胃已虚,胃蕴湿热,阻滞中焦气机,运化升降失常,"脾宜升则健,胃宜降则和",今脾失升举,胃气上逆而发病。或久嗜生冷,寒邪客胃,寒主凝滞收引,凝滞中阳,阻滞气机,胃失和降,气逆于上而为病。

2. 情志所伤　情志不遂,肝失条达,肝气郁结,气郁化热,横逆犯胃,胃气上逆,酸水泛溢,损伤食管黏膜而发病。正如高鼓峰《四明心法·吞酸》中所说:"凡为吞酸尽属肝木,曲直作酸也。……然总是木气所致。"

3. 年老,久病体虚　年老体弱,或久病伤脾,中阳不升,失于固摄胃精,或土虚木贼,肝气犯胃,胃气上逆;久病生痰瘀,痰浊瘀血互结,阻滞脉络,致气机紊乱,气逆于上而为病。

【临床表现】

1. 症状

(1)胃灼热、反酸:是反流性食管炎的常见症状而且有诊断意义,多与平卧、弯腰、咳嗽、妊娠、腹水、用力排便、穿紧身外衣和围腰、头低位仰卧等姿势有关,并可诱发和加重胃灼热症状。还可由于进食过量,或摄入茶、酒、咖啡、果汁、阿司匹林等物质而诱发。个别患者伴有舌、唇、颊黏膜的灼热感或口腔溃疡。儿童常无胃灼热表现,主要表现为呕吐、反流、消瘦等严重证候。

(2)胸骨后心窝部疼痛:严重者为剧烈刺痛,放射到后背、胸部甚至耳后,酷似心绞痛或胸膜炎。如果反流性食管炎患者出现持续性胸骨后痛,甚至放射到颈部提示有穿透性边界溃疡或同时伴有食管周围炎。当潴留的食物和反流的分泌物被吸入气管和肺时,可出现夜间阵发性呛咳、喘息,甚至窒息。

(3)初期由于炎症造成食管局限性痉挛,可发生间歇性吞咽困难和呕吐。后期由于纤维瘢痕所致的狭窄,可出现持续性吞咽困难和呕吐。

(4)其他重症反流性食管炎因反流物吸入,可导致慢性咽炎、声带炎或吸入性气管炎、肺炎等。

总之,反流液除引起反流性食管炎外,还可致成咽、喉及肺部等多种疾病。因此对一些原因不明的症状和疾病应想到胃食管反流,要引起临床注意。

2. 体征　反流性食管炎一般无明显体征,有的患者仅在按压胸骨后感到隐痛,或剑突下轻度压痛。

3. 并发症　常见的有食管良性狭窄、呕血、食管裂孔疝等。

【鉴别诊断】

本病应与消化性溃疡、心绞痛、食管癌等疾病相鉴别。

【望耳诊病要点】

食道穴区可分为 3 等份,由前向后,分别为食道上、中、下 3 段。临床可根据阳性反应所出现的位置,确定食管病变的具体部位。

1. 食道穴区相应分段上可见点状、片状红晕变或暗红色变,且界限不清(彩图 8-14)。

2. 病史长者,多呈点状白色变、边缘红晕变或棕灰色变(彩图 8-15)。

【其他耳诊法】

1. 耳穴触诊法　食道穴区相应分段处用探棒压之常有凹陷,且压痛(＋＋＋)。

2. 耳穴电测定法　食道穴区相应分段呈强阳性反应;交感穴区、贲门穴区呈阳性反应。

七、急性胃炎

【概述】

急性胃炎,系指由于各种不同病因引起的急性胃黏膜炎性病变。它主要是由各种内因或外因的刺激而引起。常起病较急,若伴有胃黏膜充血、水肿、出血、糜烂的,称为急性胃黏膜病变。

急性胃炎可分为单纯性、腐蚀性、感染性、化脓性4种类型,其中以急性单纯性胃炎最为多见。

引发本病的病因以细菌感染或细菌毒素的作用最为多见;其次与饮酒、进食过冷、过热,或过于刺激或粗糙的食物、暴饮暴食,以及服用某些对胃黏膜有刺激性的药物(如糖皮质激素、水杨酸盐、磺胺类等)有关,也有少数患者还可因食用虾、蟹、甲鱼等,发生过敏反应而发病的。

本病在中医学属"胃脘痛"等病证范畴,多因伤食,感受寒邪或饮酒无度所致。

中医学认为,胃位于膈下,上连食管,下通小肠。在生理上,主受纳和腐熟水谷,为"仓廪之官",其气下行,以"通降为用"。如因多种原因影响于胃,干扰胃的正常生理功能,使胃失和降,气机被阻,胃气上逆,则可导致呕吐、胃痛等症。常见的病因病机有以下几个方面。

1. 饮食不节　暴饮暴食、过食生冷,或食不洁之物,导致食滞不化,脾胃受损,中焦壅滞,阻碍气机,胃气上逆,故而胃痛、呕吐。如《重订严氏济生方·呕吐翻胃噎膈门》所云:"饮食失节,温凉不调,或喜餐腥脍乳酪,或贪食生冷肥腻……动扰于胃,胃既病矣,则脾气停滞,清浊不分,中焦为之痞塞,遂成呕吐之患焉。"

2. 外邪犯胃　外界风、寒、暑、湿之邪及秽浊之气,侵犯胃腑,伤于寒者,因寒性收引,寒积于胃,气机失和;伤于暑者,暑多夹湿,湿热蕴结,胃失和降,故生呕吐、胃痛。正如徐春甫《古今医统大全·呕吐哕门》所说:"卒然而呕吐,定是邪客胃腑。在长夏暑邪所干,在秋冬风寒所犯。"

3. 痰饮内阻　素有脾胃虚弱,或因嗜酒无度,或因恣饮冷水,湿浊不化,聚于中焦,成饮成痰,致胃失和降,而致吐逆。正如《景岳全书·痰饮》所曰:"凡呕吐清水及胸腹膨满,吞酸嗳腐,渥渥有声等证,此皆水谷之余停积不行,是即所谓饮也……水谷不化而停为饮,其病全由脾胃。"

4. **热伤胃络** 平素恣食辛热酒食,胃中积热,或恼怒伤肝,气逆火动,或热病重症,热入营血,皆可伤及胃中血脉,而致呕血便血。故《血证论》中有"血证气盛火旺者十居八九"之说。

【临床表现】

1. 一般表现

(1)起病较急,多在进食后短时间内发病。因进食不洁食物引起的急性胃炎,潜伏期为 1～24 小时不等。

(2)上腹部疼痛、恶心、呕吐为最常见的临床表现。疼痛程度轻重不等,轻者诉上腹隐痛或不适,重者呈剧烈绞痛。呕吐物多为胃内容物。急性食物中毒者常伴有腹泻,严重呕吐、腹泻者可导致失水、电解质紊乱、酸中毒,甚至虚脱。

(3)部分患者可出现发热,一般为轻、中度热;可合并上消化道出血,主要以呕血或呕吐血性胃内容物为主。其他症状有腹胀、嗳气、剑突下烧灼感、食欲缺乏等。

(4)体检可见上腹部或脐周轻度压痛,肠鸣音亢进,或伴有上腹部膨胀。

2. 特殊表现

(1)急性糜烂性胃炎:常突然出现上消化道出血,表现为呕血及黑便。出血量一般不大,以少量反复出血为主,可自行停止,单独黑便者仅占 6% 左右。出血一般在应激等病因存在后的数小时至两周内发生。

(2)急性腐蚀性胃炎:患者在吞服腐蚀剂后立即出现唇、口腔、咽喉、胸骨后及上腹部剧烈疼痛,伴吞咽困难,剧烈恶心呕吐,吐出带血性黏膜样物,严重者出现食管或胃穿孔,导致胸膜炎,弥漫性腹膜炎及休克。

检查可发现与腐蚀剂接触部位的黏膜出现不同颜色的灼痂:硫酸所致者为黑色;盐酸所致者为灰棕色;硝酸所致者为深黄色;

醋酸或草酸所致者为白色;强碱所致者黏膜呈透明水肿样改变。

（3）急性化脓性胃炎:表现为上腹部剧烈疼痛,呕吐物可为脓性,伴寒战高热。体检时上腹部明显压痛及肌紧张,酷似急腹症。

【鉴别诊断】

本病常与急性单纯性胃炎、急性糜烂性胃炎等相鉴别。

【望耳诊病要点】

胃穴区呈点状或片状红晕变,并可见及光泽变(彩图 8-16)。

【其他耳诊法】

1. 耳穴染色诊法　在胃穴区可出现染色改变。

2. 耳廓触压诊法或电探测诊法　可在胃、交感、神门等穴区触及或探及敏感点。

八、慢性胃炎

【概述】

慢性胃炎,系指由于不同病因引起的各种慢性胃黏膜炎性病变。

引发本病的病因至今未明。但一般临床认为,急性胃炎未及时治疗和彻底恢复;长期食用刺激性物质;幽门功能障碍,导致胆汁反流;胃酸或营养缺乏等均为致病因素。近来也有人认为,幽门螺杆菌感染及自身免疫也是重要因素。

按 1982 年全国慢性胃炎会议拟订的分类法,将其分为浅表性胃炎、萎缩性胃炎和肥厚性胃炎 3 种。浅表性胃炎可转变为萎缩性胃炎,或与萎缩性胃炎并存,萎缩性胃炎的转归可出现胃萎缩及恶性贫血,少数患者可发展成胃癌。尤其是胃窦胃炎,若与胃息肉并存者,更应引起重视,做定期复查。肥厚性胃炎则可并发出血、贫血及低蛋白血症等。

本病在中医学属"胃痞""胃脘痛""吞酸""嘈杂"等病证范畴,常由急性胃炎演变而来,食用刺激性食物及药物、生冷食物、暴饮暴食等,也可致使慢性胃炎的发生。

中医学对慢性胃炎的病因、病机分成5类。

1. **饮食不节** 由于过饮过饱,恣食生冷,或饮食不洁,损伤中阳,影响脾胃的纳、化、升、降,遂致心下痞满不舒,久治不愈,必成慢病。

2. **七情失和** 情志失和,气机逆乱。如多思则气结,暴怒则气上,悲忧则气郁,惊恐则气乱等。升降不利而致痞满等症。恼怒伤肝则肝气郁滞;忧思伤脾则脾虚胃弱,肝木克土,而发生肝脾、肝胃不和之证候。

3. **误治失治** 伤寒表邪,误治失治,由表及里,入于胸脘;或五脏疾病,失于调治,影响于胃;或滥服药物,伤中害胃,以致脾胃乃伤,和降失司。

4. **痰湿中阻** 多有脾胃失健,不能运化水湿,酿生痰浊,壅塞中焦,使清阳不升,浊阴不降而为胀满。

5. **脾胃虚弱** 平素脾胃不健;或年老体弱,中气久虚;或饥饱不匀,或食生冷硬物,或肥甘厚味不节,或病中过用寒凉克伐之剂,重耗脾胃之气;或病后胃气未复,皆能导致胃纳呆钝,脾胃失健,而为窒塞痞满。

综上所述,慢性胃炎虽病因繁多,但其病位皆在于心下,即胃与脾;其病机多由脾胃素虚,内外之邪乘虚袭之,使脾之清阳不升,胃之浊阴不降所致。病因方面,各种致病因素往往互相关联,如饮食不节,既损伤脾胃,脾胃不健又易为饮食所伤。肥甘厚味,酿湿生热,湿热内聚,既为痰浊之源,又最能阻滞气机的流通等。病理有虚实之分。实痞以邪实为主,外感六淫,或因食、气、痰、湿等所致;虚痞以正虚为主,常由实痞转化而来,多为脾胃虚弱、阳衰阴伤而致。临床所见,虚实夹杂、寒热兼有。这是由于一则本病涉及胃与脾,脾胃一阴一阳,喜恶相反,脾胃同病,易见本虚标实、寒热错杂;二则脾胃乃易虚易实之脏腑,易于受邪,脾胃不健则易为饮食所伤,或为六淫所感,或为情志所累,故气滞、血瘀、热蕴、湿阻、痰凝等邪实常与脾胃气虚、胃阴不足、脾肾虚寒等正虚之证兼夹。

【临床表现】

1. 症状 最常见的是上腹痛、饱胀、嗳气和食欲缺乏,缺少特异性症状。与溃疡病相比,则空腹时比较舒适,饭后不适,进食虽不多已觉过饱,此与胃容受舒张功能障碍有关,因而症状常因冷食、硬食、辛辣或其他刺激性食物而引起或加重。

出血也是慢性胃炎的症状之一,尤其是在合并胃黏膜糜烂时更易发生。可以是反复少量出血,亦可为大出血。出血以黑便为多见,一般持续 3～4 日后自动止血,数月或数年后可再次发生。

慢性浅表性胃炎的症状以上腹痛多见,占 85% 左右,多为隐痛。其次为上腹部饱胀不适、嗳气、食欲缺乏、反酸及恶心等。慢性萎缩性胃炎的症状以上腹部胀满较为多见,伴有或无腹痛;如有出血、贫血和消瘦等症状或体征时,说明病情较重。一般临床症状的轻重与胃黏膜病理变化的严重程度无明显关系,其原因有两种可能。①活组织检查未能取到病变部位;②症状并非来源于胃,可能是由于肝胆系统疾病引起。但是,症状的严重程度与病变的活动性和胃运动功能、泌酸功能有关。

2. 体征 上腹部可有压痛。少数病人表现消瘦、贫血。多数病人有黄、白厚腻舌苔。此外无特殊体征。

【鉴别诊断】

本病常与消化性溃疡的消化道症状、假肿瘤胃窦炎和有胃癌样症状的胃体胃炎、慢性胆道疾病、钩虫病贫血等相鉴别。

【望耳诊病要点】

1. 慢性浅表性胃炎患者 其左耳胃穴区可呈隆起样变(彩图 8-17)。其隆起面积的大小,一般可反映患病时间的长短情况。见有隆起者,有 3～5 年病程;隆起有半个绿豆大小者,有 10 年左右病程;大于半个绿豆大小者,其病程在 10 年以上。

2. 慢性萎缩性胃炎患者

(1)其胃穴区可见有点、片状白色隆起变(彩图 8-18)。

（2）若以拇、示（食）两指轻轻拉起耳廓，以中指在耳背胃穴区向前顶起时，常呈明显点、片状白色隆起变者，则多为慢性萎缩性胃炎急性发作期（彩图 8-19）。

【其他耳诊法】

1. 耳穴扪诊法　部分慢性胃炎患者可在胃穴区触及小片状凸起，质地较软。

2. 耳穴染色诊法　可在胃、脾或肺穴区见有点片状染色改变。

3. 日光反射耳穴诊法　可见胃穴区呈黯红色改变，亮度稍见增强。

4. 耳廓触压诊法或电探测诊法　可在胃、交感、神门等穴区触及或探及敏感点。

九、消化性溃疡

【概述】

消化性溃疡，是指发生于胃或十二指肠的一种慢性溃疡。它的形成均与胃酸和胃蛋白酶的消化作用有关。其发病年龄段以青壮年为多。有慢性长期反复发作史和典型的节律性疼痛等临床特征。其并发症常有出血、穿孔、幽门梗阻、癌变等。因溃疡发生在与酸性胃液相接触的胃肠道，与胃酸和胃蛋白酶有着较为密切的关系，故称为消化性溃疡。

消化性溃疡的临床特点为慢性、周期性和规律性的上腹部疼痛，与饮食有关，制酸药可缓解症状。发病与季节有一定关系，以秋季和冬春之交时期为多发。本病在我国人群中的发病率、死亡率尚无确切调查资料，曾有人统计，人群中约 10％在一生中患有消化性溃疡。接受胃镜检查者有 16.5％～28.9％为溃疡，其中十二指肠溃疡比胃溃疡多见，两者之比为 2:1～4:1，以男性患者为多，在年龄方面，十二指肠溃疡以青少年患者多见，胃溃疡以中老年患者多见。

本病在中医学属"胃脘痛""胃气痛""胃痛"等病证范畴。

中医学认为,导致溃疡病发生的原因是多方面的,主要包括脾胃虚弱,饮食失调,情志所伤,邪气侵犯和药物损伤等。

1. 脾胃虚弱 饮食不节,劳累过度,久病不愈等均可损伤脾胃,脾胃虚弱,气虚不能运化或阳虚不能温养,致胃脘疼痛。

2. 饮食失调 暴饮暴食,饥饱失常,损伤脾胃,运化失职,食滞不化。停滞胃脘,气机不畅,失于和降,发为胃脘疼痛且胀。

3. 情志所伤 忧思恼怒,焦虑紧张,肝失疏泄,横逆犯胃,胃失和降,若肝郁化热,郁热耗伤胃阴,胃络失于濡养,相往日久,血行不畅,血脉凝滞,瘀血阻胃,致胃脘疼痛如刺。

4. 邪气侵犯 湿邪较易侵犯脾胃,阴虚之人易感湿热,阳虚之人易受寒湿,邪气所犯,阻滞气机,胃气不和,乃发胃痛,热者灼痛,寒者冷痛,湿者痛势延绵。

5. 药物刺激 较长时期服用非甾体类消炎药,如吲哚美辛(消炎痛)、保泰松,以及肾上腺皮质激素等,皆可损害胃黏膜,影响胃气通降和脉络流通,而发为溃疡病。

本病的病位在胃,但与肝、脾关系密切,基本病机为胃之气机阻滞或脉络失养,致胃失和降,不通则痛,失荣亦痛。

【临床表现】

1. 症状

(1)疼痛:上腹部疼痛是溃疡病的主要症状。但大约有 10%的溃疡病患者可无疼痛。典型的溃疡性疼痛常呈节律性和周期性。

①疼痛的部位和性质:常位于上腹中部、偏左或偏右。不过,位于十二指肠球后的溃疡疼痛可出现于右上腹和脐的右侧。位于胃体和贲门下的胃溃疡呈现左前胸下部或左腹部疼痛。发生在胃或十二指肠球部的后壁溃疡可以出现后背疼痛为主。疼痛部位虽大致反应溃疡病灶所在的位置,但并不完全一致。

溃疡性疼痛可表现为隐痛、钝痛、刺痛、烧灼样痛或胀痛,一般不放射,范围比较局限,疼痛多不剧烈,可以忍受。偶尔也有疼痛较重者。

②疼痛的节律:节律性疼痛是溃疡病的特征性症状,它与进食有一定关系。十二指肠溃疡疼痛常在饥饿时和夜间出现,进食后可以减轻。胃溃疡疼痛多出现于餐后 1 小时左右,其节律性不如十二指肠溃疡明显,夜间疼痛症状也比十二指肠溃疡轻和少见。

溃疡性疼痛之所以呈节律性的原因可能与胃酸分泌有关。进食后 1 小时左右,胃酸分泌开始增多,胃酸刺激溃疡面而引起疼痛。食物对酸具有缓冲作用,可使胃液 pH 升高,所以进食或口服碱性药物可使疼痛症状暂时减轻。人在午夜的胃酸分泌量常常处于 24 小时胃酸分泌周期的高峰。因此,患者常在半夜被痛醒。此外,引起溃疡疼痛的原因可能还涉及胃酸以外的因素,譬如胃蛋白酶、胆盐、胃十二指肠的肌张力增高和痉挛等。

③疼痛的周期性:溃疡性疼痛的另一个特点是呈反复周期性发作,十二指肠溃疡比胃溃疡更为明显。所谓疼痛的周期性是指疼痛持续数日、数周或数月后,继以数月乃至数年的缓解,而后又复发。一年四季均可发病,但以秋末至春初气温较冷的季节更为常见。相当多的患者经反复发作进入慢性病程后,失去上述疼痛的节律性和周期性特征。由于溃疡病容易复发,故整个病程往往较长,不少患者有数年甚至 10 年以上的病史。

(2)其他症状:溃疡病除上腹痛疼痛外,尚可有上腹饱胀、嗳气、反酸、胃灼热、恶心、呕吐、食欲减退等消化不良的症状,但这些症状缺乏特异性,部分原因或许与伴随的慢性胃炎有关。病程较长的患者因影响摄食和消化功能而出现体重减轻,有些患者可因慢性失血或营养不良而出现贫血。

2. 体征　溃疡病患者缺少特异性的体征。多数患者有上腹部轻度压痛,少数病人因出血、贫血而有面色、唇甲苍白或心率增快。部分患者因幽门梗阻而体质瘦弱,呈慢性病容。

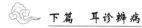

3. 并发症　常见的有溃疡出血、溃疡穿孔、幽门梗阻、溃疡癌变等。

【鉴别诊断】

本病应与慢性胃炎、胃神经症、胃癌、慢性胆管疾病、胃黏膜脱垂症等相鉴别。

【望耳诊病要点】

1. 胃溃疡　左耳胃穴区的耳背对应处,可见及粟米粒样大小的赘生物(彩图 8-20)。

2. 十二指肠溃疡　十二指肠穴区可见小片状凹陷变,其色红活油润或黯红失润变(彩图 8-21)。

【其他耳诊法】

1. 胃溃疡

(1)耳穴染色诊法:在左耳胃穴区可见染色改变。

(2)耳穴扪诊法:在左耳胃穴区的耳背对应处,可扪及粟米粒样大小的结节。

(3)耳廓触压诊法或电探测诊法:在左耳胃穴区的耳背对应处,可触及或探及敏感点。

2. 十二指肠溃疡

(1)耳穴扪诊法:在十二指肠穴区,可扪及小片状凹坑。

(2)耳穴染色诊法:在十二指肠穴区,可见染色改变。

(3)耳廓触压诊法或电探测诊法:在十二指肠穴区可触及或探及敏感点。

十、十二指肠炎

【概述】

十二指肠炎,系指局限于十二指肠黏膜层的炎症。炎症多在球部。内镜检出率为 $6\%\sim41\%$。男女比约为 $4:1$,青壮年患者在 80% 以上。本病常与慢性胃炎、消化性溃疡等合并存在,可分为急性和慢性两大类。后者又可分为特异性与非特异性两种,通常所称十二指肠炎多指非特异性。

特异性十二指肠炎，又称为"继发性十二指肠炎"，伴发于其他疾病，如伴发于十二指肠溃疡，细菌、病毒、寄生虫和真菌感染，十二指肠邻近器官病变（如急慢性胰腺炎、胆管感染，肝硬化伴门脉高压及非特异性溃疡性结肠炎等）。另外，急性心肌梗死、克罗恩病、严重创伤、脑外伤和慢性肾衰竭也可伴发特异性十二指肠炎。

非特异性十二指肠炎指炎症累及十二指肠黏膜，但无十二指肠溃疡，不伴发于其他疾病者。病因尚不十分清楚。刺激性食物、药物、饮酒、放射线照射等均可引起此病。

十二指肠炎的主要临床症状为胃部疼痛，故属于中医学"胃痛""胃脘痛"等病证范畴。

中医学认为，十二指肠炎发生的常见原因有外邪犯胃、饮食失常、肝气郁结、脾胃虚弱等。其病位在胃，而与肝、脾的关系甚密。其病因病机大致可归纳为以下几点。

1. 肝气犯胃　忧思恼怒，肝郁气滞，疏泄失职，横逆犯胃。气滞日久，还可导致瘀血的产生，瘀阻脉络，可见吐血、便血等症，肝气久郁，化而为火，火邪炎上，迫灼肝胃之阴，其痛往往经久不愈。

2. 饮食伤胃　饥饿无常或过食生冷，损伤胃气，或气血凝滞不通，而致胃寒作痛，恣食肥甘辛辣，过饮烈酒，以致湿热中阻，胃热作痛。

3. 脾胃虚弱　素体脾胃虚弱，或劳倦伤脾，或久病不愈延及脾胃，或用药不当损伤脾胃。脾胃虚寒，中阳不运，寒从内生，多为虚寒胃痛。阴虚火旺，或脾虚血少，木郁不达，则多为阴虚郁火之胃痛。

【临床表现】

1. 症状　主要症状为上腹部疼痛、恶心、呕吐，常伴有其他消化不良症状，如腹胀、嗳气、反酸。有时酷似十二指肠球部溃疡，呈周期性、节律性上腹部疼痛，空腹痛，用制酸药或进食可缓解，并有反复黑便或呕吐咖啡样液,但多可自动止血。也可毫无症状。

2. 体征　上腹部轻度压痛,部分患者可有舌炎、贫血和消瘦等。

【鉴别诊断】

本病常与十二指肠溃疡、十二指肠憩室炎、胃神经症、慢性胃炎、慢性胆管疾病等相鉴别。

【望耳诊病要点】

1. 十二指肠炎　十二指肠穴区呈大片凹陷变,中间或可见毛细血管扩张变(彩图 8-22)。

2. 十二指肠炎静止期　十二指肠穴区呈圆形凹陷变,色淡红变(彩图 8-23)。

3. 十二指肠炎发作期　十二指肠穴区呈片状凹陷变,周围色红变(彩图 8-24)。

【其他耳诊法】

1. 耳穴触诊法　十二指肠穴区稍变硬,压痛(＋～＋＋＋)。

2. 耳穴染色诊法　在十二指肠穴区,可见染色改变。

3. 耳穴电探测诊法　在十二指肠穴区,可探及敏感点。

十一、上消化道出血

【概述】

上消化道出血是指屈氏韧带以上的食管、胃、十二指肠和胰胆等病变引起的出血,包括胃空肠吻合术后的空肠上段病变。其主要临床表现为呕血和黑便。临床上根据失血量与速度将上消化道出血分为慢性隐性出血、慢性显性出血和急性出血。临床上以急性上消化道出血多见。短时间内上消化道大量出血称为急性大出血常伴有急性周围循环障碍,死亡率占 10％左右。80％的上消化道出血具有自限性。一般临床认为上消化道一次出血量达 60～100ml 即可表现为黑便,胃内残留血量达 250～300ml 可出现呕血。

上消化道出血属中医学"吐血""便血"(远血)、"结阴"等病证范畴。

中医学认为,上消化道出血的病因与外感病邪、饮食不节、情志不和、劳倦过度、脾胃虚弱等因素有关。上述病因可导致火热炽盛,迫血妄行;或气逆血瘀,血不循经;或脾虚不能统血,而造成吐血和黑便。其病理基础是络伤血溢,其发病以脾虚、肝胃阴虚为本,以火热、血瘀为标。

1. **热伤胃络** 外感风热燥火之阳邪或风寒之邪郁而化热,热伤营血,气血沸腾,邪热迫血妄行,血随胃气上逆而吐血。饮食不节,如饮酒过度或嗜食酸辣煎炸之品,均可导致热蕴胃肠,胃火内炽,损伤胃络;或燥热伤阴,虚火扰动血络,血因火动而产生出血。而忧思恼怒,情志失和则可致肝郁化火,横逆犯胃,损伤胃络,气逆血奔,血随气上而产生吐血。

2. **脾虚不摄** 脾主统血,脾气健旺则血循行于脉道。若劳倦过度,或肝病、胃病日久导致脾胃虚弱,统摄无权,血无所归,则血不循经,溢于脉外,或上逆而呕血,或下注而成黑便等。

3. **瘀阻胃络** 肝主藏血,性喜条达疏泄,若肝病日久迁延不愈,则见气滞与血瘀,造成瘀血阻络,血行失常;或因胃病反复不愈,久病入络,从而使血不循经而外溢。

总之,本病多因胃热伤络,脾虚不摄,胃络瘀阻等导致血不循经而外溢,若血随气火上行,从口而出,则为呕血;血随胃气下降进入肠道,随大便而排出,则大便黑色;若失血可致气,则见神疲乏力,头晕心悸等,倘出血量大可致气随血脱,则见昏厥、汗出肢冷等危症。

【临床表现】

1. **症状** 上消化道出血按出血速度可分急性和慢性,根据出血量临床可分为少量、中等量、大量出血,其临床症状可因出血量、出血速度和患者机体状态而有不同表现。

(1)呕血、黑便和便血:上消化道急性大量出血多数表现为呕血,如出血速度快而出血量多,呕血的颜色呈鲜红色。少量出血则表现为黑便、柏油样便或粪便隐血试验阳性。出血速度过快,在肠道停留时间短,解暗红色血便。少数病例首发症状可表现为晕厥、汗出、肢冷等,而未出现呕血和黑便。

(2)失血性周围循环障碍表现:出血量达 400～500ml 时,可出现头晕、乏力等临床症状。中等量失血(占全身血容量的 15% 左右,约 800ml),即使出血缓慢,也可引起贫血貌临床症状,如面色无华,甲床、口腔黏膜和大小鱼际肌苍白、突然起立时可产生晕厥、肢发冷。大量出血达全身血容量的 30%～50% 时(1500～2500ml)即可产生休克,临床表现为烦躁不安或神志模糊、面色苍白、四肢湿冷、心悸、呼吸困难、尿量减少直至无尿等,若处理不当可导致死亡。

(3)贫血:慢性消化道出血在常规体检中发现小细胞低色素性贫血。急性大出血后早期因有周围血管收缩与红细胞重新分布等生理调节,血红蛋白、红细胞和血细胞压积的数值可无变化。此后,大量组织液渗入血管内以补充失去的血浆容量,血红蛋白和红细胞因稀释而降低。平均出血后 32 小时,血红蛋白可稀释到最大限度。失血会刺激骨髓代偿性增生,外周血网织红细胞增多。

(4)氮质血症:在大量消化道出血后,血液蛋白的分解产物在肠道被吸收,以致血中氮质升高,称肠源性氮质血症。一般出血后 1～2 日达高峰,出血停止后 3～4 日恢复正常。

(5)发热:大量出血后,多数患者在 24 小时内常出现低热,持续数日至 1 周。发热的原因可能由于血容量减少、贫血、血分解蛋白的吸收等因素导致体温调节中枢的功能障碍。分析发热原因时要注意寻找其他因素,如有无肺炎等。

(6)上腹痛:大多数消化性溃疡病例在出血前上腹部疼痛发作或加剧,而在大量出血后疼痛往往减轻或消失,其机制可解释为出血后溃疡和其周围的大量"蛋白质餐"在胃排空延迟的情况下,有效地中和胃酸而解除疼痛。大量出血后如疼痛加重,常表示有再次出血或其他并发症可能,特别应警惕胆管出血的可能性。

2. 体征　少量出血可无明显体征,中大量出血可见如下体征。

(1)反应迟钝,意识模糊等。

(2)皮肤苍白、湿冷,体表静脉塌陷。

(3)脉搏快速而细弱,心率快、心音低钝。

(4)血压下降。

(5)肠鸣音亢进,胃脘可有压痛,有肝、胆疾病者还可出现黄疸、腹水等征象。

3. 常见的并发症　出血量过多会出现休克,肝硬化患者会出现多脏器衰竭等。

【望耳诊病要点】

1. 食道、胃、十二指肠、胰、胆穴区呈鲜红变或暗红色变(彩图8-25)。

2. 色变位于某一穴区提示某一脏器出现出血病变;如位于多处穴区提示多处脏器出现出血病变。

3. 如色变呈鲜红色变,提示新近病灶。

4. 如色变呈暗红色变,提示陈旧病灶。

【其他耳诊法】

1. 耳穴触诊法　在食道、胃、十二指肠、胰、胆穴区,压痛(＋～＋＋＋)。

2. 耳穴染色诊法　在食道、胃、十二指肠、胰、胆穴区,可见染色改变。

3. 耳穴电探测诊法　在食道、胃、十二指肠、胰、胆穴区,可探及敏感点。

十二、胃肠功能紊乱

【概述】

胃肠功能紊乱，又称为"胃肠神经官能症"或"胃肠神经症"。是一组胃肠综合征的总称，它包括癔球症、弥漫性食管痉挛、食管贲门失弛缓症、神经性嗳气、神经性畏食症或肠道激惹综合征等。该病多有精神因素的前提，以胃肠运动功能紊乱为主，而在病理解剖方面未能发现器质性病变。

本病在中医学属"梅核气""呕吐""胸痛""泄泻""嗳气""畏食"等病证范畴。临床认为本病多因情志不遂、肝郁气滞、肝气犯胃，或因忧愁思虑过度，而致气结痰凝血瘀，或因肝胃之气郁结，或因脾肾不足。总之，本病的发生多与七情有关。

中医学认为，肝为刚脏，性喜条达，本病的发病多与情志有关，因此肝气郁结，胃失通降，脾失健运为本病的基本病机，而以肝气郁结在本病的发病中尤为关键，它可以体现在本病的全过程。具体分述如下：

1. 肝气郁结　患者平素精神抑郁，情怀不畅，或急躁易怒，肝失疏泄，气机郁滞，横逆犯土可致脘闷嗳气、腹胀纳呆、胸胁胀痛、痛无定处等。

2. 气郁化火　肝气久郁，化而为火，五脏之火以肝火最为横暴，肝胃郡火则脘胁灼痛、吞酸嘈杂；火性炎上，循肝脉上行则头痛、目赤、耳鸣、口干口苦等。

3. 痰气交阻　肝郁乘脾，脾失健运，聚湿生痰，痰气郁结胸膈，搏于咽中可见咽中如有炙脔，咯之不出，吞之不下等。

4. 肝气乘脾　肝气有余，疏泄太过，横逆乘脾，脾失健运，清浊不分，水谷混杂而下则见腹痛、肠鸣、泄泻等。

5. 气机壅滞　过食肥甘厚味，辛辣炙煿或烟酒过度，湿热内生，气机壅滞，通降失司，可致脘腹痞满胀痛、食后尤甚、口臭便干等。

6. 气阴两虚　因思虑劳倦过度,或久病失养,或为药物损伤,久则气耗,脾气亏虚,症见神疲乏力、气短懒言、大便溏薄等;肝郁化火,或过食辛辣,胃阴被耗,津液不布见口干欲饮、胃痛隐隐等;阴虚则生内热,亦可出现手足心热、盗汗等症。

7. 脾阳不振　因久泻伤阴,阴损及阳,阳气不振,失于温煦,故可见脘腹疼痛、喜温喜按、肢冷便溏等见症。

【临床表现】

1. 病史　曾有精神创伤史,且多以情绪波动为诱因,起病缓慢,病程较长。

2. 症状

(1)胃功能失调的症状:①神经性呕吐,发生在进餐时或刚结束时,不伴有消瘦,不费力的呕吐;②神经性嗳气症,声响而频的嗳气,癔症表现浓厚,有人在场时加重;③神经性畏食,畏食伴有明显的体重下降(>20kg),重者可见贫血及内分泌失调的表现。

其他尚可伴有反酸、嘈杂、恶心、食后饱胀、剑突下热感及上腹部不适或疼痛等症状。

(2)肠功能失调的症状:可见腹痛、腹泻,泻后痛缓,肠鸣,或腹泻与便秘交替等症状。

(3)神经症表现:失眠、多梦、头痛、心悸、胸闷、盗汗、焦虑、神经过敏、注意力不集中、健忘、倦怠等。

2. 体征　一般无阳性体征。

【鉴别诊断】

胃肠神经症是一组胃肠功能紊乱的综合征,重点应与其他各种原因所致的呕吐、腹泻、畏食等器质性病变相鉴别。

【望耳诊病要点】

在相应部位可见阳性反应,如癔球症在咽喉穴区(彩图 8-26);弥漫性食管痉挛在食管穴区(彩图 8-27);神经性呕吐在胃穴区(彩图 8-28);神经性畏食在脾穴区(彩图 8-29);肠道激惹综合征在大肠穴区(彩图 8-30)等,可见点、片状白色变。

【其他耳诊法】

1. 耳穴扪诊法　一般可无阳性反应物扪及。

2. 耳穴染色诊法　在相应部位及神门穴区可见小点状染色改变。

3. 耳廓触压诊法或电探测诊法　在相应部位、心、皮质下、交感、神门等穴区,常可触及或探及敏感点。

十三、急性胃肠炎

【概述】

急性胃肠炎多因进食刺激性食物,或暴饮暴食,或腹部受凉,或进食腐败、不洁食物而引起的胃肠道急性炎症性病症。本病好发于夏、秋两季。起病急骤,如以频繁呕吐、胃脘部剧烈疼痛为主要临床表现的,则称为急性胃炎;如以腹泻、脐周疼痛为主要临床表现的,则称为急性肠炎;如呕吐与腹泻均为明显的,则称为急性胃肠炎。

本病在中医学属"呕吐""泄泻""霍乱"等病证范畴。

中医学认为,本病可因外感寒、湿、暑、热,损伤脾胃,失于健运,水谷混杂而下,阻于中焦、升降失常而致吐泻。也可因过食生冷及不洁之物,损伤脾胃、阻遏中焦,清浊不分,导致吐泻。也可因湿热内蕴、中焦痞塞、清浊不分,导致吐泻。

【临床表现】

1. 起病急,突然发生恶心,呕吐,腹痛,腹泻。呕吐时多为食物排出。腹泻一日数次至十数次,常呈黄色水样便,少数患者可带黏液或血样。有的患者并常伴有不同程度的发热、恶寒、头痛等全身症状。

2. 如吐泻频繁剧烈时,可出现脱水及周围循环衰竭的危重征象。

3. 上腹部和脐周围有明显压痛,听诊肠鸣音亢进。

【鉴别诊断】

本病应与急性菌痢、霍乱等胃肠道疾病相鉴别。

【望耳诊病要点】

在大肠穴区、乙状结肠穴区,呈条片状充血红润变,有脂溢变,多光泽变(彩图8-31)。

【其他耳诊法】

1. 耳穴触诊法　大肠区、乙状结肠区、平坦或略有凹陷,触压后留有红色压痕反应,疼痛敏感度Ⅰ°～Ⅱ°。

2. 耳穴电探测法　大肠穴区、乙状结肠穴区、皮质下穴区呈阳性反应或强阳性反应。

十四、功能性消化不良

【概述】

功能性消化不良(FD),又称为非溃疡性消化不良(NUD)及X线阴性、非器质性、诊断不明、特发性消化不良,亦有称为原发性消化不良、胀气性消化不良、上腹不适综合征等,目前采用前两种术语为多。我们认为这两种提法均有不妥之处,功能性消化不良给人们的印象是仅排除了消化性溃疡。随着研究的进展,此类患者可能存在神经通路的异常及胃肠激素分泌的紊乱,所以尚难以找出合适的术语,本文暂采用功能性消化不良一词。

目前较为公认的FD的定义有如下表述。

1. 1988年Colin-Jonesde等综合各家意见指出FD的定义,即上腹部或胸骨后疼痛,不适,烧灼感,恶心,呕吐,或其他上腹部症状,而无局部或全身器质性疾病的证据,持续4周以上者。

2. 1991年Tallcy对功能性消化不良的定义为:①至少持续1个月的慢性或复发性腹痛;②在25％的时间内有症状存在;③没有已知的能解释这些症状的器质性疾病或手术的临床、生化、内镜或超声的证据。

FD病情虽然不重,但危害性却不小,对社会生产力的影响甚大。其发病机制至今未明,多数学者认为本病发病与精神神经功能紊乱、慢性胃炎、幽门螺杆菌（Hp）感染及胃肠运动功能障碍有关。有 40%～60% 的 FD 患者胃黏膜活检可发现 Hp，其血清抗体滴度亦高出正常人 2 倍，加上 Hp 与慢性胃炎特别是活动性胃炎关系密切，因此是 Hp 通过致慢性胃炎而引起 FD 的症状应予考虑。对胃运动功能障碍与本质的关系近年来研究较多，通过胃电检查、腔内测压、核素扫描等运动功能检查发现 1/2 以上患者胃电活动异常，胃窦低张，胃排空延缓，致使食物排空延迟，尤以固体食物为主。胃动力药物的良效亦提示本病与胃运动失常有关。胃运动障碍可由中枢神经、皮质下神经通路（自主神经或激素介导）、胃肠壁神经丛及平滑肌细胞等不同层次的功能障碍所引起。患者出现胃运动障碍的确切原因及环节，特别是与神经、内分泌活动的关系，均有待深入研究阐明。

功能性消化不良，属中医学"胃痞""胃脘痛""嘈杂"等病证范畴。

中医学认为，FD 的发病与下述因素有关。

1. 禀赋不足，脾胃虚弱　多因禀赋不足，脾虚胃弱；或因劳伤过度，损伤脾胃；或因大病久病，延及脾胃而致中气虚乏，食入不化，升降失司，浊气滞留胃脘，出现上腹隐痛、胀满、纳呆等症状。

2. 饮食不节，食滞胃脘　多因脾胃素弱，食滞难化；或因老年脾胃自衰；或因暴饮暴食，反复伤胃，食阻胃肠难化，阻滞气机，升降失常而见痞满、吐酸、呃逆等症状。

3. 情志不畅，肝气郁结　多因情志抑郁，久郁伤肝犯胃；或因脾胃久病累及肝等因素，而致肝失疏泄，气机阻滞，横逆犯胃，中焦气滞，胃失和降，而出现嗳气、痞满等症状。

4. 内伤外感，湿热中阻　多因外感湿热，或因进食辛燥饮食，或因脾胃素有湿热阻滞，皆可致湿遏胃阳，湿滞久郁化热，湿热壅滞胃腑，阻滞气机，胃失和降，出现痞满、胃部灼热等症状。

5. 水湿不行，痰火滞胃　多因素体痰湿内盛，复因嗜酒吸烟，损伤脾胃，水湿内停；或因脾胃久病，津液布散转输失常，水湿内聚；

或因过食肥甘厚味,致脾胃气机壅滞,水湿滞留,聚湿生痰,痰滞久郁,化热生火,痰火阻滞胃肠,而致嘈杂、恶心、反酸等症状。

6. 日久失治,寒热错杂　多因少阳病误下,邪滞胃腑;或因久患胃病,寒热杂投;或因进食辛辣冷食之物,均可化寒化热,寒热互结,阻遏中焦,升降失司,而致胃脘隐痛、反酸或腹泻、便秘等症状。

7. 虚火内盛,胃阴不足　多因素体阴虚,胃阴亏损;或因脾胃病日久不愈,累及胃阴;或过量应用辛燥药物,灼伤津液;或过食辛辣燥烈食物,嗜酒吸烟,均可导致胃体津虚,虚火内盛,更灼胃液,升降失序,而出现嘈杂、胃痛等症状。

FD 发病多因饮食、劳倦、情志所伤,当今国家国富民强,人民生活水平日益提高,人们多由于饮食过量,营养过剩而损伤脾胃,即《内经》所谓“饮食自信,肠胃乃伤”。随着社会的变革,生活节奏的加快,精神日趋紧张,各种压力逐渐增加,困扰人们的问题也越来越多,“脾在志为思”“脾为思之宫”,久思抑郁气机,损伤脾胃。诸多原因导致脾胃损伤,脾气虚弱,运化失司,形成食积、湿热、痰瘀等病理性产物,阻于中焦,胃的气机阻滞,升降失常,导致胃肠运动功能紊乱;脾虚木乘,肝气横逆,肝失疏泄,横逆犯胃,胃失和降而出现脘腹胀满、疼痛、反酸、嗳气等一系列症状。诚如费伯雄先生所曰:“脾为湿土,以升为健;胃为燥土,以降为和。肝木横亘其中,上犯胃经,下克脾土,以致脘腹不舒,甚则作吐作泄。”

FD 的病位在胃,涉及肝、脾二脏,以脾虚为基本病机,且贯穿于疾病的始终,临床多表现为虚实相间、寒热错杂。

【临床表现】

1. 上腹痛　指上腹正中部隐痛或胀痛。

2. 上腹不适　指患者不用疼痛来表示的主观症状,包括上腹胀、早饱、胀气、恶心等。此外,也可有纳差、嗳气、反酸、胃部灼热等表现。

【鉴别诊断】

由于本病的诊断是由主诉加排除诊断结合方式,所以借助 X

线、B超、胃镜与现代检查手段即可将本病与慢性胃炎、十二指肠炎、消化性溃疡、胃癌、慢性胆管疾病及胃黏膜脱垂症、食管炎等疾病相鉴别。

【望耳诊病要点】

本病望诊时，耳穴区的异常不明显，故以电探测诊法为主。

【其他耳诊法】

以电探测诊法为主，探测小肠、脾、胃、皮质下等耳穴区，均呈阳性反应。

十五、肠粘连

【概述】

肠粘连是指腹腔内壁和小肠曲或肠曲之间相互粘着的病理改变。是外科腹部手术后常见的后遗症，有80％是由于内脏腹膜损伤后纤维渗出后纤维素机化所形成的结缔组织，致使腹腔内脏器官彼此粘连，腹腔内炎症感染也可造成本病。如不及时治疗，部分患者可进一步发展成为粘连性肠梗阻。国内资料显示，在急性肠梗阻申，粘连性肠梗阻发病率最高，约占50％。

肠粘连属中医学"腹痛""肠结"等病证范畴。其病因是由于寒邪直中，实热内蕴，瘀血阳络，脾胃虚弱所致，肠系内结，腑气闭阻而发病，其病位在肠。

中医学认为，其病因有寒邪直中、实热内蕴、瘀血阻络、脾胃虚弱等。

1. 寒邪直中，凝滞腑气　因手术中肠管暴露时间过长，寒邪直侵，或术后体虚，复因饮食不慎，外感风寒等诱因，使外寒内陷，凝滞于中，肠系内结，传导功能失司，使气机升降失其常度。

2. 实热内蕴，腑结不通　因炎症或术后感染，湿热邪毒侵入肠内或热毒余邪滞留肠中，壅结不通，使肠道闭阻，肠内气血运行不畅，脏腑功能失调而变生。

3. 瘀血阻络，肠腑壅滞　手术时金刃伤及血脉，形成瘀血，瘀血阻于经络脏腑之间,影响气血流通,致使气滞血瘀,肠腑运动功能失调,腑气通降失利,大便不通,遂成粘连性梗阻。

4. 脾胃虚弱,升降失司　手术为损阳伤血之举,术后正气受挫,及致脾胃虚弱,运化无力,升降失司,日久气血衰少,气机逆乱,使肠的通降功能失调,造成肠系滞塞不通。

肠为"传化之腑",虚而不实,实而不满,动而不静,降而不升,以通畅下降为顺,滞塞不通为逆。若因寒凝、热壅、气滞、血瘀等因素造成寒热互结,气血不通,肠系不利,通降失调,即可发病。

【临床表现】

1. 症状　腹部手术后或结核性腹膜炎经内科治愈后及胆囊炎、阑尾炎急性发作后,出现阵发性腹痛、腹胀、恶心、呕吐、腹泻或便秘交替,或大便不畅,肛门排气减少或无排气。

2. 体征　肠粘连的体征主要表现在腹部,检查时腹壁软,手术瘢痕周围有轻压痛,无肌紧张及反跳痛,无肠型及蠕动波。腹部听诊肠鸣音可亢进,或有气过水声。

3. 并发症　肠粘连并不一定发生梗阻,除非有以下情况存在才能发生肠梗阻:纤维性带状粘连使肠襻折角、肠襻被折叠到腹壁或脓肿壁的一个固定点上,或一长纤维带套入一段肠襻,造成闭襻性肠梗阻。肠襻以粘连为支点而发生扭转,则常引起绞窄性肠梗阻。广泛的粘连,肠管的位置被粘连成团块,在此粘连团块中的肠管发生折曲,肠腔被压迫而发生狭窄,这种肠梗阻多是不完全性的,但是在暴饮暴食之后,或肠炎之后,肠黏膜水肿,蠕动增加,则可导致完全性肠梗阻发生。

肠梗阻的临床表现有 4 个主要症状:腹痛,呕吐,腹胀,排气与排便停止。

由于该病多为一种并发症,无特殊检查手段和诊断标准。

【鉴别诊断】

本病应与克罗恩病、溃疡性结肠炎、结核性腹膜炎、慢性结肠炎、慢性盆腔炎等相鉴别。

【望耳诊病要点】

在小肠(彩图 8-32)、大肠穴区(彩图 8-33),常可见大头针头或粟米粒大小结节向外凸出变。

【其他耳诊法】

1. 耳穴扪诊法　可在大肠、小肠穴区,扪及小结节。

2. 耳穴染色诊法　在小肠、大肠穴区,可有染色改变。

3. 耳廓触压诊法或电探测诊法　在相应部位、小肠、大肠等穴区,常可触及或探及敏感点。

十六、痔

【概述】

痔,一般称为"痔疮"。是直肠下端黏膜下或肛管皮下静脉丛发生扩大、曲张而形成柔软的静脉团。本病在成年人中极为常见,故有"十人九痔"之说,儿童则较少见。根据其发生的部位,分内痔、外痔和混合痔 3 种。

本病在中医学,属"肠风""肠澼""脏毒""截肠""近血"等病证范畴。

1. **病因**　中医学对痔的病因的论述颇为详尽,认识亦较全面。既重视整体因素和内因,又注意局部因素与外因。

(1)整体与内因:中医学认为,整体的阴阳失调,脏腑本虚,气血亏损,情志内伤及遗传等因素是导致痔形成的内因。

(2)局部与外因:中医对痔形成的外因的认识较为全面,主要有以下几个方面。①湿、热、风、燥四邪相合而致病;②热邪伤阴、血热妄行及热毒蕴积;③过食辛辣炙煿、肥腻生冷或饮酒过度、饥饱不均等饮食失调;④久坐久站,负重远行,或房事过度;⑤长期便秘,泻痢日久,妊娠分娩等。

2. **病机**　中医历代医家对痔的病机多有论述。《素问·生气通天论》曰:"因而饱食,筋脉横解,肠澼为痔。"明·陈实功《外科正宗·痔疮论》云:"夫痔者,乃素积湿热,过食炙煿,或因久坐而血脉不行,又因七情而过伤生冷,以当担负重,竭力远行,气血纵横,经络交错;又或酒色过度,肠胃受伤,以致浊气瘀血流注肛门,俱能发痔。"《疡医大全》说:"总不外乎醉饱入房,膏粱醇酒,负重致远,以致湿热风燥,浊气瘀血流注肛门,俱能生痔。妇人产后用力太过,瘀血凝滞,亦能致此……皆由母食酒面烤炙,在胎受之,或因后天失调,心经热传于肺,注于大肠而成……痔漏之源,受病者,燥气也,为病者,湿热也,皆由酒色过度,湿而生热,充于脏腑,溢于经络,坠乎谷道左右,冲突为痔。虽见证于大肠,实阴虚实所致。"

综上所述,中医学认为痔的病机是由于各种致病因素作用于人体,以致气血失调,经脉阻滞,瘀血浊气下注而成。其病位在大肠肛门,涉及肺、脾、肾等脏腑。

【临床表现】

1. 症状 痔核多发于 30 岁以后的成年人,婴幼儿罕见。其主要症状表现如下。

(1)便血:便血是内痔的常见症状,早期内痔常以便血为主。痔出血的特点是出血发生在排便时,但并非每次解便都可发现,这种出血常呈间断性,出血量多少不定,或点滴而出,或粪便带血,或手纸带血,严重者出血可呈喷射状。一般为鲜血,与大便不相混。出血原因系粪便擦破隆起的曲张痔静脉,以及用力排便,血管内压力增高所致。在粪便干硬时最易发生。

(2)脱出:脱出是二三期内痔的主要症状,混合痔的内痔部分也可脱出。最初脱出表现为用力排便时肛内有物脱出,便后可自行回纳,逐渐发展到每次便后脱出,甚至在劳累、活动或咳嗽时肛内也有物脱出,需用手送或卧床休息后方可复位。

(3)黏液溢出:多见于痔脱出阶段。反复脱出引起慢性炎症,引起黏膜杯状细胞分泌黏液较多,肛门周围湿润。

(4)肛门瘙痒:多由于黏液分泌过多,肛缘皮肤受到刺激,增生,局部湿疹样变,引起肛门瘙痒。

（5）肿痛：内痔一般无疼痛，但脱出后不能回纳，形成嵌顿绞窄，则可以作肿作痛。血栓性外痔和炎性外痔常以肿痛为主要症状。

（6）贫血：贫血为痔出血的继发症状。反复多次的出血，则可逐渐出现贫血。表现为面色苍白，唇睑色淡，头晕眼花，心悸气短，记忆力减退，严重者可有食欲减退、恶心、腹胀、四肢水肿等。

2.体征

（1）视诊：观察肛门的外形、肛缘突起位置、多少和颜色，突起包块是否红肿，肛内脱出物能否回纳，有无出血。

（2）触诊：戴消毒手套或指套，轻压肛周，有无触痛，突起的包块的硬度、大小等。指诊肛管直肠注意有无包块、形状、活动度、硬度等。抽出手指后，观察指套是否染有血迹。

【鉴别诊断】

便血、脱出及肛门部肿物为痔的主要症状，临床上注意与直肠息肉、直肠脱垂、直肠癌、肛裂等相鉴别。

【望耳诊病要点】

1.痔核点（彩图 8-34）、肛门穴区（彩图 8-35）可见点状或片状白色变，边缘或有红晕变，其界限不清。

2.肛门、直肠穴区（彩图 8-36）多可见阳性反应，阳性反应呈点、片状白色变，边缘或有红晕变；少数患者呈点、片状黯灰色变，压之可褪色。

3.混合痔患者，则在肛门（彩图 8-37）、直肠穴区（彩图 8-38）多可见圆圈状红晕变，大小不等，压之可褪色。

【其他耳诊法】

1.耳穴扪诊法　可在肛门穴区扪及条索状或小结节。

2.耳穴染色诊法　可在肛门、直肠等穴区，见有点状或小片状染色改变。

3.耳廓触压诊法或电探测诊法　常在肛门、大肠、直肠等穴区，可触及或探及敏感点。

十七、直肠脱垂

【概述】

直肠脱垂,是直肠黏膜、直肠全层或合并有部分乙状结肠向下移位的疾病。本病可发生于任何年龄,但以小儿、老人,经产妇及体弱的青壮年为主。其中小儿多见为直肠黏膜脱垂,成人和老年人常见直肠全层或合并有部分乙状结肠脱垂。

直肠脱垂的分类方法很多,1975 年在我国首次全国肛肠学术会议上,将直肠脱垂分为 3 度。

一度:排便或增加腹压时,直肠黏膜下移,脱于肛门外,长度在 3cm 左右,便后脱出部分自行复位,无自觉症状者。

二度:便时直肠全层外翻脱出,长度在 4～8cm,必须用手压迫复位,触摸脱出的包块肥厚有弹性,肛门括约肌较松弛者。

三度:便时肛管、直肠和部分乙状结肠外翻脱出,长达 8cm 以上,用手推压较难复位,脱出部分黏膜糜烂,触之肥厚失去弹性,括约肌松弛,手法复位后可见肛门闭合不紧者。

我国是世界上最早记述直肠脱垂的国家,《五十二病方》中有"人州出不可入者……倒(悬)其人,以寒水戋(浅)其心腹,入矣"的记载,其中"人州出"即直肠脱垂。中医文献中多将本病称为"脱肛"。

1. 病因　历代医家对脱肛的病因多有记述,诸如《诸病源候论》曰:"脱肛者,肛门脱出也……大肠虚而伤于寒痢,而为气啘,其气下冲,则肛门脱出,固谓脱肛也。"《千金要方》有"若脏伤寒,则肛门开,大行洞泄,肛门凸出,良久乃入"。对于直肠脱垂的病因论述最详的古代医籍当推《景岳全书》,其中有"大肠与肺为表则大肠燥结,肺虚则大肠滑脱,此其要也,故有久泻久痢,脾肾气陷而脱者;有因不能收摄而脱者;有因劳役吐泻,伤肝脾而脱者;有因酒湿伤脾,色欲伤肾而脱者;有因肾气本虚,关闭不固而脱者。然热者必有热证,如无热证,便是虚证。且气虚即阳虚,非用温补,多不能效。凡小儿元气不实者,常有此证。"《疡科心得集》

则云："老人气血已衰,小儿气血未旺,皆易脱肛。"

从上述论述中可以看出,中医学认为直肠脱垂的原因主要是各种原因导致气血亏虚,脏腑衰弱而引起。

2. 病机　中医学认为,直肠脱垂的发生主要是先天不足,年老体弱及吐泻劳伤等原因致使气血不足,脏腑虚损,造成气虚下陷,升提无力,固摄失职,而发生本病。其病位虽在大肠肛门,但与脾、肾、肺等脏器关系密切,其主要病机以"虚"为主。

【临床表现】

1. 症状

(1)脱出:直肠脱出是本病的最主要症状。轻者在排便时脱出,便后可自行还纳,重者除在大便时直肠脱出外,连走路、咳嗽、久站、劳累时也可脱出。

(2)排便异常:可在脱出的同时,伴有便秘、腹泻、大便失禁等排便异常表现。

(3)局部症状:由于肛门括约肌松弛,黏液可外溢,刺激肛周皮肤,出现瘙痒、坠胀疼痛、尿频等症状。

2. 体征　直肠脱垂脱出的包块经常呈一倒置的圆锥形,脱垂的长度不定,其表面为直肠黏膜,可为正常黏膜或伴有炎症或溃疡。脱出圆锥形物顶端为肠腔的孔,若孔偏向后方,则圆锥形前方较其后方长而大,为直肠全层脱垂,属于滑动性脱垂。若肠腔的孔在圆锥形顶部,前后壁等长,则属于肠套叠脱垂。

手指沿包块外表上行,若发现包块与肛门之间有一环形沟,说明脱出包块是直肠,为肠全层脱垂。若包块与肛门之间不存在环形沟,在肛门外脱出肠段可见到齿线,说明突出的包块是肛管和直肠。若脱出的包块薄而成半球形,说明为直肠黏膜脱垂。若为黏膜脱垂,其长度一般不超过 4cm,有放射状黏膜沟;若为直肠全层脱垂,一般在 5cm 以上,黏膜皱襞呈环沟状。

【鉴别诊断】

主要应与痔核脱出相区别。内痔脱垂各痔核间多有明显分界,痔黏膜充血,色鲜红或暗紫。有时直肠黏膜脱垂可伴发内痔脱垂。

【望耳诊病要点】

直肠(彩图 8-39)、肛门穴区(彩图 8-40)呈隆起或凹陷变。

【其他耳诊法】

1. 耳穴扪诊法　可在直肠、肛门穴区扪及硬块。

2. 耳穴染色诊法　可在直肠、肛门等穴区,见有点状或小片状染色改变。

3. 耳廓触压诊法或电探测诊法　常在直肠、肛门穴区触及或探及敏感点。

十八、阑尾炎

【概述】

阑尾炎是指阑尾发生炎性病变及其他病理改变引起的疾病,以右下腹疼痛为主要临床表现,可分急性、慢性 2 类。病理变化分单纯性、化脓性、坏疽性、脓肿性 4 种。阑尾穿孔导致弥漫性腹膜炎是其严重的并发症。慢性阑尾炎不全都是炎性病变,还包括其他病理改变。

阑尾炎属中医学"肠痈"等病证范畴,是由于饮食不节、寒温不调、劳倦过度、情志不畅、肠道寄生虫等,致使热毒内聚,痈脓发生而发病。病位在大、小肠,与肝、脾、胃关系密切。病机变化初起气机不调,继则气滞血瘀,壅遏化热,血败肉腐而成痈。

肠痈虽然是痈脓发生于肠内,但与脏腑功能失调不无关系,尤以脾胃功能失调、肝失疏泄最为重要。其病因病机大致有以下几个方面。

1. 外邪侵袭　寒邪伤中,调摄不当;或淋雨涉水,或久处湿地,湿邪内侵。湿为阴邪易困气机,寒为阴邪,易伤脾阳,脾阳受伐,胃气受阻,气机下调,血运不畅,经脉受损,瘀血久滞肠内,腐肉酿脓,则为肠痈。

2. 饮食不节　暴饮暴食,嗜食膏粱厚味,导致食滞中阻,损伤肠胃,受纳传化不行,即致气血凝滞;或恣食生冷,脾胃受伤,水湿内生,湿邪久积,郁而化热,湿热交蒸,壅塞脉络,腐蒸气血,则成痈肿。

3. 劳伤过度　用力过度,急暴奔走,或跌仆损伤等,劳则耗气,伤则损脉,气为血帅,脉为血府,气血损伤,瘀血凝阻于肠中而成肠痈。

4. 情志所伤　郁虑过度,喜怒失常,则伤肝气,肝气横逆,木乘脾土,影响肠胃的正常运化功能,以致胃肠痞塞,气血凝滞而成肠痈。

肠痈是多种病因相互作用的结果,如肠胃虚弱,或本有湿滞蕴积者,则易受外邪侵袭;因劳伤而致肠胃损伤者,则更易因饮食不节而致病;情志所伤,影响肠胃运化功能,则更易罹患外邪;此外尚与虫积,妇女行经、产后、瘀血阻滞等因素有关。总之,凡能导致气血凝滞,产生瘀血停聚的因素,均与肠痈发病有密切关系。

【临床表现】

1. 症状

(1)腹痛:典型的腹痛多始于上腹部或脐周围,但患者并不能准确地辨明疼痛的确切部位。疼痛呈阵发性,初起并不剧烈,逐渐加重,经数小时至 24 小时左右,转移至右下腹阑尾所在部位,此时,患者可准确指出疼痛位置,70%～80%的患者有此病史。这种转移性右下腹痛是急性阑尾炎的特点。少数患者腹痛不典型,有的初期全腹作痛;有的无转移性腹痛,开始即局限于右下腹;还有的起于左侧腹部,或在腰部、会阴部、大腿及睾丸等处发生痛感,单纯性阑尾炎多呈持续性钝痛或胀痛;化脓性及坏疽性者为阵发性加剧或跳痛,阑尾腔梗阻时可出现阵发性绞痛。腹痛局限右下腹后向周围扩散,预示阑尾穿孔已发展到腹膜炎。蛔虫钻入阑尾,亦可见上腹或脐周围痛,后转移至右下腹部,但疼痛为典型阵发性,较一般急性阑尾炎剧烈,腹部压痛与主诉疼痛不符。

（2）胃肠道症状：恶心、呕吐是本病仅次于腹痛的症状，吐出物多为食物，并常伴有食欲减退，约30%的患者出现便秘或腹泻，有的屡有排便感，但排出粪便不多，或仅有少许黏液。

（3）全身反应：发病初期一般无明显全身症状，但可有头痛、乏力及咽痛等症。随着炎症发展可出现发热、出汗、口渴、尿黄、脉数及虚弱等中毒症状。如有寒战、高热、黄疸则要警惕有门静脉炎的可能。

2. 体征

（1）腹部体征：右下腹阑尾点有固定而明显的压痛，而且当腹痛尚未转移至右下腹前压痛已固定在右下腹，这在诊断上具有重要意义，压痛范围与炎症波及范围成正比。炎症扩散至壁腹膜时，可出现腹壁肌紧张和反跳痛等腹膜刺激征，其严重程度和范围大小是区别各型阑尾炎的重要依据，但须注意，衰竭患者、老人、小儿、孕妇或盲肠后位阑尾炎时，腹肌紧张可不明显。

（2）舌苔脉象：初期多见薄白或白腻苔，舌质淡红，脉弦或弦紧；化热后出现黄腻苔，热甚则苔焦黑而燥，舌质红或绛，脉弦数；后期可见少苔或无苔，舌面如镜，舌质红，脉细无力。

（3）其他

①结肠充气试验：先以一手压迫左下腹降结肠区，再以另一手反复按压其上端，患者感觉右下腹痛时为阳性。

②腰大肌试验：左侧卧位，右下肢向后过伸，引起右下腹痛者为阳性。阳性结果提示炎性阑尾位置较深，贴近腰大肌。

③闭孔肌试验：仰卧位，右腿屈曲90°并内旋，引起右下腹痛者为阳性。阳性结果提示炎性阑尾位置较低，贴近闭孔肌。

④直肠指检：直肠右前方有压痛者为阳性。阳性结果说明阑尾位置指向盆腔；或炎症已波及盆腔。

⑤阑尾穴压痛试验：右侧足三里穴下2～4cm处有压痛者为阳性，阳性率达70%～80%。

3. 并发症　常有穿孔等并发症。

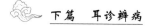

【鉴别诊断】

本病应与胃、十二指肠溃疡穿孔、急性胃肠炎、节段性回肠炎、右侧输尿管结石、急性输卵管炎等相鉴别。

【望耳诊病要点】

1. **急性阑尾炎**　阑尾穴区呈点状或丘疹样充血变(彩图8-41)、部分患者有血疱样丘疹变,界限清晰,有光泽。

2. **慢性阑尾炎**　阑尾穴区呈点状或片状变,色白变(彩图8-42)。

3. **慢性阑尾炎急性发作**　阑尾穴区呈白色隆起变(彩图8-43),中间或有点状或片状充血变,或点状白色周围边缘红晕变。

4. **阑尾切除术后**　在阑尾穴区,可见褐色条段状瘢痕样变(彩图8-44)。

【其他耳诊法】

1. **急性阑尾炎**

(1)耳穴触诊法:阑尾穴区呈红色压痕反应,压痛明显(＋＋)。

(2)耳穴电探测诊法:阑尾穴区呈阳性反应或强阳性反应。

2. **慢性阑尾炎**

(1)耳穴触诊法:阑尾穴区呈凹凸不平变,亦可触及点状或片状隆起、质硬变。

(2)耳穴电探测诊法:阑尾穴区呈阳性反应。

3. **慢性阑尾炎急性发作**

(1)耳穴触诊法:阑尾穴区可触及片状隆起或条索状物,并可见片状隆起中有点状红色压痕反应,疼痛敏感(＋＋)。

(2)耳穴电探测诊法:阑尾穴区呈阳性反应。

4. **阑尾切除术后**

(1)耳穴触诊法:阑尾穴区可触及条索状瘢痕样反应物。

(2)耳穴电探测诊法:阑尾穴区呈阳性反应。

十九、肛裂

【概述】

肛裂，即肛管的皮肤全层裂开，并形成慢性感染性棱形溃疡。它多发生于肛管前、后正中线上，同时发生于两侧的则较为少见。一般发生的部位，男性者多见于后部，女性者则多见于前部。

本病的发生多与肛管损伤、感染等因素有关。以周期性肛门疼痛，且久治不愈为其临床特征。多见于 30－40 岁的中年人，老人和儿童则较为少见。

本病在中医学属"钩肠痔""裂痔"等病证范畴。

中医古籍中有关肛裂方面的论述并不多，《医宗金鉴·外科心法要诀》曰："肛门围绕，折纹破裂，便结者，火燥也"，指出了本病的发生主要与燥邪和火邪有关。燥邪与火邪的产生除外感外，主要与饮食失调，过食辛辣炙煿之品有关。另外，情志不畅，气机郁滞，日久化火也与本病的发生有一定关系。

【临床表现】

1. 症状

(1)疼痛：疼痛是肛裂的主要症状。典型肛裂的疼痛特点是周期性疼痛。所谓周期性疼痛，是指当粪团进入直肠壶腹时产生便意，肛门括约肌也开始活动，患者可能感到不适或轻微疼痛，粪便通过肛管时，扩张肛管引起撕裂样疼痛，便后疼痛短暂缓解，称疼痛间歇期，时间一般在 5 分钟左右。随后括约肌持续性痉挛收缩，疼痛再次加重，甚至较排便时更重，称疼痛发作期，持续时间 1 小时至数小时不等，之后疼痛逐渐缓解。再次排便时，又出现周期性疼痛。肛裂疼痛的程度和时间长短可因人而异，因肛裂的深度和范围而异。

(2)出血：肛裂的出血不规则，时有时无。一般出血量不多，大便时有鲜血点滴而下，有时粪便表面带血，有的仅手纸带血。出血的产生是由于排便时裂口中的小血管被撕裂所致。

(3)便秘：肛裂患者因恐惧排便时肛门剧痛，往往有意延迟排便时间,减少排便次数,结果粪便在肠腔内存留时间延长,水分被完全吸收,致使粪便干硬,出现便秘。便秘形成后更进一步加重排便时的肛门疼痛,形成恶性循环,影响肛裂的愈合,这也是肛裂常形成慢性的原因。

(4)瘙痒:由于肛裂分泌物对肛周皮肤的刺激,形成湿疹可引起肛门瘙痒。另外肛裂引起肛窦炎、肛乳头炎或皮下瘘也可刺激肛腺、使腺体分泌增多、肛周潮湿不洁,引起瘙痒。

2. 体征 在肛管后正中线上可见溃疡面呈梭形或椭圆形,轻触就可引起疼痛。

(1)急性者,边缘整齐,裂口较小,创面呈鲜红色。

(2)慢性者,边缘不很整齐,创面深大,呈灰白色,且创缘发硬,溃疡下方的皮肤因炎性刺激,水肿增生而引起皮垂,又称"前哨痔",是慢性肛裂的重要标志。

【鉴别诊断】

本病应与肛管结核性溃疡、肛管上皮癌、肛门皲裂、梅毒性溃疡等相鉴别。

【望耳诊病要点】

在痔核点(彩图 8-45)、肛门穴区,可见点状白色赘生物变(彩图 8-46),边缘部位或可见齿轮状红晕变;少数患者可见点状红晕变,并呈放射状变。

【其他耳诊法】

1. 耳穴扪诊法 在痔点、肛门穴区可扪及条索状隆起。

2. 耳穴染色诊法 在痔点、肛门穴区可见染色改变。

3. 耳廓触压诊法或电探测诊法 在痔点、肛门、直肠、肺、艇中、交感等穴区,可触及或探及几个或多个敏感点。

二十、脂肪肝

【概述】

脂肪肝,是一种肝组织脂肪积蓄过多所致的肝疾病,从而影响肝的正常功能。

在临床上,轻度病者,可无症状或仅觉肝区闷胀感。中重度病者,则有肝区闷胀,甚或疼痛、疲乏无力、消化不良等,并有肝大、腹部饱满、肝功能异常、高脂血症等。有 69%～80% 的病者可转化为肝纤维化、肝硬化,部分患者可并发糖耐量异常、高黏血症、高血压、冠心病等疾病。

脂肪肝以轻、中度肝功能异常伴高脂血症为特点,可经药物治疗或节食、运动等措施而自行缓解。

脂肪肝当属于中医学的"积聚"等病证范畴。

中医学认为,脂肪肝属于中医"积证"。正如《内经》所云:"肝之积,曰肥气",故也称之肥气病,系指体内肥脂之气过多地蓄积于肝。临床认为由于过食油腻肥甘饮食,食而不运,脂膏留积于肝,从而导致肝功能失调,疏泄不利的一系列病症。主要病因如下。

1. 饮食不节　暴饮暴食,喜食油腻肥甘或酒酪之品,胃纳过盛,超过运化能力,以致肥脂湿浊内停,积于肝内,肥气积盛,酿成斯疾。

2. 气郁湿阻　七情所伤,气机不畅,或外感湿浊或湿邪内蕴,气郁湿阻,正常肥脂之气转运欠畅,遂积成形而发病。

3. 瘀血内阻　外伤或久病瘀血内停,瘀血阻于肝经,气机不畅,肥脂湿邪内蕴,与瘀血相搏,有形之物,阻于肝。

4. 脏腑虚衰　不论外感风寒湿邪,抑或内伤饮食,房事不节,都可损伤正气,引起脏腑功能失调。尤其是脾肾亏虚,脾虚水湿运化乏力,聚湿成痰,肾虚气化失司,水湿蓄积,气机不畅,痰湿瘀血诸物,均可内停于肝而发病。

可见,脂肪肝系由于过食油腻,酒酪不节,外感湿浊,或脏腑虚损等原因,以致肥气脂过多地积蓄于肝。本病病位在肝,以脾虚、肾虚为本,以气郁、食滞、痰、瘀、湿、热、寒为标。临床多呈本虚标实,虚实兼夹,寒热错杂。

【临床表现】

1. 症状

(1)轻度症状:轻度患病者大多无临床症状,部分患者偶有疲乏感觉,或仅觉近期腹部胀满感。据文献记载,25％以上脂肪肝患者临床多无症状。绝大多数脂肪肝是由集体、个人常规体检而确诊。

(2)典型症状:一般来说,中、重度患病者绝大多数有一定的临床症状,主要表现为疲乏,消化不良,恶心,畏食,腹胀,肝区胀闷,甚或疼痛。

典型脂肪肝的症状是由于肝功能异常及肝内脂肪积蓄所引起,症状类似于肝炎。肝区疼痛常在安静休息或重体力劳动之后,或大量酗酒之后加重。症状轻重与脂肪肝病变程度不相一致,常因人而异。

2. 体征

(1)肝大:中、重度患病者由于脂肪堆积过多,肝可增大。75％脂肪肝有肝大体征,4％的患者脾大。某些脂肪肝病者,出现类似慢性肝炎症状而就诊。由于脂肪肝多伴肥胖,腹壁脂肪较厚,触诊多不满意,较难以发现早期肝大体征,须借助于B超检查而确诊。

(2)黄疸:15％脂肪肝病患者有轻度黄疸,多系阻塞性黄疸,结合胆红素增多,可持续数周。可随肝中脂肪减少而消退,胆囊造影正常。

(3)轻度体液潴留:12％的患者有轻度体液潴留现象,重症者可见下肢水肿或腹水。可能与腹部脂肪蓄积,下肢静脉回流障碍和肝功能失调有关。当肝中脂肪减少时,体液潴留可得到纠正。

(4)蜘蛛痣及门脉高压:8％的患者有蜘蛛痣及门脉高压。这一体征是暂时性改变,脂肪肝治愈后,可完全恢复。

(5)维生素缺乏症:约有半数以上的患者有各种维生素缺乏的表现,包括末梢神经炎、舌炎、口角炎、角膜干燥症、皮肤过度角化及皮下瘀斑等。

3. 常见并发症 主要有高脂血症、高黏血症、肝纤维化与肝硬化等。

【望耳诊病要点】

1. 肝穴区常可见片状隆起变(彩图 8-47)。

2. 部分患者在肝穴区可见结节状凸出变(彩图 8-48);或见其他形变(彩图 8-49)。

【其他耳诊法】

1. 耳穴扪诊法 在肝穴区可扪及片状隆起或结节状凸出,但质地较软,似海绵状。

2. 耳穴染色诊法 在肝穴区可见染色改变。

3. 耳廓触压诊法或电探测诊法 在肝穴区可触及或探及敏感点。

二十一、肝硬化

【概述】

肝硬化,是一种常见的由不同病因引起的慢性、进行性、弥漫性肝病。病理特点为广泛的肝细胞变性、坏死,弥漫性纤维组织增生,并有再生小结节形成,肝小叶的正常结构和血管解剖破坏,导致肝质地变硬而成为肝硬化。临床上早期可无症状。晚期则以肝功能损害与门静脉高压为主要表现;甚则常出现严重并发症。

肝硬化不是一种独立的疾病,而是各种肝或胆管疾病发展到晚期的一种表现。其病因很多,主要以病毒性肝炎最为常见,其他诸如血吸虫病、慢性乙醇中毒、化学药物及慢性化学毒物或细菌毒素中毒、胆汁淤积、循环障碍致长期肝瘀血,以及代谢紊乱、营养失调等也可引起肝硬化的发生。

中医学认为,本病属"鼓胀""单腹胀"等病证范畴,因腹部胀大如鼓而命名。以腹部胀大,皮色苍黄,甚则腹皮青筋暴露,四肢不肿或微肿为特征。多因酒食不节,情志所伤,感染血吸虫,劳欲过度,以及黄疸积聚失治,使肝、脾、肾功能失调,气、血、水淤积于腹内而成。

中医学认为,鼓胀病的病因主要由于酒食不节,情志所伤,劳欲过度,感染血吸虫,以及黄疸、积聚失治。其发病机制则为肝、脾、肾三脏功能障碍,出现气滞、血瘀、水停,积于中焦而成鼓胀病;其病位在肝,涉及脾、肾、三焦,病变多见虚实夹杂,本虚标实。

1. 情志所伤 肝为藏血之脏,性喜条达。若因情志不舒,肝失疏泄,气机不利,则血液运行不畅,以致肝之脉络为瘀血所阻滞。另一方面,肝气郁结不舒,则横逆而犯脾胃。脾胃受克,运化失职,水液运化发生障碍,以致水、湿停留与血瘀蕴结,日久不化,痞塞中焦,便成鼓胀。《杂病源流犀烛·肿胀源流》说:"鼓胀……或由怒气伤肝,渐蚀其脾,脾虚之极,故阴阳不交;清浊相混,隧道不通,郁而为热,热留为湿,湿热相生,故其腹胀大。"即是此意。

2. 酒食不节 嗜酒过度,饮食不节,滋生湿热,损伤脾胃。在青壮之年,脾胃健壮,尚随饮随食而化。但如积之既久,又因体气渐衰,酒湿食积之浊气蕴滞不行,清阳当升不升,浊阴当降不降,以致清浊相混,阻塞中焦,脾土壅滞则肝失疏泄,气血郁滞则瘀阻不行,水湿滞留、气血交阻而成鼓胀。

3. 劳欲过度 肾为先天之本,脾为后天之源,二者为生命之根本,劳欲过度,伤及脾肾,脾伤则不能运化水谷,以资化源,气血不足,水湿内生,肾伤则气化不行,不能温化水液,因而湿聚水生、气血凝滞而成鼓胀。《风劳鼓膈四大证治》说:"劳倦所伤,脾胃不能运化而胀。"

4. 感染血吸虫 在血吸虫流行区接触疫水,遭受血吸虫感染,又未能及时进行治疗,伤及肝脾,脉络瘀阻,升降失常,清浊相混,积渐而成鼓胀。正如《诸病源候论·水蛊候》说:"此由水毒气结聚于内,令腹渐大,动摇有声,常欲饮水,皮肤粗黑,如似肿状,名水蛊也。"

5. 黄疸、积聚失治　黄疸多由湿热蕴积所致,治疗不当、日久湿热伤脾,中气亏耗,斡旋无力,水湿停滞,肝气亦不能条达,遂使气血凝滞,脉络瘀阻,而成鼓胀。

积聚多因气郁与痰血之凝聚而成、不论积聚生长于腹部之任何部位,势必影响肝脾气化运行,以及肾与膀胱的气化,气血瘀阻,水湿停聚而逐渐成为鼓胀。《医门法律·胀病论》说:"凡有癥瘕、积块、痞块,即是胀病之根,日积月累,腹大如箕,腹大如瓮,是名单腹胀。"

在鼓胀的病机中,关键问题是肝、脾、肾的功能障碍。由于肝气郁结,气滞血瘀,导致脉络阻塞,这是形成鼓胀的一个基本因素。其次是脾功能受损,运化失职,遂致水湿停滞。再就是肾的气化功能受损,不能蒸化水湿而使水湿停滞,也是形成鼓胀的重要因。此外,肾阴和肾阳又同时起到滋养肝木和温养脾土的作用,肾虚肝阳不足,对肝脾二脏的功能也要产生影响。正因为肝气郁滞、血脉瘀阻、水湿内停是形成鼓胀的三个重要的病理变化,因此喻嘉言在《医门法律·胀病论》中概括说:"胀病不外水裹、气结、血瘀。"

【临床表现】

在我国,本病患者以 20～50 岁男性多见,青少年患者的发病多与病毒性肝炎有关。肝硬化的起病和病程一般缓慢,可能潜伏数年至十数年之久(平均 3～5 年)。由于肝具有较强的代偿功能,早期临床表现多不明显,即使有症状也缺乏特性。不少病者是在体格检查或因其他疾病进行剖腹手术时才被发现。

不少学者将肝硬化的临床表现分为肝功能代偿期和肝功能失代偿期,此种分期对临床分析病情有一定帮助。

1. 肝功能代偿期　症状较轻,常缺乏特征性。可有乏力、食欲减退、消化不良、恶心、呕吐、右上腹隐痛和腹泻等症状。体征不明显,肝常增大,部分患者伴脾大,并可出现蜘蛛痣和肝掌。肝功能检查多在正常范围内或有轻度异常。

2. 肝功能失代偿期

(1)症状

①食欲减退:为最常见的症状,有时伴有恶心、呕吐;晚期腹水形成,食欲减退将更加严重。

②体重减轻:为多见症状。

③疲倦乏力:也为早期症状之一,其程度自轻度疲倦感觉至严重乏力,与肝病的活动程度一致。

④腹泻:相当多见,多由肠壁水肿、肠道吸收不良(以脂肪为主)、烟酸的缺乏及寄生虫感染因素所致。

⑤腹痛:腹痛在大结节性肝硬化中较为多见,占 60%～80%。疼痛多在上腹部,常为阵发性,有时为绞痛性质。腹痛也可因伴发消化性溃疡、胆管疾病、肠道感染等引起。与腹痛同时出现的发热、黄疸和肝区疼痛常与肝病本身有关。

⑥腹胀:为常见症状,可能由低钾血症、胃肠胀气、腹水和肝脾大所致。

⑦出血:常出现牙龈、鼻腔出血,皮肤和黏膜有紫斑或出血点或有呕血与黑粪,女性常有月经过多。

⑧神经精神症状:如出现嗜睡、兴奋和木僵等症状,应考虑肝性脑病的可能。

(2)体征

①面容:面色多较病前黝黑;除面部(尤其是眼周围)外,手掌纹理和皮肤皱折等处也有色素沉着;晚期患者面容消瘦,面颊有小血管扩张、口唇干燥。

②黄疸:出现黄疸表示肝细胞有明显损害,对预后的判断有一定意义。

③发热:约 1/3 活动性肝硬化患者常有不规则低热;如出现持续发热尤其是高热,多数提示并发呼吸道、泌尿道或腹水感染,革兰阴性杆菌败血症等,合并结核病的也有发热症状。

④腹壁静脉怒张:在腹壁与下胸壁可见到怒张的皮下静脉;

脐周围静脉突起形成的水母头状的静脉曲张,或静脉上有连续的杂音等体征,均属少见。

⑤腹水:腹水的出现常提示肝硬化已属晚期,在出现前常先有肠胀气。一般患者腹水聚积较慢,而短期内形成腹水者多有明显的诱发因素,如有感染、上消化道出血、门静脉血栓形成和外科手术等诱因,腹水形成迅速,且不易消退。出现大量腹水时,脐可突出而形成脐疝,伴随膈肌抬高,可出现呼吸困难和心悸。

⑥胸水:腹水患者伴有胸水者不太少见,其中以右侧胸水较多见,双侧者次之,单纯左侧者最少。

⑦脾大:脾一般为中度大,有时可为巨脾;并发上消化道出血时,脾可暂时缩小,甚至不能触及。

⑧肝:肝硬化时,肝的大小、硬度与平滑程度不一;早期肝大,表面光滑,中等硬度,晚期缩小、坚硬,表面呈结节状,一般无压痛,但有进行性肝细胞坏死或并发肝炎、肝周围炎时,可能有触痛与叩击痛。

⑨内分泌功能失调的表现:男性乳房发育和阴毛稀少;女性患者有月经过少和闭经、不孕,雌激素过多,可使周围毛细血管扩张而产生蜘蛛痣与肝掌;蜘蛛痣可随肝功能的改善而消失,而新的蜘蛛痣出现,则提示药物性肝损害有发展。肝掌是手掌发红,特别在大鱼际、小鱼际和手指末端的肌肉肥厚部,呈斑状发红。

⑩出血征象:皮肤和黏膜(包括口腔、鼻腔及痔核)常出现瘀点、瘀斑及新鲜出血灶。

⑪营养缺乏表现:如消瘦、贫血、皮肤粗糙、水肿、舌光滑、口角炎、指甲苍白或呈匙状,多发性神经炎等。

(3)并发症:常见的有肝性脑病、上消化道大量出血、自发性腹膜炎、原发性肝癌、肝肾综合征、门静脉血栓形成等。

【鉴别诊断】

1. 与其他原因所致的肝大,如慢性肝炎、原发性肝癌和肝脂肪浸润等相鉴别。

2. 其他原因所致的脾大,特别是特发性门静脉高压(班替综合征)相鉴别。

3. 与其他原因引起的上消化道出血,尤其是消化性溃疡、胃炎等相鉴别。

4. 与其他原因所致的腹水症,特别是缩窄性心包炎、结核性腹膜炎、腹膜癌肿及卵巢肿瘤相鉴别。

5. 与其他原因引起的神经精神症状,如尿毒症、糖尿病酮症酸中毒所引起的昏迷,须与肝性脑病相鉴别。

【望耳诊病要点】

1. 肝穴区,常可见结节状隆起变(彩图 8-50)。肝穴区结节边缘处,常呈黯红色变(彩图 8-51)。肝穴区结节边缘处的界限较为清晰(彩图 8-52)。

2. 肝阳 1、肝阳 2 穴区,可见结节状隆起变(彩图 8-53)。肝阳 1 穴区、肝阳 2 穴区,并可见红点或红斑变(彩图 8-54)。

3. 肝穴区和肝阳穴区,均可见及结节状隆起变(彩图 8-55)。

【其他耳诊法】

1. 耳穴扪诊法　在肝穴区、肝阳 1、肝阳 2 穴区可扪及结节状隆起变,且质地较硬,其硬度与肝的硬化程度成正比关系。

2. 耳穴染色诊法　在肝穴区、肝阳$_1$、肝阳$_2$穴区可见出现染色改变。

3. 耳廓触压诊法或电探测诊法　在肝穴区、肝阳 1、肝阳 2 穴区可触及或探及敏感点。

二十二、肝大

【概述】

正常成年人肝的位置,当平静呼吸时,其上界位于右锁骨中线的第五肋间,其下缘则隐藏于肋缘之后;当做深呼吸时,一般不能触及或刚可触及肝,也有少数人其肝的左叶可在剑突下触及,但一般不超过 3cm,边缘锐利,表面光滑,质地柔软,无压痛。当各种原因造成肝受损而发生病变时,使得肝体积增大,以致在肋缘下可被触及者,就称为"肝大"。肝大并不是一种独立的疾病,而是一种临床体征而已。

中医对该症的认识,一般归属于"癥瘕""积聚"的病证范畴。临床又将"癥瘕证"归属于"积聚"类。所谓积聚,是指腹内结块,或痛或胀的病证。多因正气亏虚、脏腑失和或情志抑郁、饮食内伤,以致痰食凝聚,气滞血瘀,日久结成块状。古代医家临床体会,积与癥是有形之块,固定不移,痛有定处,病在脏,属于血分;聚与瘕是无形之块,聚散无常,痛无定处,病在腑,属于气分。

中医学认为,积聚的产生,多因情志郁结,饮食所伤,寒邪外袭及病后体虚,或黄疸、疟疾等经久不愈,以致肝脾受损,脏腑失和,气机阻滞、瘀血内停,或兼痰湿凝滞,而成积聚。聚证以气机阻滞为主,积证以瘀血凝滞为主。但气滞日久,可致血瘀而成有形之积。有形之血瘀,亦必阻滞气机,故积聚在病机上有区别,亦有联系。积聚的发生主要关系到肝、脾两脏;气滞、血瘀、痰结是形成积聚的主要病理变化。

1. 情志抑郁,气滞血瘀　情志为病,先病及气分,使肝气不舒,脾气郁结,气机阻滞,继则由气及血,使血行不畅,瘀血内停,日积月累而成积聚。

2. 酒食内伤,滋生痰浊　饮酒过度,或嗜食肥甘厚味,饮食不节,损伤脾胃,使脾失健运,以致湿浊内停,凝结成痰,而影响气血的正常运行,形成气机郁滞,血脉瘀阻,气、血、痰互相搏结,而成积聚。

3. 邪毒侵袭,留着不去　寒湿侵袭,脾阳不运,湿痰内聚,阻滞气机,气血瘀滞,积块乃成。

4. 他病转移,气滞血瘀　黄疸病后,或黄疸经久不退,湿邪留恋,阻滞气血;或久疟不愈,湿痰凝滞,脉络痹阻;或感染血吸虫,虫阻脉道,肝脾气血不畅,血络受阻。以上因素均可导致积聚的发生。

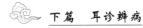

【临床表现与诊断要点】

1. 临床表现 肝大的临床表现,根据病因不同则伴随有各种各样的症状和体征,因引起肝大的原因繁多,伴随的临床表现散见于各种疾病之中,在此不再赘述。

2. 诊断要点

(1)病史:病史往往能提供肝脾大的病因诊断线索,尤其是有关传染病与寄生虫病的流行病学史。肝硬化病人往往有肝炎、黄疸、慢性乙醇中毒等病史。肝内炎症、急性肝瘀血、肝内占位性病变均可引起肝区疼痛,多为钝痛性,但肝癌的疼痛可相当剧烈。伴有发热常提示肝炎、肝脓肿、胆管感染、肝癌或其他急性传染病、血液病、结缔组织病等。瘀血肝则以慢性右心衰竭、慢性缩窄性心包炎为主要的发病基础。

(2)体格检查:首先需注意有无黄疸。肝硬化患者可见蜘蛛痣、肝掌等。短期内明显消瘦、恶病质常见于肝癌。出凝血功能异常、贫血可见于严重肝病,脾功能亢进,长期阻塞性黄疸,血液病,钩端螺旋体病等。

【望耳诊病要点】

在肝穴区可见条片状白色隆起变(彩图 8-56),且隆起的边缘处界限清晰(彩图 8-57)。

【其他耳诊法】

1. 耳穴扪诊法 在肝穴区可扪及片状隆起,质地较软。

2. 耳穴染色诊法 在肝穴区可见染色改变。

3. 耳廓触压诊法或电探测诊法 在肝穴区可触及或探及敏感点。

二十三、药物性肝损害

【概述】

药物性肝损害是指服用某种药物后,由于药物本身或其代谢产物对肝的作用,所致肝损害的病变。临床可见黄疸、急性肝炎样表现,严重者可出现急性或亚急性肝衰竭。

药物性肝损害,属中医学"黄疸""胁痛""癥积"等病证范畴。

中医学虽无药物性肝病之病名,但对其误治所造成的危害却认识非常深刻。如《本草求真》曰:"昔人云,肝无补,非无也,实以肝气过强,则肝血不足,补之反为五脏害,故以无补为贵。"《潜斋医学丛书·柳洲医话》有"凡肝郁病误用热药,皆贻大患"之说。说明前人已认识到药物使用不当,对肝会造成损害。

中医学认为,本病以药邪致病因素为主,且对肝病的发生发展有很大的影响。病变部位主要在肝,涉及胆、脾、胃。病机要点为药邪致病,气血阴阳失调,湿热瘀血痰浊内停。发病有急缓之别,临证治疗宜标本兼治。急性期以清肝解毒,利胆退黄为主;慢性期以扶正补虚,调理肝脾为主。

【临床表现】

1. 症状

(1)急性药物性肝病:临床表现似一般病毒性肝炎。黄疸出现前 1～2 日有乏力,胃纳减退,上腹不适,恶心呕吐,尿色深黄等。

(2)慢性药物性肝病:多缓慢发病,症状为乏力,厌食,上腹不适,肝区痛,黄疸,尿色深黄等。

2. 体征

(1)肝区压痛,胁下可触及增大的肝。

(2)严重者可见到肝掌、蜘蛛痣。

【鉴别诊断】

常与病毒性肝炎、阻塞性黄疸等相鉴别。

【望耳诊病要点】

在肝穴区可见条块状明显凸起变(彩图 8-58)。

【其他耳诊法】

1. 耳穴扪诊法　在肝穴区可扪及片状隆起,质地较软。

2. 耳穴染色诊法　在肝穴区可见染色改变。

3.耳廓触压诊法或电探测诊法　在肝穴区可触及或探及敏感点。

二十四、胆囊炎

【概述】

胆囊炎,是指各种原因引起胆囊内产生炎症的一种疾病。常有急、慢性之分。可以是原发性的,即不伴有胆囊结石的;也可以是继发性的,即在胆囊结石的基础上,而后发生炎症的。

急性胆囊炎的发病原因主要为:①胆囊管梗阻(如胆石、胆管蛔虫、中华分支睾吸虫、梨形鞭毛虫、癌肿等的阻塞);②细菌感染(如大肠埃希菌、副大肠埃希菌,以及链球菌、葡萄球菌、伤寒杆菌、粪链球菌、产气杆菌等);③胰液向胆囊反流等。本病70%～80%合并胆管结石。我国农村中以胆管蛔虫为最常见诱发因素。

慢性胆囊炎的发病原因多发生在胆石症的基础上,且常是急性胆囊炎的后遗症,或因体内胆固醇紊乱所致。此外,亦可见于伤寒病的带菌者。

本病在中医学,相当于“胁痛”“腹痛”“结胸”“少阳病”“胆胀”“黄疸”等病证范畴。

中医学认为,胆囊炎是由于肝胆气滞,湿热壅阻,影响肝的疏泄和胆的通降功能而发病,与饮食不节,寒温不适等因素有关。急性发作期以实证为主,慢性或缓解期以本虚标实为主。湿可从热化,亦可以从寒化。

1.饮食偏嗜,多食油腻厚味炙煿之物,伤及脾胃,气机壅塞,升降失常,土壅木郁,肝胆疏泄失职,而成胆胀;或酿生湿热,阻于肝胆,使肝失疏泄,胆失通降,而成胆胀、胁痛。

2.忧思暴怒,肝气郁结,疏泄失常,胆失通降,久郁蕴热而成胆胀,甚或黄疸等。

3.寒温不适,易感外邪,使胆之疏泄通降失常,而致胆胀、胁痛。

4. 素体湿热内蕴,阻于肝胆,使肝失疏泄,胆失通降而致胆胀,胆汁流出不畅,胆道淤塞不通,胆汁外溢,可致黄疸。肝胆之热郁久化火,酿成热毒炽盛,致热深厥深,而危及生命。

总之,本病病位在肝胆、脾胃、肾,而病理因素是湿、热、气滞、血瘀、气虚、毒盛。

【临床表现】

1. 急性胆囊炎

(1)症状:右上腹呈阵发性绞痛或持续性钝痛,并常向右肩背部放射,常伴有畏寒,发热,恶心,呕吐,轻度黄疸等全身表现。

(2)体征:右上腹局限性压痛,腹肌紧张,墨菲征阳性,有时可扪及增大的胆囊。

2. 慢性胆囊炎

(1)症状:上腹部或右季肋部常有隐痛、钝痛或胀痛或腰背部不适感。并可有餐后上腹饱胀、呃逆、嗳气、恶心等消化不良症状。上述症状常于进食油腻食物后加剧。一般不发热或仅见低热。

(2)体征:右上腹压痛,墨菲征阳性。有胆囊积水时,可扪及增大的胆囊。

【鉴别诊断】

1. 急性胆囊炎应与急性后位或高位阑尾炎、右肾结石、急性胰腺炎、胃及十二指肠急性穿孔、右侧大叶性肺炎和胸膜炎、心绞痛等相鉴别。

2. 慢性胆囊炎应与胃、十二指肠溃疡,慢性胃炎、反流性食管炎、慢性胰腺炎等相鉴别。

【望耳诊病要点】

1. 在胰胆穴区对应的耳背部处,常可见点、片状充血变或红晕变,且有光泽变(彩图8-59)。

2. 胰胆穴区可见一条充盈扩张的毛细血管变(彩图8-60)。

3. 慢性胆囊炎病程在 10 年以内的患者,在胰胆穴区可见粟米粒大小结节变(彩图 8-61)。

4. 慢性胆囊炎病程在 10 年以上的患者,在胰胆穴区可见软骨组织增生变,其形状如同黄豆或绿豆样大小(彩图 8-62)。

5. 急性胆囊炎患者,在胰胆穴区(彩图 8-63)、十二指肠穴区(彩图 8-64)常可见阳性反应,其阳性反应呈点、片状充血变或红晕变,且有光泽变;慢性胆囊炎患者,则可见点、片状白色(彩图 8-65),边缘或可见红晕变。

【其他耳诊法】

1. 耳穴扪诊法　在胰胆穴区可扪及增厚感,且质地较软。

2. 耳穴染色诊法　在胰胆、肝、十二指肠穴区,常呈点状或小片状染色改变。

3. 耳廓触压诊法或电探测诊法　在胰胆、肝、脾等穴区,常可触及或探及敏感点。

二十五、胆石症

【概述】

胆石症,是指胆管系统(包括胆囊、胆管和肝管)中的任何部位发生结石的一种疾病。是一种常见病、多发病。据有关资料显示,我国人群中,大约 10% 患有胆石症。

结石形成的原因至今尚未完全阐明,但一般认为与神经系统功能紊乱、胆管感染、胆汁比例失调、结石核心的存在等有关。临床上根据结石所处的部位不同,一般可分为肝内胆管结石、胆总管结石和胆囊结石 3 种。

本病属中医学"胆胀""胁痛""腹痛""黄疸"等病证范畴。

中医学认为,胆石症是由于脾胃虚弱,酿生痰湿,壅阻气机,瘀血内停,郁而化热,煎熬胆汁,以致痰浊、瘀血相互交结而成结石。一般临床认为与情志失调、饮食不节、外邪内侵、中焦湿热、虫积,以及瘀血阻滞等因素有关,多因情绪波动、寒温不适、饮食不节(过食油腻)而诱发。故其病理基础以中焦虚弱为本,痰湿内盛为标。

1. 情志失调,肝郁气滞　长期或持久的精神刺激、情志抑郁或暴怒伤肝,会致肝失条达,气机不畅,肝胆疏泄不利,导致湿、痰、热、食、血随之而郁,胆腑以通降下行为顺,疏泄不畅,则影响胆汁的分泌与排泄,胆汁壅阻,湿热内生,日久结聚而成石。

2. 饮食不节,痰湿困脾　暴饮暴食、过食肥甘、酒食无度,以及思虑过度、劳倦太过或久居湿地,或涉水冒雨,皆可损伤脾胃。脾失健运,水湿不化,积湿成痰,阻于肝胆,肝失疏泄,使胆汁排泄不畅而发病;或湿郁化热,湿热相搏,阻滞中焦,熏蒸肝胆,肝失疏泄,胆汁郁积,久而成石。

3. 外邪内侵,寒温失调　感受六淫之邪,尤其外感湿热,入里化热,或侵脾胃,或侵肝胆,肝胆为邪热所犯,气机不畅。胆腑之清汁,被邪热侵袭煎灼,日久成石。

4. 虫积　肠道蛔虫,进入胆腑,影响胆的“中清”和“通降”,阻碍肝胆气机,使胆汁郁滞,日久而成石。

5. 瘀血阻滞　气为血帅,若肝气郁结,气机不畅,则血行瘀阻或湿热壅滞肝胆,日久热与血结,最终可成积或聚;而胆石形成后又可导致瘀血之证,互为因果。

总之,胆石绝非一种因素所形成,而是多种因素长期反复作用的结果,病情多由气及,痰瘀交裹难化而缠绵难愈。肝胆气郁与胆汁壅阻、痰浊淤积之间,病理上相互促进,互为因果,导致结石的不断形成和增大,造成肝胆功能的不断损害和恶化,形成恶性循环,胆腑郁闭,湿热愈炽而变生百症。

【临床表现】

1. 症状

(1)腹痛:腹痛是胆石症的主要临床表现之一。胆石症发作时多有典型的胆绞痛,为上腹部和右上腹阵发性痉挛性疼痛,持续性加重,常向右肩部或肩胛部放射。90%以上的胆绞痛为突然发作,常在饱餐、过劳或剧烈运动之后。除剧烈胆绞痛外,患者常表现坐卧不安,甚至辗转反侧,心烦,大汗淋漓,面色苍白,恶心呕吐。每次发作持续时间可以数十分钟到数小时。如此发作往往需持续数日才能完全缓解。由于结石所在部位的不同,腹痛的具体表现形式也有所不同。

①胆囊结石:胆囊内结石(尤其是较大结石)不一定均产生绞痛,有的可以终身无症状,称为隐性胆囊结石。胆囊颈部结石极易引起急性梗阻性胆囊炎。除胆绞痛外,还出现恶寒、发热等感染症状,严重患者由于炎性渗出或胆囊穿孔可引起局限性或弥漫性腹膜炎,因而出现腹膜刺激症状。部分患者可在腹部检查时触及胀大的胆囊。如结石不大或胆囊管直径较粗时,从胆囊排出的结石进入胆总管,但可能嵌顿在壶腹部,引起胆绞痛、梗阻性黄疸、化脓性胆管炎,甚至出现急性出血性坏死性胰腺炎。

②胆总管结石:约 75% 的患者出现黄疸,黄疸的深浅随结石嵌顿的程度而异,且有波动性升降。如胆石阻塞胆管合并感染时,可同时出现腹痛、高热与黄疸三联症。病变在胆总管时,疼痛多局限在剑突下区,如感染已涉及肝内小胆管时,可出现肝区疼痛与叩击痛。

③肝内胆管结石:常缺乏典型的胆绞痛,发作时常有患侧肝区持续性闷胀痛或叩击痛,伴有发热、寒战与黄疸。一侧肝内结石多无黄疸。如结石位于肝右叶,则疼痛可放散至右肩及背部;左侧肝胆管结石放散至剑突下、下胸部。如结石梗阻于肝左、右胆管或二、三级胆管,亦可引起高位梗阻性化脓性胆管炎的表现。

(2)胃肠道症状:胆石症急性发作时,继腹痛后常有呕吐、恶心。呕吐为胃内容物,此后腹痛并不缓解。急性发作后常有畏油腻食物、腹胀和消化不良等症状。

(3)发热与寒战:与胆管感染程度有关。胆囊炎多继发于胆囊结石,它们之间互为因果,可出现不同程度的发热,梗阻性坏疽性胆囊炎可有寒战及高热,胆管结石常并发急性胆管炎,而出现腹痛、寒战高热和黄疸三联症。当胆总管或肝内主要胆管由于结石、蛔虫和胆管狭窄造成胆管急性完全梗阻时,胆管扩张,胆管内压升高,管腔内充满脓性胆汁,大量细菌和内毒素滞留于肝内,通过肝窦状隙进入血液循环而导致败血症和感染性休克。此种病变称为急性梗阻性化脓性胆管炎(AOSC)。典型的 AOSC 除上述三联症外,还可出血压降低(四联症),如再出现神志障碍则称之为 Reynald 五联症。

(4)黄疸:胆囊结石一般不出现黄疸,但有 30% 的患者可以出现一过性黄疸。在胆总管结石时,约 70% 以上的患者可出现黄疸,黄疸呈波动性升降,如不清除结石或解除梗阻,虽经各种药物治疗亦消退很慢,迁延日久可引起胆汁性肝硬化。

2. 体征　在发作期呈急性病容,感染严重者有体温升高及感染中毒征象,如伴有呕吐或进食困难可有脱水、酸中毒表现,当引起胆管梗阻时,巩膜与皮肤有黄染。胆囊结石的腹部压痛多限于右上腹胆囊区,胆囊复发性梗阻时,可触及胀大的胆囊,随着炎症加重,也可出现腹紧张与反跳痛。莫菲征在胆囊结石引起的胆囊炎多呈阳性。胆管结石的腹部压痛多在剑突下偏右侧,位于肝内胆管的结石压痛在右肝区,常有肝大;左肝管结石压痛位于剑突或左上腹部。

3. 并发症　常见的有胆总管炎、胆囊穿孔、胆管出血、急性胰腺炎、肝脓肿等。

【鉴别诊断】

常与先天性胆总管扩张、胃及十二指肠溃疡合并穿孔、急性胰腺炎、急性肠梗阻、高位急性阑尾炎、肝脓肿、右肾结石、胆道蛔虫症、急性心肌梗死等相鉴别。

【望耳诊病要点】

1. 在胰胆穴区,可见粟米粒至绿豆样大小的结节变(彩图 8-66)。

2. 其增生组织的大小与胆囊结石的大小成正比的关系,且质地越硬,表明其结石形成的时间越长。

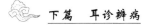
【其他耳诊法】

1. 耳穴扪诊法　在肝穴区可扪及小结节,质地较硬。

2. 耳穴染色诊法　在胆穴区可见染色改变。

3. 耳廓触压诊法或电探测诊法　在肝胆穴区可触及或探及敏感点。

二十六、胆囊息肉样病变

【概述】

胆囊息肉样病变是胆囊黏膜发生局限性隆起样病变的统称。它包括胆囊内黏膜的隆起样病变(如炎性息肉、胆固醇性息肉等)及发生于胆囊内的良性肿瘤(如乳头状腺瘤、非乳头状腺瘤等),又称为腺瘤样息肉。现已确认,腺瘤样息肉为癌前期病变,临床应予高度警惕。

【临床症状】

酷似慢性胃炎或消化不良,偶可见食欲缺乏、恶心、呕吐、厌油腻等。若伴有胆囊结石者,可出现胆绞痛症状。

【鉴别诊断】

本病应与胆石症、慢性胆囊炎等相鉴别。

【望耳诊病要点】

1. 在胰胆穴区,可见软骨增生性赘生物变(彩图8-67)。

2. 胰胆穴区赘生物变的大小与胆囊息肉的大小常成正比关系。赘生物变大者,其息肉亦大;赘生物变小者,其息肉亦小。

【其他耳诊法】

1. 耳穴扪诊法　在胆囊穴区可扪及小结节。

2. 耳穴染色诊法　在胆囊穴区可见染色改变。

3. 耳廓触压诊法或电探测诊法　在胆囊穴区可触及或探及敏感点。

二十七、胰腺炎

【概述】

1. **急性胰腺炎** 急性胰腺炎是临床外科常见的急腹症,是指胰腺消化酶被激活后对本器官自身消化所引起的炎症。轻者呈胰腺组织水肿,重者出血、坏死,甚至引起腹膜炎、休克等变化。

临床上一般分为单纯水肿型和出血坏死型两大类。前者较为多见,以急剧腹痛、恶心、呕吐及血清、尿淀粉酶升高为主要表现,病程一般1周左右,预后良好。急性坏死性胰腺炎较少见,系指胰腺及胰周组织坏死,胰腺失去完整性,其临床过程大多十分凶险,进展快,并发症多,发病率占胰腺炎的10%～20%。但有休克、腹膜炎等表现者,病死率高达50%～90%。近年来尽管诊断方法有改进,死亡率仍为25%～40%。

中医学认为,是由肝郁气滞、脾胃湿热、脾胃实热等原因所致的常见病证。

(1)病因:近代的各家临床中医多认为,本病系肝胆脾胃之病,而以脾胃为主,按痛则不通,通则不痛,夫胃脘心脾痛者,或因身受寒邪,口食冷物,内有郁热,素有顽痰死血,或因恼怒气滞,虫动作痛,种种不同,若不分而治之,何能愈呼?病邪为气郁、血瘀、湿热、热毒、虫积、石阻、食结等互为因果,互相转化。多因暴饮暴食即过饮酒浆,过食油腻而克伤脾胃;或因情志刺激,暴怒伤肝而肝胆气滞血瘀、横逆脾胃;或因蛔虫上扰而阻碍肝胆气血运行及脾胃运化功能等因素而发病。精神因素、虫扰石阻、风寒湿邪、创伤、手术、妊娠、禀赋和饮食不节等为常见的病因。

(2)病机:急性胰腺炎的主要病理过程为肝胆气滞。肝胆气滞血瘀,不但可横逆脾胃,可能郁而化热;脾胃骤伤,胃失和降,脾失运化,致使湿从内生,湿阻亦能蒸热而呈脾胃湿热或脾胃实热之候。若热伤血络,可迫血妄行而伴出血、热血相搏,瘀血腐脓或血瘀成块。如热邪炽盛,还可扩入营血,甚至发生"亡阴、亡阳";

热重伤阴,可阴虚风动而伴抽搐;脾病及胆,可迫使胆液外溢而见黄疸。热去湿留,则湿邪困脾。邪去正伤,脾阳虚衰。肝胆与脾胃既可同病,也可相互转化。

2. 慢性胰腺炎　慢性胰腺炎是指胰腺局部的、节段性或弥漫性的进行性的炎症。其特征是进行性、持续性及不可逆性。由于多种原因引起胰腺实质慢性坏死与纤维化,导致胰腺内、外分泌功能减退的疾病。

慢性胰腺炎属中医学"腹痛""胁痛""胃脘痛""结胸"等病证范畴。

随着生活水平的提高,饮食结构的改变,医学科学的进步与发展,对慢性胰腺炎的认识不断充实。本病发病原因常见于暴饮暴食、过食肥甘厚味、长期酗酒,湿热内蕴,致使肝胆郁热,升降失司,胆汁逆流,脾胃受损,亦见于胆道、胃、肠手术之后,创伤或粘连所致正常生理解剖结构改变,脏腑功能失调而发为本病。病位在胰腺,与肝胆脾胃关系密切。现分述如下。

(1)饮食不节:暴饮暴食,饥饱无度,恣饮酒浆,过食肥腻、辛辣,湿热蕴结中焦;或偏嗜生冷瓜果,贪凉饮冷,寒湿内生,损伤脾胃,运化失常,气机失和。

(2)肝郁气滞:忧思恼怒,情志抑郁,或暴怒伤肝,肝失条达,疏泄不利,肝气郁结,气机阻滞。

(3)脾胃实热:素体阳盛,饮酒过多,过食辛辣厚味,实热内生,热结于内,气机阻滞,腑气不通,腹痛拒按,热邪耗津,胃肠传导失司,大便秘结。

(4)气滞血瘀:感受外邪或内伤饮食或情志不舒,皆可导致气机阻滞,气为血之帅,气行则血行,气滞则血瘀,气血凝滞不通故痛,凝滞日久可见癥积肿块。

(5)脾胃虚弱:饥饱无度,贪凉饮冷,劳倦内伤,均可导致脾胃虚弱,受纳运化功能失职,水谷停滞,清浊不分,混杂而下出现泄泻。

综上所述,本病的病因主要是肝脾气机郁滞,导致热、湿、瘀蕴结中焦。在饮食、虫扰、情志等诱因的作用下,最初出现肝胆脾胃功能失调,肝失条达,疏泄不利,脾失健运,升降失和,而致气机不畅,继而气滞血瘀,生湿蕴热,邪热壅塞,表现为肝郁气滞,脾胃湿热蕴结为主的证候,而出现疼痛、泄泻等症,如正不胜邪,可发生厥脱重证。

【临床表现】

1. 急性胰腺炎

(1)症状

①腹痛:是急性胰腺炎的主要症状,可见于 95％ 以上的患者。腹痛的位置与病变的部位有关,若病变累及全胰腺,则腹痛为上腹部呈腰带状疼痛,并向背部放射。疼痛的性质多呈"刀割样",持续及广泛性,常突然发病,严重者烦躁不安,弯腰坐起,身体前倾。但老年或体弱者腹痛较轻。腹痛不能为一般解痉药所缓解,轻者 3～5 日消失,重者延续较长时间。腹痛的程度与病变轻重相一致,即病情越重则腹痛也越剧烈。腹痛的原因为胰腺包膜的膨胀、胰腺周围炎性渗出液扩散到腹腔诱发腹膜炎或腹膜后出血侵及腹腔神经丛、胰管的梗阻所致扩张与痉挛、肝外胆管及十二指肠梗阻等。

②恶心呕吐:发病初期出现较为频繁呕吐,多系反射性。呕吐的频度与病变的严重程度相一致。呕吐物多为食物及胆汁,并发胆道蛔虫病的胰腺炎可呕吐蛔虫,伴有消化道的并发症时呕吐物可呈血性。

③腹胀:多因肠道积气、积液所致。水肿性胰腺炎可无腹胀或轻度腹胀;出血坏死性胰腺炎由于脂肪坏死的炎性渗液广泛扩散,肠系膜根部有出血,可引起麻痹性肠梗阻,而呈现严重的腹胀。若结肠出现麻痹性肠梗阻,则称结肠梗阻征。胰头部炎症可导致十二指肠梗阻。

④消化道出血:约 5.2% 的急性胰腺炎可有呕血或黑粪,或呕

吐内容物及大便中有隐血。出血的原因可能为剧烈呕吐、原发溃疡或继发应激性溃疡、胰蛋白酶对消化道黏膜溶解作用使之坏死出血，以及胰腺坏死病变蔓延至胃部或十二指肠或结肠，造成瘘而并发出血。出血亦与低氧血症、凝血机制障碍等多种因素有关。

⑤发热：腹痛伴发热是本病特点之一，早期发热并非胰腺感染，而是组织损伤的产物引起，但继发于胆源性胰腺炎，可出现高热、寒战。若发病 3～7 日体温持续增高或降至正常后又上升，则多为感染所引起，提示有胰腺脓肿、腹腔或胸腔化脓性炎症等并发症。

⑥黄疸：大约有 20％的急性胰腺炎患者可出现不同程度的黄疸。其主要原因是由于胰头部水肿压迫胆总管引起，但多数伴有胆总管结石和（或）炎症，致使 Oddi 括约肌痉挛、水肿或狭窄，影响胆汁引流而产生黄疸。病程较长引起的黄疸也可能由于胰头假性囊肿、胰腺脓肿、肝肿胀及肝中毒性损害等所致。

⑦休克：国内有报道出血坏死性胰腺炎伴休克者达 30％。早期出现休克提示有胰腺坏死。患者烦躁不安，皮肤苍白或呈大理石斑样青紫，四肢湿冷，脉细弱，心率快，可达 100～120 次/分钟，血压下降，脉压小。暴发型者可在发病后短时间内猝死。其机制为在急性出血坏死性胰腺炎发病后，胰腺产生大量多肽类血管活性物质释放入血，使末梢血管扩张、血管通透性增加，加之胰周的渗出和炎性刺激，使大量液体潴留在第三间隙，造成有效循环量锐减，严重者可在 6 小时内丢失循环血量的 20％～30％。有人发现在急性胰腺炎心脏指数升高和周围血管阻力降低的现象，犹如败血症时血流动力学的改变。急性出血坏死性胰炎时，血浆中的心肌抑制因子可导致心力衰竭。

⑧手足抽搐：其原因是血钙降低所致。引起血钙降低的因素较多，主要是出现脂肪坏死，脂肪被脂酶分解而成甘油及脂肪酸，与钙结合，形成不溶性皂化斑，导致血清钙浓度降低。血清钙的

降低程度与病变的严重程度有关。如血清钙降至 2mmol/L 以下,患者则预后不良。

(2)体征

①全身表现:急性胰腺炎的体温变化与病变程度有关,较轻的水肿性胰腺炎患者无发热,或仅有轻度及短时的发热;但胆源性胰腺炎的患者可出现高热;急性胰腺炎出现严重休克时,体温可低于正常。轻型病例舌苔薄白或白腻,脉多弦紧或弦细,重型病例舌质多红,苔黄腻或黄燥,脉多弦滑或数。在急性出血坏死性胰腺炎,则有脉快、呼吸频数和不同程度的血压下降,甚至休克。

②腹部体征:急性胰腺炎腹部体征与病变程度相一致,首先表现出腹部压痛和腹肌紧张。压痛和肌紧张的范围、程度与病变的位置及病情的程度密切相关。在水肿性胰腺炎的患者中,于左上腹或右上腹或全上腹部有轻压痛,但多数无肌紧张;急性出血坏死性胰腺炎的患者,可出现上腹部或全腹明显的压痛与肌紧张。当腹腔有渗出液时,则出现反跳痛。在重症胰腺炎的患者中可有腹胀、肠蠕动音减弱或消失等弥漫性腹膜炎体征。

另外,有些急性胰腺炎,在上腹部出现肿块,可能与下面因素有关。①急性胰腺炎并发急性胆囊炎时,在右上腹可见增大的胆囊,并有明显压痛;并发胆管炎时,右上腹或肝区有叩痛。②在急性出血坏死性胰腺炎的病例中,于剑突下或左上腹可见肿块,多系小网膜囊内的积液、脓肿或胰腺假性囊肿等。③皮下瘀斑:是一种少见的腹部体征,可发生于脐周围和腰部,可能是毛细血管出血所致。

另外,一些体征,如由于血钙降低,有的病例可出现抽搐,以及重症病例并发的胸腔内反应性渗出及肺不张,患者呈现呼吸困难等体征。

(3)并发症:主要有急性呼吸窘迫综合征(ARDS)、急性肾衰竭、胰性脑病、糖尿病、弥散性血管内凝血(DIC)等。

2. 慢性胰腺炎

(1)症状

①腹痛:本病多有反复发作的上腹痛,随着病情的发展,腹痛发作次数增加,间歇期缩短,以致最后几乎持续存在。腹痛可放射至背、肋缘、前胸、肩胛等处。疼痛剧烈时常伴有恶心、呕吐,有时虽注射吗啡亦不能减轻,但另有一部分患者在整个病程中无腹痛表现。

②体重减轻,消瘦:主要由于畏食或惧怕进食引起腹痛而致营养欠佳;其次因严重的胰腺病变可引起胰酶分泌减少,导致吸收不良,久之导致体重减轻、消瘦。

③胰腺外分泌不足症状:如不欲食、厌油腻食物、食后上腹饱胀不适、腹泻、营养不良等。每日大便 3～5 次,粪便量多,色淡而发油光,有恶臭,多气,呈酸性反应,显微镜下发现脂肪球,称为脂肪泻。此外,粪便在显微镜下发现未完全消化的肌肉纤维,称为肉质下泄,常伴有含氮过多,称为氮溢。

④胰腺内分泌不足症状:如胰岛破坏严重,少数病例有葡萄糖耐量试验不正常、高血糖及糖尿。

(2)体征:慢性胰腺炎患者中,一部分无阳性体征,而另一部分患者剑突下及上腹部出现压痛,有假性囊肿形成时,左上腹或脐上可触及肿块,呈圆形或椭圆形,表面光滑而有压痛。胰腺囊肿可大可小,当累及胃、十二指肠、胆总管或门静脉时,可产生上消化道梗阻,梗阻性黄疸或门静脉高压的征象。肝常因脂肪浸润而肿大。

(3)并发症:轻型慢性胰腺炎患者无明显并发症,重型患者常见的并发症有消化道出血、结肠病变、胰腺癌、假性囊肿等。

【鉴别诊断】

1. 急性胰腺炎　要注意与急性胆囊炎、胆石症、胃十二指肠溃疡穿孔、胆道蛔虫病、急性肾绞痛、急性肠梗阻、肠系膜血管栓塞等相鉴别。

2. 慢性胰腺炎 常与急性胃肠炎、消化性溃疡急性穿孔、胆囊炎、胆石症、心肌梗死、急性肠梗阻、胰腺癌等相鉴别。

【望耳诊病要点】

1. 急性胰腺炎 在胰胆穴区,呈片状肿胀变,充血红润变(彩图 8-68)。

2. 慢性胰腺炎 在胰胆穴区,呈片状隆起变或条片状隆起变(彩图 8-69)。

【其他耳诊法】

1. 急性胰腺炎

(1)耳穴触诊法:胰腺穴区呈红色压痕反应,周围水肿变,触压痛呈(＋＋～＋＋＋)。

(2)耳穴电探测法:胰腺穴区呈强阳性反应,胆穴区、胆道穴区、糖尿病点、皮质下穴区呈阳性反应。

2. 慢性胰腺炎

(1)耳穴触诊法:胰腺穴区呈白色压痕反应,片状隆起变,可触及条索状反应物,触痛并不明显。

(2)耳穴电探测法:胰腺穴区、皮质下穴区呈阳性反应,胆穴区、胆道穴区、糖尿病点,呈弱阳性反应。

第9章

心脑血管疾病

一、风湿性心脏病

【概述】

风湿性心脏病简称"风心病",是指急性风湿性心脏炎症所遗留下来的以心瓣膜病变为主要表现的一种心脏病;又称"风湿性心瓣膜病"。在慢性瓣膜病的基础上,患者可有风湿炎症长期反复发作,此类患者称作"活动性风湿病"。由于活动性风湿病可继续存在和发展,并进一步加重瓣膜的损害和心脏的负担,临床上可出现心功能不全、心律失常等病变征象,还可有心房颤动、栓塞、亚急性感染性心内膜炎、肺部感染等常见并发症。

本病在中医学属"心悸""怔忡""心痹""咳喘"等病证范畴。

中医学认为,风心病的发生主要是由正气不足及风、寒、湿、热、毒邪入侵于心,损伤心气,心气受损,帅血无力,而致心血瘀阻发为本病。病因以摄生不慎、饮食失宜、劳倦过度等有关。

【临床表现】

1. 症状

(1)心脏炎:为急性风湿热的最常见表现,心脏损害可轻可重,可单独发生心肌炎、心内膜炎、心包炎,也可同时出现这些病变。

(2)心肌炎:有心悸、胸闷等。严重者可有心力衰竭而出现咳嗽、呼吸困难、胸痛、疲劳、汗出、纳食减少等。

(3)心内膜炎:可无明显的症状及体征。以瓣膜狭窄及关闭不全为心内膜炎的主要表现,多有发热,听诊可闻及心脏杂音或杂音加重。

(4)心包炎:为全心炎及多发性浆膜炎的一部分,胸痛为唯一症状。风湿性心包炎积液一般不多,可同时有风湿性胸膜炎和风湿性肺炎,心电图除 aVR 外,可见 ST 段向上移和 T 波倒置。有心包积液时超声检查可发现液平面。

(5)二尖瓣狭窄:据二尖瓣狭窄口的程度,分为 3 种。一是轻度狭窄,瓣孔直径在 2cm 以上;二是中度狭窄,瓣孔直径在 0.8~1.2cm;三是重度狭窄,瓣孔直径在 0.8cm 以下。三者均可引起血流动力学的变化。

在代偿期内,患者能胜任一般的体力劳动,无症状或只有轻微的症状。左心房衰竭期,有呼吸困难和发绀、咳嗽、咯血,以及声音嘶哑、吞咽困难。右心衰竭期,体循环静脉瘀血,肝脾大和压痛,甚至出现心源性肝硬化,皮下及下肢水肿和腹水,呼吸困难和发绀。

(6)二尖瓣关闭不全:轻度二尖瓣关闭不全,可无自觉症状,当出现左心功能不全时症状较重,可有疲倦、乏力和心悸,或因肺充血而发生劳累后呼吸困难,后期也可出现右心功能不全的症状。

(7)主动脉瓣关闭不全:早期常无症状,或仅有心悸和头部搏动感,心尖区不适,晚期产生左心功能不全和肺瘀血的症状,如劳累后气急或呼吸困难,少数患者可有心绞痛和昏厥,最后发生右心衰竭。

(8)主动脉瓣狭窄:轻度者可无症状,狭窄程度加重时,最早自觉症状是疲乏,活动后呼吸困难,主要是眩晕或昏厥、心绞痛和左心衰竭,容易发生猝死。

(9)三尖瓣关闭不全:以右心室衰竭的临床表现为主。

(10)三尖瓣狭窄:有疲倦、呼吸困难、右心房压力增高以至衰竭为主要临床表现。

（11）联合瓣膜病变：为两个或两个以上瓣膜同时受累，最常见的是二尖瓣狭窄合并主动脉瓣关闭不全。临床表现为各瓣膜病变所引起的综合症状和体征。一般以损害较严重的瓣膜病变表现较为突出，且临床表现和体征可相互影响。

2.体征

（1）二尖瓣狭窄：两颧紫红色，口唇轻度发绀。中度以上狭窄者，叩诊时心浊音界在胸骨左缘第3肋间向左扩大，第一心音亢进，心尖区可听到局限、低调、隆隆样的舒张中、晚期杂音。隔膜型瓣膜口病变时，可在心尖区的内上方听到二尖瓣开放拍击音。

（2）二尖瓣关闭不全：心尖向左下移位，心浊音界向左下扩大。左心室肥厚时，在心尖区可见局限性、抬举性搏动。心尖部可听到一响亮的性质粗糙、音调高、时限较长的全收缩期吹风样杂音，常向左腋下传导。心尖区常有第三心音出现。

（3）主动脉瓣关闭不全：颈动脉搏动显著，心尖搏动向左下移位，呈抬举性。心浊界向左下扩大。在第3～4肋间可听到音调高、响度递减的吹风样舒张早期杂音，常向心尖区传导。此外，严重主动脉瓣关闭不全可产生下述外周血管征：舒张压降低，脉压增宽，水冲脉，毛细血管搏动征和动脉枪击音。

（4）主动脉狭窄：在胸骨右缘第2肋间，可听到一粗糙、响亮的收缩期杂音，向颈动脉及锁骨下动脉传导，有时可触到收缩期震颤。心功能不全时，可听到第四心音。由于心室排血量减少，收缩压降低，以致脉压变小。

（5）三尖瓣关闭不全：右心扩大，胸骨左缘第3～5肋间有高调的全收缩期杂音，颈部静脉显示收缩期搏动，肝大，晚期可有腹水。

（6）三尖瓣狭窄：右心房扩大，胸骨左缘第3～5肋间有低调的隆隆样舒张中期到后期杂音，深吸气时增强，可伴舒张期震颤。可有肝大、腹水和水肿。

3.并发症　风心病主要并发症有充血性心力衰竭、心房颤动、亚急性感染性心内膜炎、栓塞、急性肺水肿、肺部感染等。并发症发生之后则各相应的症状体征出现。

【望耳诊病要点】

1. 在心穴区(彩图 9-1)可见小片状白色变,边缘或呈黯红色变;或呈丘疹样黯红色变(彩图 9-2),且其边缘界限常不很清晰。

2. 在心穴区一般常可见及光泽变(彩图 9-3)。

【其他耳诊法】

1. 耳穴染色诊法　在心穴区常呈染色改变。

2. 耳廓触压诊法或电探测诊法　在心穴区可触及或探及敏感点。

二、慢性肺源性心脏病

【概述】

慢性肺源性心脏病,简称"肺心病",是心血管系统较常见的一种疾病。系由于肺部、胸廓或肺动脉的慢性病变所引起的肺循环阻力增加,进而引起右心室肥厚,最后发展为右心衰竭的一种心脏病。由慢性肺功能不全所致者,尚可因缺氧和高碳酸血症影响了全身各部位重要器官,造成严重的功能衰竭,故本病是以肺、心功能障碍为主要表现的全身性疾病。在气候寒冷的地区,本病的发病率较高。

本病在中医学属"肺胀""咳喘""痰饮""水肿""心悸"等病证范畴。

先天禀赋不足,高年体弱,过度吸烟、酗酒、纵欲、劳累、忧伤,又复加频繁的外感内伤,肺脾肾心受损,造成肺胀喘满。肺脾肾虚,是本病发生的主要原因。外邪侵袭是本病发生、发展的主要因素。痰瘀互结,贯穿着本病的始终,痰既是一种病理产物,又是继发病因。

肺胀是由于慢性咳喘气逆,反复发作,以致引起五脏功能失调,气血津液运行敷布障碍而形成。因此其病位主要在肺,兼及心、脾、肾,是一种虚实相兼的复杂证候。

外邪侵入,首先犯肺,肺失宣降,则发咳嗽、咯痰、喘息等候。肺病经久不愈,反复发作,形成宿疾,正气必衰,进而累及脾、肾、心等脏。脾主运化,脾失健运则水湿内停,酿湿生痰;肾主水,久病及肾,阳虚不能制水,水湿浸淫肌肤则成水肿。又因肺主呼吸,为气之主,肾主纳气,为气之根,肺肾俱虚,摄纳无权,则每见咳逆气促,不能平卧,动则喘甚,自汗易感冒等。心主血脉,肺朝百脉而助心行血,肺病日久,气虚则无力推动血行,每致心血瘀阻,出现心悸、胸闷、发绀、舌暗;水气凌心可使心悸、气短加重;心血瘀阻又使水道进一步壅滞而发生水肿。病久肺、脾、心、肾俱虚,更易为外邪所侵,外邪引动伏痰,反复发病,使正气虚上加虚,造成恶性循环。如病至晚期,痰浊蒙蔽清窍,可引起神昏谵语、烦躁不安等;痰热相兼,热极引动肝风可出现惊厥抽搐;如气滞血瘀,脉道不畅,或火热迫血妄行常引起出血;又如热毒炽盛而致气阴两伤,或出血量多而致气血衰微;或痰涎壅盛而致肺气闭塞者,均可导致阴绝阳脱,出现大汗淋漓、四肢厥冷、脉微欲绝之危症。

本病病因与外感六淫、痰湿、水饮、瘀血息息相关,病位主要在肺、脾、肾、心等。本虚标实、虚实交错为本病之特点。本虚为肺脾肾心俱虚;标实为水停、痰浊内阻、气滞血瘀为患。本病病机转化有两端:一是季节性加重,二是季节性缓解。

【临床表现】

1. 症状

(1)肺、心功能代偿期:此期心功能代偿一般尚好,肺功能处于部分代偿阶段,患者常有慢性咳嗽、咳痰和喘息,稍动即感心悸、气短、乏力和劳动耐受力下降,并有不同程度发绀等缺氧症状。胸痛可能与右心缺血有关,或因炎症波及胸膜之故,咯血则较少见。

(2)肺、心功能失代偿期:随着病情加重,心肺功能受到严重损害,一旦发生呼吸道感染,就会加重心肺的负荷,导致心肺功能失代偿,此时可见咳、痰、喘症状加重,通气功能明显障碍,引起缺氧和二氧化碳潴留,导致呼吸衰竭。急性呼吸道及肺部感染为最常见的诱因。由于通换气功能进一步减退,故此期表现为缺氧及二氧化碳潴留的一系列症状。当 $PaO_2<8kPa$(60mmHg)时,表现为低氧血症,症见发绀、心率加快、呼吸急促,甚则引起反应迟钝,嗜睡。当 $PaCO_2>6.67kPa$(50mmHg)时,表现为二氧化碳潴留,可见头痛、头晕、多汗、神志淡漠、白天嗜睡、夜间失眠兴奋(昼夜颠倒)及肌肉震颤、抽搐等症状。

2. 体征

(1)肺、心功能代偿期:体格检查可见明显肺气肿征,如桶状胸、肺部叩诊呈过清音、肝上界及肺下界下移、肺底活动度缩小、听诊普遍性呼吸音降低,常可听到干湿啰音。右心室虽扩大,但常与肺气肿存在使心浊音界不易叩出。心音遥远,肺动脉瓣第二音亢进,提示有肺动脉高压存在。三尖瓣区可能听到收缩期杂音,剑突下见及心脏收缩期搏动,提示有右心室肥厚和扩大。因肺气肿胸腔内压升高,阻碍了腔静脉的回流,可出现颈静脉充盈,又因膈下降,肝下缘可在肋缘下触及,酷似右心功能不全的体征。但此时静脉压多无明显升高,肝并非瘀血,前后径并不增大,且无压痛,可予鉴别。

(2)肺心功能失代偿期

①呼吸衰竭:肺性脑病时体格检查可发现球结膜充血、水肿,眼底网膜各血管扩张和视盘水肿等颅内压增高表现。瞳孔缩小、腱反射减弱或消失,锥体束征可阳性。肢体温暖多汗,脉洪大有力等。

②心力衰竭:以右心衰竭为主,体检示颈静脉怒张、心率增快、心前区可闻奔马律或有相对性三尖瓣关闭不全引起的收缩期杂音,杂音可随病情好转而消失。可出现各种心律失常,特别是房性心律失常,肝大伴压痛,肝颈反流征阳性,水肿和腹水,病情严重者可发生休克。

3. 并发症　最常见为酸碱平衡失调和电解质紊乱。其他尚有上消化道出血和休克，其次为肝、肾功能损害及肺性脑病，少见的有自发性气胸、弥散性血管内凝血等，后者病死率高。

【鉴别诊断】

应与风湿性心瓣膜病（简称风心病）、冠心病、原发性扩张型心肌病、缩窄性心包炎、其他昏迷状态等相鉴别。

【望耳诊病要点】

在心（彩图 9-4）、肺穴区（彩图 9-5），常可见紫黯色变或红色的斑点变或斑块变。

【其他耳诊法】

1. 耳穴染色诊法　在心、肺穴区可见染色改变。

2. 耳廓触压诊法或电探测诊法　在心、肺穴区可触及或探及敏感点。

三、病毒性心肌炎

【概述】

病毒性心肌炎是由于病毒感染而引起心肌局灶性或弥漫性的炎性病变。临床上，根据病情的不同性质，常分为急性、亚急性和慢性等多种类型。自从抗生素广泛应用于临床以来，与溶血性链球菌感染有关的风湿性心肌炎已有明显减少，而由病毒所引起的心肌炎，则相对比以往有所增多。

本病在中医学属"惊悸""怔忡""水肿""喘证""温病""心痹""虚劳""汗证""厥证""猝死"等病证范畴。

中医学认为，病毒性心肌炎的发生是由于禀赋不足，正气虚弱，复感外邪，内舍于心所致。"邪之所凑，其气必虚"，先天禀赋不足，或后天失养，或久病体虚等，不能抵御外邪。清代名医叶天士曰："温邪上受，首先犯肺，逆传心包。"温热毒邪由鼻咽或卫表而入，肺卫不宣，恶寒发热、头痛身疼、咽痛咳嗽等症；热毒不解，逆传心包而见胸闷、心痛；热毒犯心，损伤心气，烧灼心阴而致心气虚弱,心阴不足,心悸气短,头晕乏力,脉律不整;长久不愈,阴损及阳,而见阴阳两虚之尿少水肿、心悸喘促等症。饮食不洁,湿毒之邪由口而入,蕴结肠胃,表现为发热、腹痛、泄泻、恶心呕吐、疲倦乏力等症;湿毒之邪上犯于心,表现为心悸气短、胸闷心痛、脉律不整。热毒损气伤阴,而见气阴两虚之证;病久不愈亦可有阴阳两虚的见证,极少数还可引起心阳暴脱而死亡。

总之,本病病位在心,与肺、脾、肾有关,正气不足、邪毒侵心是发病的关键,正虚为本,热毒、湿毒、痰浊、瘀血为标,为本虚标实、虚实夹杂之病患。

【临床表现】

病毒性心肌炎临床分为急性、亚急性、慢性 3 种,发病 3 个月以内称为急性,3～6 个月为亚急性,6 个月以上为慢性。

1. 症状　心肌炎的症状可能出现于原发病的症状期或恢复期。多数患者在发病前有发热、全身酸痛、咽痛、腹泻等症状,反映全身性病毒感染,但也有部分患者原发病症状轻而不显著,须仔细追问方被注意到,而心肌炎症状比较显著的患者,常诉胸闷、心前区隐痛、心悸、乏力、恶心、头晕等。

2. 体征　轻者心脏不扩大,心脏扩大显著者,反映心肌炎广泛而严重。心率增速与体温不相称,或心率异常缓慢,均为心肌炎的可疑征象,心律失常极为常见。心尖区第一心音可减低或分裂,心音可呈胎心样。心包摩擦音的出现反映有心包炎存在。心尖区可能有收缩期吹风样杂音或舒张期杂音,前者为发热、贫血、心腔扩大所致,后者因左室扩大造成的相对性二尖瓣狭窄。杂音响度不超过三级,心肌炎好转后即消失。重症弥漫性心肌炎患者可出现心力衰竭的体征。

3. 并发症　常见的有心律失常、心力衰竭、心源性休克等。

【鉴别诊断】

临床应与风湿性心肌炎、冠心病、二尖瓣脱垂综合征、β 受体亢进综合征、甲状腺功能亢进症、原发性心肌病,以及其他疾病,如尿毒症、肠伤寒、大叶性肺炎、菌痢、立克次体感染等相鉴别。

【望耳诊病要点】

在心穴区，可见脱屑变(彩图 9-6)；或粟米粒样大小的结节变(彩图 9-7)。

【其他耳诊法】

1. 耳穴扪诊法　在心穴区可扪及小结节。

2. 耳穴染色诊法　在心穴区可见染色改变。

3. 耳廓触压诊法或电探测诊法　在心穴区可触及或探及敏感点。

四、心包炎

【概述】

心包炎，是指心包膜脏层和壁层的炎性病变。病变可波及邻近组织，有时可同时并发心肌炎或心内膜炎。临床上常按其病程的长短，分为急性心包炎和慢性心包炎两种，前者常见心包渗出液，后者常可引起心包缩窄。

引起心包炎的病因很多，但一般可概括为感染性和非感染性的两大类型。在感染性的心包炎当中，以结核性心包炎最为常见，病毒性、化脓性心包炎临床也并非少见，亦有见于真菌性和寄生虫性的。

在非感染性的心包炎当中，常见的有风湿性、特发性、肾衰竭性、放射损伤性、胆固醇性、乳糜性、心肌梗死性、肿瘤性或自身免疫性等多种。

本病在中医学属"心痛""胸痹""喘咳""心悸""痰饮"等病证范畴。

中医学认为，心包炎病因复杂，但不外体虚邪盛所致。因饮食不节、饮食不洁，以及药物所伤等原因可以损伤脾胃，脾胃既伤，脾虚运化失职，痰饮内生，上泛于胸，围困于心，发为胸痹、心痛、喘咳。肺气虚弱，卫外不固，外邪侵袭，外邪之中又以风、热、湿、毒及痨虫为常见。外邪犯肺,肺失宣降,痰饮蕴积胸中而为喘咳。心肺同居上焦,肺既受邪,常殃及于心,首犯心包,亦可出现胸痹心痛。心包受损,心气亦伤,难以统血以运行,除心胸痹痛之外,尚可有胁下癥积、胀满疼痛等气滞血瘀之象。心气不能下交于肾,肾虚难以化气利水,加上肺失宣降,脾失运化,久而久之可以引起水肿。外感之邪郁久热或久病血瘀,因瘀致热,热伤气阴,可见体瘦乏力、自汗盗汗、病程缠绵难愈。

【临床表现】

1. 症状

(1)急性心包炎:除原发疾病的表现外,心包炎本身亦常见如下症状。

①心前区痛:多见于急性非特异性和感染性心包炎,在结核性及肿瘤性心包炎则也明显。它是最初出现的症状,可轻可重。轻者仅为胸闷,重者呈缩窄性或尖锐性痛。常局限在心前区或胸骨后,可放射至颈部、左肩、左臂、上腹部;呼吸、咳嗽和左侧卧时加重,变换体位或吞咽时可更明显,坐位及前倾位时减轻。

②呼吸困难:是心包渗液时最突出的症状。心包填塞时,可有端坐呼吸、呼吸表浅而快、身躯前倾、发绀、水肿、乏力、烦躁不安,甚至休克征象。呼吸困难是由肺瘀血、肺或支气管受压所致。

③全身症状:发热,与心前区痛同时出现,并有畏寒、汗出、干咳、嘶哑、吞咽困难、烦躁不安、呕逆等,有时与原发病的症状难以区别。

(2)慢性心包炎:大多起病隐匿,常见于急性心包炎后数月至数十年,典型表现为体循环瘀血,静脉压升高和液体潴留。有不同程度的呼吸困难、腹部膨胀、乏力、肝区疼痛、头晕、食欲缺乏、体重减轻。极少数病例起病初始症状为心悸或水肿。

2. 体征

(1)急性心包炎

①心包摩擦音:是纤维蛋白性心包炎的特异征象。为一搔抓

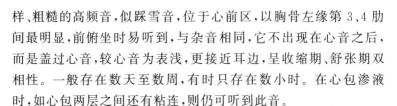

样、粗糙的高频音,似踩雪音,位于心前区,以胸骨左缘第 3、4 肋间最明显,前俯坐时易听到,与杂音相同,它不出现在心音之后,而是盖过心音,较心音为表浅,更接近耳边,呈收缩期、舒张期双相性。一般存在数天至数周,有时只存在数小时。在心包渗液时,如心包两层之间还有粘连,则仍可听到此音。

②渗液性心包炎:当积液量在 200～300ml 时有下列体征。一是心绝对浊音界两侧增大并随体位而变化。二是心尖搏动消失或微弱,位于心浊音界左内方。三是心音低而遥远,心率增快,少数可听见心包叩击音。四是 Ewart 征,即背部左肩胛角下呈浊音、颤动增强和可闻及支气管呼吸音,为大量积液时心脏被推移向后,压迫左右下肺,造成压缩性肺不张所致。五是 Rotch 征,胸骨右缘第 3～6 肋间出现实音。六是颈静脉怒张、肝大、下肢水肿、腹水等。

③心脏压塞征:颈静脉怒张,静脉压显著增高;动脉收缩压下降,舒张压不变,脉压减小,重者休克;奇脉——又名吸停脉,即吸气时脉搏搏动幅度明显下降,是对心包积液的诊断有特异性价值的体征,单纯性缩窄性心包炎通常无奇脉,若缩窄性心包炎现奇脉者,提示心包内仍有积液或合并有慢性肺部疾病。

④大量心包渗液:即心包压塞征,呼吸困难、心动过速及奇脉。如心包渗液缓慢增加,则血压正常;如迅速增加,尤其是血性液体,则常见血压突然下降或休克,颈静脉显著怒张,Kussmaul 征阳性(吸气时颈静脉更怒张);心音低弱、遥远等,为 Bech 三联征。

(2)慢性心包炎

①心脏受压表现:颈静脉充盈、怒张,肝淤血性增大,腹水,胸腔积液,下肢水肿,重者可发展到全身水肿,伴四肢肌肉慢性萎缩。少数患者有 Kussmaul 征(即吸气时颈静脉更为扩张)和 Friedreich 征(颈静脉只在心脏舒张早期塌陷)。本病腹水较周围水肿出现得早,且多属大量。迟早可发生胸水。

②心脏体征:心尖搏动不易触及,心浊音界正常或稍增大,心音减低,50%的患者可闻及异常的舒张早期心音,发生在第二心音(A₂)后 0.09～0.12 秒,呈拍击性质,称心包叩击音。心前区有时可听到舒张中期隆隆样杂音,类似房室瓣狭窄,常见于房室环处的缩窄。心动过速,心律一般为窦性心律,晚期患者可出现心房颤动,动脉压减低,脉压变小;35%的患者有奇脉。

3. 并发症 心包炎常见的并发症主要有心律失常、心力衰竭等。

【鉴别诊断】

1. 急性非特异性心包炎 胸痛剧烈时应与急性心肌梗死相鉴别。

2. 限制型心肌病 缩窄性心包炎应与限制型心肌病相鉴别。

3. 其他 出现心包积液时,应与扩张型心肌病相鉴别;当出现心包压塞症状时,应与右心衰竭的体循环瘀血相鉴别。

【望耳诊病要点】

1. 在心穴区,常可见淡红变或红褐色变(彩图 9-8)。

2. 在心穴区,并常可见粟米粒样大小的小结节变(彩图 9-9)。

【其他耳诊法】

1. 耳穴扪诊法 在心穴区可扪及小结节。

2. 耳穴染色诊法 在心穴区可出现染色改变。

3. 耳廓触压诊法或电探测诊法 在心穴区可触及或探及敏感点。

五、冠状动脉硬化性心脏病(附:隐性冠心病)

冠状动脉硬化性心脏病,简称"冠心病"。过去曾称本病为"冠状动脉性心脏病""冠状动脉粥样硬化性心脏病"或"缺血性心脏病"。是临床常见病、多发病,亦是心血管系统的常见疾病之一,又是中老年人群的常见疾病。发病的重要因素为脂质代谢失调和动脉壁损坏,易患因素包括高脂血症、原发性高血压、糖尿病、吸烟、酗酒、脑力劳动、情绪紧张并缺乏体力劳动和遗传因素等。

1979 年,世界卫生组织将冠心病分为心绞痛、心肌梗死、心力衰竭、心律失常、心搏骤停 5 种。

(一)心绞痛

【概述】

心绞痛是冠状动脉发生硬化、狭窄和(或)痉挛,心肌发生急剧而短暂的缺血、缺氧而引起的临床综合征。95％由冠状动脉粥样硬化性心脏病所致,是冠心病中最为常见的一种类型。

西医学认为,心绞痛发生于冠状动脉的供血不能满足心肌代谢的需要,引起心肌急剧、暂时的缺血、缺氧之时。

心绞痛属中医学"胸痹""心痛"等病证范畴。

中医学认为,本病的发生与年老肾虚、饮食失节、情志失调、寒邪侵袭等因素有关。其病位在心,与心、肝、肾、脾诸脏的盛衰相关,多属本虚标实之证,常在心气、心阳、心血、心阴不足或肝、脾、肾失调的基础上,兼夹痰浊、气滞、血瘀、寒凝等病变,产生不通则痛和不荣则痛的表现。

1. **年老肾虚** 中年以后,肾气渐虚。因肾为先天之本,肾虚其他脏腑也出现衰退,导致脏腑功能失调。肾阳虚衰无以温煦脾阳,而脾运化无权,营血虚少,脉道不充,血液运行不畅,以致心失所养,心阳不振,心气不足,血脉失于温运,痹阻不畅;或心肾阳虚,阴寒痰饮乘踞阳位,阻滞心脉,而发本病。肾阴虚不能滋养五脏之阴,肾水不能上济于心,心阴不足,心火燔炽下汲肾水,则阴伤气耗,心脉失于充养而运行滞涩,或阴虚火旺,灼津为痰,痰瘀痹阻,皆致胸阳不运,心脉阻滞而发生本病。

2. **饮食不节、过劳** 嗜食肥甘厚味、酒烟辛香之品,损伤脾胃,脾失健运,聚生痰湿;湿郁化热,热耗津液,熬液成痰。痰阻脉络,上犯心胸清旷之区,清阳不振,气机不畅,心脉痹阻,或痰阻脉络,气滞血瘀,胸阳失展而成心痛;此外,过度的体力劳动或脑力劳动皆可耗伤元气,以致心气亏虚,运血无力,心脉失养而发本病。

3. 七情所伤　忧思恼怒,可致心肝之气郁滞,气机不利,血脉运行不畅,胸阳不振,肝失条达,疏泄失常,发生不通则痛;或长期伏案,喜静少动,使脾失健运,痰湿内生,痰阻脉络,气血运行受阻,致使气结血凝,发生胸痛。或气滞血瘀,或因脏腑亏损,元气亏虚,气虚推动血液无力,血液停留而瘀滞不行,均可发生瘀血而生本病。

4. 寒暑犯心　素体阳虚,胸阳不振,阴寒之邪乘虚侵袭,寒凝气滞,血行不畅,胸阳失展,心脉痹阻,不通则痛。或因酷暑炎热,犯于心君,耗伤心气,亦每致血脉运行失畅而致心痛。故病者常于气候突变,特别是遇寒冷时,则易猝然发生本病。

本病病势轻重不一,主要取决于邪正双方力量的对比。其病机转化主要表现在病邪转化、虚实转化、阴阳转化、脏腑转化四个方面。一般而言,病程短者,多以邪实为主,其病机重点是寒凝、气滞、痰浊、瘀血等病邪痹阻心脉;病程长者,或因寒邪伤阳,或因痰热伤阴,或因正气损伤,邪气留恋,其病机重点多由实转虚或虚实夹杂。若病变进一步发展,阴阳之间、脏腑之间亦可相互转化,如阴损及阳、阳损及阴、心病及肾、肾病及心等,从而形成阴阳俱衰,心肾同病。

【临床表现】

1. 症状　典型的心绞痛具有以下特点。

(1)疼痛发作常有诱因:常见的诱因是情绪激动(发怒、兴奋、焦虑等)、体力劳动、登山、爬楼、饱餐、寒冷、跑步、逆风行走、吸烟等。

(2)突然发作:很少在发作前有先兆,在发作间歇期感觉可完全正常。

(3)疼痛发生部位:典型的部位为胸骨上、中段,胸骨后,有时可波及心前区,可放射至左肩、左上肢前内侧,甚至达环(无名)指和小指。

(4)疼痛性质:剧烈绞痛,呈压榨感、憋闷感或窒息感,疼痛时迫使患者停止一切活动,疼痛严重时有濒死的恐惧感,有时伴出汗、肢冷、面色苍白、发绀等症状。

(5)疼痛持续时间:疼痛的持续时间一般多为 1～5 分钟,很少超过 15 分钟,经休息后可逐渐得到缓解。

(6)其他症状:心绞痛发作时常见患者有面色苍白、出冷汗、极度疲乏、心悸、胸闷、头晕甚至晕厥、呼吸困难等。

2. 体征　部分患者在心绞痛发作时可出现如下体征。①暂时性血压升高;②窦性心动过速;③心尖部出现第四心音(房性奔马律),在左侧卧位时容易听到;④乳头肌功能失调所引起的体征,心尖区第一心音亢进,心尖区收缩期杂音及收缩中、晚期喀喇音。这些异常体征于心绞痛缓解或休息后可变为不明显,偶可消失。

3. 并发症　常见的有心律失常、心力衰竭,严重者可发生急性心肌梗死。

【鉴别诊断】

本病应与心脏神经症、急性心肌梗死,严重的主动脉瓣狭窄或关闭不全、风湿性冠状动脉炎、梅毒性主动脉炎引起冠状动脉口狭窄或闭塞、肥厚型心肌病、肋间神经痛,以及不典型疼痛,如食管病变、膈疝、胆管病变、消化性溃疡病、肠道疾病、颈椎病等相鉴别。

【望耳诊病要点】

1. 心穴区血管形态常见弧状变(彩图 9-10)、环状变(彩图 9-11)、条段状变,点状变(彩图 9-12)、片状变(彩图 9-13)、海星状变(彩图 9-14),以及蝌蚪状变(彩图 9-15),并常见红色变(彩图 9-16),或黯红色变(彩图 9-17),或黯灰色变(彩图 9-18)。

2. 耳垂部可见明显而清晰的耳褶征变(又称冠心沟、皱褶纹)(彩图 9-19)。

3. 心穴区并可见阳性反应。其阳性反应常呈圆形变(彩图 9-20)、半圆形变(彩图 9-21)或点状(彩图 9-22),条状(彩图 9-23)红晕变,边缘清晰或不清晰。

【其他耳诊法】

1. 耳穴扪诊法　可在心穴区触及稍有隆起的感觉,质地较软。

2. 耳穴染色诊法　在心、小肠穴区,可见有小点状或小片状染色。

3. 耳廓触压诊法或电探测诊法　在心、小肠、皮质下或内分泌等穴区,可触及或探及敏感点。

(二)心肌梗死

【概述】

心肌梗死,属冠心病的严重类型,是由于冠状动脉闭塞,血流中断,使部分心肌因严重的持久性缺血而发生局部坏死所致。临床主要表现为持久而剧烈的胸骨后疼痛,血清心肌酶增高,以及心电图进行性改变。常发生心律失常、心力衰竭或休克。

心肌梗死绝大部分系由冠状动脉硬化所引起;少数见于梅毒性主动脉炎累及冠状动脉开口、结缔组织病(风湿性疾病)或冠状动脉栓塞所引起。

本病在中医学属"真心痛"等病证范畴,其并发症属"心悸""喘证""厥脱"等病证范畴。

急性心肌梗死多发生在中年以后,其病因病机和"心痛""胸痹"一样,与年老体衰、阳气不足、七情内伤、气滞血瘀、过食肥甘或劳倦伤脾、痰浊化生、寒邪侵袭、血液凝滞等原因有关。寒凝气滞、血瘀痰浊闭阻心脉,心脉不通发为心胸疼痛,严重者部分心脉突然闭塞,气血运行中断而发为真心痛。

真心痛的发病基础是本虚,标实是发病条件,在本病发生过程中,可先实后虚,亦有先虚后实者,若病情进一步发展,可心胸猝然大痛,发作为真心痛(急性心肌梗死);如心气不足,帅血无力,心脉瘀阻,心血亏虚,气血运行不利,可见心动悸、脉结代(心律失常);若心肾阳虚,水邪泛滥,水饮凌心射肺,可出现心悸、水肿、喘促(心力衰竭),或亡阳厥脱、亡阴厥脱(心源性休克),或阴阳俱厥,最后导致阴阳离决。

总之,本病其位在心,其本在肾,总的病机为本虚标实,而在急性期则尤以标实为主。

【临床表现】

按临床过程和心电图的表现,本病可分为急性、亚急性和慢性 3 期,但临床表现主要在急性期当中。

1. 梗死先兆　部分患者有先兆表现。发病前数日或数周内有乏力、胸部不适,活动时有心悸、气急、烦躁、心绞痛等症状,心绞痛发作较以前频繁,性质较剧,持续较久,硝酸甘油疗效差,诱发因素不明显,疼痛时伴恶心、呕吐、大汗和心动过缓等,心电图 ST 段一时性明显抬高或压低,T 波增高或倒置等。

2. 症状

(1)疼痛:疼痛性质与心绞痛相似但更剧烈,持续时间较长,可达数小时至数日,休息和含服硝酸甘油多不能缓解。患者常焦虑不安,汗出肢冷,面色苍白,全身软弱。10%～20% 的患者可无疼痛,或疼痛的性质不典型,或疼痛的部位不典型,或表现为休克、心力衰竭,即所谓无痛性心肌梗死,常见于既往有糖尿病史、老年患者或中风患者,很容易造成漏诊或误诊。

(2)全身症状:多在发病后第 2 日始出现发热,系由坏死物质吸收所致,体温一般在 38℃ 左右,持续约 1 周,下壁心肌梗死者约 1/3 伴有恶心呕吐或上腹痛,这与迷走神经受坏死心肌刺激和心排血量降低、组织灌注不足有关,严重者发生呃逆。高热或发热持续时间超过 1 周者,要考虑感染的可能。

(3)心律失常:75%～95% 的患者有心律失常,多发生于发病 1～2 周,可伴有心悸、乏力、头晕、昏厥等症状。心律失常以室性心律失常最多,尤以室性期前收缩常见,可频发或成对出现或呈短阵室性心动过速。房室传导阻滞和束支传导阻滞也较多见,前壁心肌梗死易发生快速心律失常,下壁(膈面)心肌梗死易发生房室传导阻滞。前壁心肌梗死发生房室传导阻滞表明梗死范围广泛,情况严重,是急性期引起死亡的主要原因之一,房室传导阻滞和束支传导阻滞逐渐发展,可导致心室停搏或室性异位节律,或无任何先兆而猝死。其中最严重的心律失常是室性异位心律(包括频发性期前收缩、阵发性心动和颤动),频发、多源、成对出现或R波落在T波上的室性期前收缩可能是心室颤动先兆。因此,急性心肌梗死患者若出现上述高危性心律失常即应高度警惕并及时处理,以免发生心室颤动。

(4)低血压和休克:20%～30%的急性心肌梗死患者合并低血压或休克,绝大多数发生在起病后的第1周内,特别是发病的头24小时内。疼痛时血压下降未必是休克。如疼痛缓解而收缩压仍低于12kPa(90mmHg),有焦虑不安、面色苍白、皮肤湿冷、脉细而快、大汗淋漓、尿量减少(每小时<20ml)、神志迟钝甚至昏厥者,则为休克表现。休克的主要原因为左室壁受损(40%以上),且多为透壁性梗死,以冠状动脉而言,多为3支血管病变,但大面积的心内膜下梗死也可导致心源性休克。

(5)心力衰竭:主要是左心衰竭,可在起病最初几日内发生,为梗死后心脏收缩力弱或不协调所致,常见呼吸困难、咳嗽、发绀、烦躁等,严重者发生肺水肿等,在后期亦可出现慢性心力衰竭。右心梗死者,早期出现右心衰竭。

(6)不典型临床表现:急性心肌梗死可以不发生疼痛,这种无痛病例在我国可达总数的1/6～1/3。无痛病例可因梗死面积小,产生的致痛物质不足,或因糖尿病自主神经受损、中风、老年患者等感觉迟钝,或发生于外科各种手术后,胸痛被其他严重症状所掩盖。

急性心肌梗死可表现为猝死。极少数心肌梗死患者急性期无任何症状,因其他疾病就诊做心电图检查时而发现陈旧性心肌梗死改变。

3.体征

(1)心脏:急性心肌梗死时心脏大小可在正常范围内,体征异常者大多数无特征性。心浊音界可轻度至中度增大,心率可增快,心尖区第一心音减弱,可出现第三、四心音或房性、室性奔马律,可有各种心律失常。

(2)血压:早期偶有血压增高,大部分患者都有血压下降,发病前血压增高者,血压可降至正常以下,且可能不再恢复到发病前水平。

4.常见并发症　急性心肌梗死常见并发症主要有乳头肌功能失调或断裂、心脏破裂、体循环或肺循环动脉栓塞、心脏室壁瘤和心肌梗死后综合征等。

【鉴别诊断】

本病应与心绞痛、急性心包炎、急性肺动脉栓塞、主动脉夹层动脉瘤、急腹症等相鉴别。

【望耳诊病要点】

1.急性发作期患者,心穴区常可见点状(彩图9-24)或小片状(彩图9-25)充血变或红晕变。

2.缓解期患者,心穴区常可见点状(彩图9-26)或小片状(彩图9-27)黯红色变或棕褐色变。

3.几乎所有患者,耳垂部呈耳褶征变(又称冠心沟、皱褶纹),且清晰而明显(彩图9-28)。

4.心穴区可见阳性反应,阳性反应常呈圆形(彩图9-29)、半圆形(彩图9-30)或条状(彩图9-31)红晕变,边缘清晰或不清晰。

【其他耳诊法】

1.耳穴扪诊法　在心穴区可扪及稍有隆起的感觉,质地较软。

2.耳穴染色法　在心、小肠穴区,可见有小点状或小片状染色改变。

3. 耳廓触压诊法或电探测诊法 可在心、小肠、皮质下或内分泌等穴区,触及或探及敏感点。

【附】 隐性冠心病

【概述】

冠心病若无临床症状与体征,但有心肌缺血的心电图改变,且其心肌无组织形态改变的,就称为"隐性冠心病"。

【望耳诊病要点】

耳垂部耳褶征变(皱褶纹)不明显,隐约可见(彩图 9-32);或见纹路上下不相沟通变(彩图 9-33),称为隐心沟。

【其他耳诊法】

1. 耳穴染色诊法 在心穴区或可见染色改变。

2. 耳廓触压诊法或电探测诊法 在心穴区,可触及或探及敏感点。

六、心律失常

【概述】

正常、健康人的心脏是按照一定的频率和节律进行有节奏地跳动的。当心脏因受到生理或病理等多种因素的影响,发生了心脏冲动的形成或冲动的传导发生障碍,而引起心脏的频率或节律异常改变时,就称为心律失常。

心律失常有多种,包括心动过缓、过速、心律不齐及异位心律等。心律失常临床表现多种多样,十分复杂。本病常见症状有心悸、乏力、头晕、晕厥等,亦可无症状。

为便于描述,将心律失常分为快速性心律失常及缓慢性心律失常,并将提早发生的期前收缩归于快速性心律失常加以讨论。

本病在中医学属"惊悸""怔忡""昏厥""虚劳""水肿"等病证范畴。

中医学认为,心律失常的病因很多,主要有外邪侵袭、七情刺激、饮食不节、体质虚弱等原因所致,其病位在心,但与其他脏腑密切相关。心失所养、心脉瘀阻、脏腑功能失调是其基本病变,心悸、怔忡、脉律失常是其共同表现。

本病的临床表现很多,但不外虚实两端,虚证之中通常有心气不足、心血不足、心气阴两虚、心阳不足、心阳虚脱、心神不宁等;实证之中通常有痰扰心脉、心脉瘀阻等。证型可以变化发展,心气不足,帅血无力,可以造成心脉瘀阻;痰浊血瘀可以阻塞脉道,令心失濡养,心气不足,心血不通,气阴两虚,心阳不足,甚至心阳虚脱。

本病的基本证型可以单独出现,但更多的是混合相见。因此心气不足往往与心脉瘀阻并见,心阳不足往往与痰浊扰心共存,心阴不足往往与心火上炎相伴。

心律失常的病因很多,主要有外邪侵袭、七情刺激、饮食不节、体质虚弱等原因所致,其病位在心,但与其他脏腑密切相关。心失所养、心脉瘀阻、脏腑功能失调是其基本病变,心悸、怔忡、脉律失常是其共同表现。现将其常见病因病机概述如下。

1. 外邪侵袭　外邪之中以热毒之邪及风寒湿热之邪最易犯心。温邪上受,首先犯肺,病邪可以顺传由卫入气,由气入营血,热传心脉,心脉受邪而致病;温邪上受亦可以逆传直犯于心或者由于热邪羁留不去,耗伤气阴,内损于心而成本病。

风寒湿热之邪亦可合而为痹,痹阻于经脉、肌肉、关节的病邪,在一定条件下也可上犯于心,正如《内经》指出的那样"脉痹不已,复感于邪,内舍于心。"

2. 七情刺激　七情太过可以致病,可以伤心。除过喜可以直接损伤于心之外;过于忧愁思虑可以损伤脾胃,脾胃虚弱则聚湿成痰;郁怒伤肝,木盛化火,火热灼津,炼津为痰。肝郁脾困或肝郁脾虚,亦会引起湿聚痰生。痰阻气机,血脉不畅,心失所养而发病。

3. 饮食不节　饮食不节,过食膏粱厚味、醇酒乳酪,损伤脾胃,脾胃失健,痰湿内生,痰浊上扰心肺或阻碍气机,痹阻脉道,发为本病。

4. 体质虚弱 体质虚弱的原因有因心的先天禀赋不足,也有因年老体弱,心脉不足,或因病体虚弱,心失所养。此外也有因服药不当,损害于心而发病的。

上述病因均可直接或间接损伤于心,心之气血、阴阳亏虚,或心之血脉痹阻,心失濡养而发生心悸、怔忡、脉律失常。

本病的临床表现很多,但不外虚实两端,虚证之中通常有心气不足,虚证之中通常有心气不足,心血不足,心气阴两虚,心阳不足,心阳虚脱,心神不宁等;实证之中通常有痰扰心脉、心脉瘀阻等。证型可以变化发展,心气不足,帅血无力,可以造成心脉瘀阻;痰浊血瘀可以阻塞脉道,令心失濡养,心气不足,心血不通,气阴两虚,心阳不足,甚至心阳虚脱。

本病的基本证型可以单独出现,但更多的是混合相见。因此心气不足往往与心脉瘀阻并见,心阳不足往往与痰浊扰心共存,心阴不足往往与心火上炎相伴。

【临床表现】

1. 症状

(1)快速性心律失常

①窦性心动过速:心率在 100～150 次/分钟,可无症状,或有心悸、乏力、易激动等。

②期前收缩(早搏):偶发者可无症状或自觉心搏不规则,心搏停歇感或增强感。频发者有心悸、胸闷、乏力,甚则有心绞痛发作。

③阵发性室上性心动过速:发作时有心悸、头晕、心前区不适、乏力,发作时间长而严重的病例可出现心绞痛、呼吸困难、血压下降等症状。

④阵发性室性心动过速:发作时患者突然头晕、血压下降、心绞痛发作,甚至昏厥、休克、猝死等表现。

⑤心房扑动与颤动:发作时患者可有心悸、胸闷等症状,严重

者可出现昏厥、心绞痛或心力衰竭表现。持久心房颤动者,心房内常有血栓形成,血栓脱落,即可造成栓塞。

⑥心室扑动与颤动:一旦发生,瞬即出现意识丧失、抽搐,继之呼吸停止。

(2)缓慢性心律失常

①窦性心动过缓:心率每分钟不低于 50 次,一般不引起症状,如心率每分钟低于 45 次,可引起心绞痛、心功能不全或中枢神经系统功能障碍等症状。

②病态窦房结综合征:轻者可出现头昏、乏力、失眠、记忆力减退、反应迟钝等,重者可反复晕厥或心脏停搏。

③房室传导阻滞:一度房室传导阻滞患者一般可无症状,二度房室传导阻滞患者或可有心悸或心搏停顿感,心搏缓慢时可有头昏、乏力、活动后气促,甚至晕厥等表现。三度房室传导阻滞除上述症状外,还可出现心、脑、肾等脏器供血不足的临床表现,如心、脑、肾功能不全等。

2.体征

(1)窦性心动过速:心率在 100～150 次/分钟,可有心尖部搏动和颈部血管搏动增强,心音响亮,或可在心尖部听到收缩期杂音,脉数。

(2)过早搏动:可听到提前发生的早搏和其后较长时间的间歇,早搏的第一心音常增强,第二心音减弱或消失,脉结代或脉促。

(3)阵发性心动过速:室上性心动过速发作时心率在 150～250 次/分钟,心率绝对规则,不因呼吸和运动而变化,第一心音强度不变。心脏原有杂音减弱或消失。室性阵发性心动过速心率在 150～250 次/分钟,心律略不规则,心尖部第一心音强弱不等,并可有心音分裂,脉数疾。

(4)心房扑动与颤动:心房扑动时心率快而规则,如压迫一侧颈动脉窦或眼球,能使心率暂时减慢,压迫解除后,恢复原来心房扑动的心率。心房扑动伴有不规则房室传导时,心搏不规则。心房颤动心律绝对不规则,心音强弱不一,脉搏短绌。房颤之脉象多表现为脉促,心室率缓慢者亦可表现为结代脉,快速房颤之脉象多表现为促涩,缓慢房颤亦可表现为迟涩或结代,房颤合并三度房室传导阻滞者可表现为脉迟。

(5)心室扑动与颤动:患者意识丧失,血压下降,大动脉搏动消失,听不到心音,脉涩微或怪乱。

(6)窦性心动过缓:心率低于每分钟 60 次,脉缓或迟。

(7)病态窦房结综合征:心律失常的表现为多样性,如有严重心动过缓、窦性停搏、窦房阻滞,心率常在每分钟 50 次以下,并可听到心律不齐或长间歇。脉迟或结代。当病窦出现"慢-快"综合征时,此时脉象即表现为脉迟缓、结代与数疾、促涩交替出现。

(8)房室传导阻滞:一度房室传导阻滞患者一般无体征,脉象亦多无异常。二度房室传导阻滞可分为二型:莫氏Ⅰ型,又称为文氏现象,听诊时第一心音可强弱不等,在一系列规则的心脏搏动后出现一个长的间歇,在间歇前无早搏;莫氏Ⅱ型听诊可发现每隔一次或数次规则性心脏搏动后有一长间歇,或心率慢而规则,脉结代或促脉。三度房室传导阻滞,或称完全性房室传导阻滞,心率在每分钟 40 次左右。心尖区第一心音强弱不等。有时第一心音特别响亮,称为"大炮声",收缩压偏高,舒张压偏低而脉压增大。严重时因心室率突然减慢或暂时停搏而心音、脉搏暂时消失。脉迟或结代。

【鉴别诊断】

各种类型的心律失常主要通过心电图来进行鉴别。

1. 注意室性期前收缩与伴有室内差异传导的房性期前收缩、结性期前收缩的鉴别。

2. 注意三度房室传导阻滞与干扰性完全性房室脱节的鉴别。

【望耳诊病要点】

1. 窦性心动过速　在一般情况下,心穴区常可见呈龟裂变

(彩图 9-34)。当症状发作时,则多见黯红色变(彩图 9-35)。

2. **窦性心动过缓** 在心穴区常可见环形皱褶纹变(彩图 9-36)。

3. **心穴区多见阳性反应** 其阳性反应多呈圆形皱褶变,内有小点状或片状白色反应(彩图 9-37);亦有部分患者,可见阳性反应呈凹陷变或皱褶纹变(彩图 9-38)。

【其他耳诊法】

1. 耳穴扣诊法 可在心区扣及片状隆起,且质地稍见发硬;或扣触时,稍见有凹陷或不平。

2. 耳穴染色诊法 可在心穴区见有点状染色改变。

3. 耳廓触压诊法或电探测法 在心、皮质下、小肠穴区,或神门、交感、枕等穴区,可触及或探及 1 或 2 个或多个敏感点。

七、脑血栓形成

【概述】

脑血栓形成,是指在脑动脉的颅内、外段动脉管壁病变,尤其是动脉粥样硬化的基础上,发生血液的有形成分凝聚,致使动脉管腔明显狭窄或闭塞,引起相应部位的脑部发生梗死,从而引起一系列的临床症状。

脑动脉粥样硬化是引起本病的最常见病因,其次是各种脑动脉炎,包括结核性、化脓性、钩端螺旋体病、红斑狼疮、结节性动脉周围炎、血栓闭塞性脉管炎、大动脉炎及其他非特异性脑动脉炎等。少见的病因有颈部动脉的直接外伤、先天性动脉狭窄,以及真性红细胞增多症等疾病。血压降低和血液凝固性增高(如分娩后)等,亦为诱发本病的因素之一。

本病在中医学属"中风""卒中""偏枯"等病证范畴。

中医学认为,头为精明之府。脑藏于头颅之中,上至天盖,下至风府穴;为髓之元神之府,神机之源,诸神之会;赖颅骨以护之,膜以隔之,大络小络以贯布之;是五脏精华,六腑清阳,皆上以养脑,从而使脑具有中清之质、精明之用。《素问·五脏别论》云:"脑、髓、骨、脉、胆、女子胞……名曰奇恒之腑。"年老体弱,正气不足;劳倦内伤,气损正衰;气虚血瘀,阻闭脑络;或饮食不节,膏粱厚味,损伤脾胃,脾失健运,痰浊内生;或情志所伤和气候变化等均可导致脏腑阴阳失调,气血不和,经脉瘀阻,脑失其用,而发中风。概括其主要病因病机如下。

1. 风火上炎 肝为风脏,主升、主动。性情急躁,怒火伤肝,肝火上炎;或劳倦内伤,肾精衰耗,水不涵木,木少滋荣,则肝阳偏亢,风阳升越,化火生风,风火上炎,直冲犯脑,火灼脑脉,脑脉闭阻,而致中风。

2. 阴虚风动 年老肾虚,肾精衰少,精不生血,肝血不足,则肝阴虚亏,阴虚阳亢,虚风内动;或肝火太盛,火灼伤阴,致肾阴不足;或劳倦伤肾,肾阴耗损,则水不涵木,肝肾阴虚,肝阳上亢,亢而动风,上犯于脑,而突发中风。

3. 痰湿蒙神 素体肥胖,痰湿内停;或过食肥甘厚味,致使脾胃受伤;或久病气虚,脾失运化,水湿内停,聚而成痰,痰湿内生,痰湿阻络,蒙蔽脑神,即发中风。

4. 痰热腑实 过食肥甘厚味,损伤脾胃,脾失运化,痰湿内生,郁久化热,痰热互结,阻闭经脉,腑气不通,毒邪内生,熏蒸气血,气血逆乱,扰及脑神,而发中风。

5. 气虚血瘀 年老气衰,或久病气虚,或喜静而不喜动,或久卧伤气,或忧思伤脾,正气不足,气虚不运,血行不畅,而致气虚血瘀,瘀阻经脉,一旦血瘀阻滞脑脉,气血不通,脑神失养,遂发中风。正如《灵枢·刺节真邪》所云:"虚邪偏容于身半,其入深,内居荣卫,荣卫稍衰,则真气去,邪气独留,发为偏枯。"指出了中风与气虚血瘀有关。

【临床表现】

多于50岁以后发病,常伴有高血压;多在睡眠中发病,醒来才发现肢体偏瘫。部分患者先有头昏、头痛、眩晕、肢体麻木、无力等短暂性脑缺血发作的前驱症状,多数经数小时甚至1～2日症状达高峰,通常意识清楚,但大面积脑梗死或基底动脉闭塞可有意识障碍,甚至发生脑疝等危重症状。神经系统定位体征视脑血管闭塞的部位及梗死的范围而定。

【鉴别诊断】

本病应与脑出血、脑栓塞、颅内占位性病变、脑内寄生虫病等相鉴别。

【望耳诊病要点】

1. 耳垂部可见耳褶征(皱褶纹)变(彩图9-39)。

2. 皮质下穴区可见黯灰色变,无光泽变(彩图9-40)。

3. 阳性反应主要出现在皮质下(彩图9-41)、缘中(彩图9-42)、枕(彩图9-43)等穴区,可见点、片状充血变或红晕变。

【其他耳诊法】

1. 耳穴扣诊法　可在肝、脾穴区扣及不很明显的圆形凸出,质地较软。

2. 耳穴染色诊法　可在上质下、肝、脾穴区见点状或小片状染色改变。

3. 耳廓触压诊法或电探测法　在皮质下、缘中、肝、肾、脾穴区及相应部位,可触及或探及敏感点。

八、脑出血

【概述】

脑出血(ICH),曾称"脑溢血",系指原发性非外伤性脑实质内出血,又称为原发性或自发性脑出血。脑出血系脑内的血管病变破裂而引起的出血,绝大多数是高血压发生小动脉微动脉瘤在血压骤升时破裂所致,称为高血压性脑出血。主要病理特点为局部脑血流变化、炎症反应,以及脑出血后脑血肿的形成和血肿周边组织受压、水肿、神经细胞凋亡。80%的脑出血发生在大脑半球,20%发生在脑干和小脑。脑出血起病急骤,临床表现为头痛、呕吐、意识障碍、偏瘫、偏身感觉障碍等症状。在所有脑血管疾病患者中,脑出血占 20%～30%,年发病率为(60～80)/10 万,急性期病死率为 30%～40%,是病死率和致残率很高的常见疾病。该病常发生于 40－70 岁,其中＞50 岁的人群发病率最高,达93.6%,但近年来发病年龄有年轻的趋势。

根据本病的临床表现,可归属于中医学"中风""仆击""偏枯""薄厥""大厥""卒中"等病证范畴。

2006 年中国中西医结合学会神经科专业委员会制定的《脑梗死和脑出血中西医结合诊断标准(试行)》规定,无论是脑梗死或脑出血,按其临床表现多属于中医学"中风病"范畴,统称为"脑卒中"。

中医学认为,其病因病机不外乎风火上炎、风痰瘀阻、痰热腑实、气虚血瘀、阴虚风动、痰湿蒙神、痰热内闭、元气败脱等。

1. 风火上炎　素体阳盛,性情急躁,肝火旺盛;或郁怒伤肝,肝郁化火,亢而动风,风火上炎,鼓荡气血上冲犯脑,脑脉受损,血溢出脑脉,遂成出血性中风。

2. 风痰瘀阻　素体肥胖,或过食肥甘醇酒致脾胃受伤,脾运失调,水湿运化失司,而致痰湿内生。若烦劳过度,致使阳气升张,引动风阳,内风旋动,夹痰逆于清窍,损伤脑脉,血妄行于脉外而产生脑出血。

3. 痰热腑实　过食肥甘醇酒辛辣,致使脾胃受伤;或素体肝旺,克伐脾土,脾运失调,水湿运化失司而致痰湿内生,郁久化热,形成痰热互结;或肝郁化火,灼津成痰,痰热互结,遂成痰热腑实,腑气不通,气逆上冲,破损脑脉,血溢出脑脉,则发为脑出血。

4. 气虚血瘀　年老体弱,或久病气虚,气不摄血,血不循经,溢出脑脉,离经之血聚而不散成为瘀血,阻闭脑窍,脑神失用,猝然昏仆而致中风。

5. 阴虚风动　"年四十而阴气自半,起居衰矣"。年老体弱,或久病气血亏损,阴气耗伤;或劳倦伤肾,肾精亏损,水不涵木,肝肾阴虚,则阴不制阳,虚风动越,上扰脑脉,脉道受损,血不循经而外溢,发为脑出血。

6.痰湿蒙神　脾为生痰之源,各种原因导致脾运失健,水湿运化失司而致痰湿内生,若情志过极,扰乱气机,痰湿上扰,蒙蔽清窍,损伤脑脉,血溢脉外,即发生脑出血。

7.痰热内闭　素体痰盛,五志过极,阳亢风动,夹痰夹火,横窜经络,上窜脑脉,迫血妄行,溢出脑脉,蒙蔽清窍而致脑卒中。

8.元气败脱　年老体衰,或风火、痰湿、痰火上扰清窍,脑脉受损而血外溢;或瘀血阻闭清窍,发生重症脑出血,致元气败脱,阴阳不相维系而离决,神明散乱,则生命危在旦夕。

【临床表现】

1.症状与体征

(1)意识障碍:多数患者发病时很快出现不同程度的意识障碍,轻者可呈嗜睡状态,重者可致昏迷。

(2)高颅压征:表现为头痛、呕吐。头痛以病灶侧为重,意识蒙眬或浅昏迷者可见患者用健侧手触摸病灶侧头部;呕吐多为喷射性,呕吐物为胃内容物,如合并消化道出血可为咖啡样物。

(3)偏瘫:病灶对侧肢体瘫痪。

(4)偏身感觉障碍:病灶对侧肢体感觉障碍,主要是痛觉、温度觉减退。

(5)脑膜刺激征:见于脑出血已破入脑室、蛛网膜下隙,以及脑室原发性出血之时,可有颈项强直或强迫头位,Kernig征阳性。

(6)失语症:优势半球出血者,多伴有运动性失语症。

(7)瞳孔与眼底异常:瞳孔可不等大、双瞳孔缩小或散大。眼底可有视网膜出血和视盘水肿。

(8)其他症状:如心律不齐、呃逆、呕吐咖啡色样胃内容物、呼吸节律紊乱、体温迅速上升及心电图异常等变化。脉搏常有力或缓慢,血压多升高,可出现肢端发绀,偏瘫侧多汗,面色苍白或潮红。

2. 不同部位脑出血的临床表现

(1)基底节区出血：为脑出血中最多见者，占60%～70%。其中壳核出血最多，约占脑出血的60%，主要是豆纹动脉尤其是其外侧支破裂引起；丘脑出血较少，约占10%，主要是丘脑穿通动脉或丘脑膝状体动脉破裂引起；尾状核及屏状核等出血少见。虽然各核出血有其特点，但出血较多时均可侵及内囊，出现一些共同症状。现将常见的症状分轻、重两型叙述如下。

①轻型：多属壳核出血，出血量一般为数毫升至30ml，或为丘脑小量出血，出血量仅数毫升，出血限于丘脑或侵及内囊后肢。患者突然头痛、头晕、恶心呕吐、意识清楚或轻度障碍，出血灶对侧出现不同程度的偏瘫，亦可出现偏身感觉障碍及偏盲（三偏征），两眼可向病灶侧凝视，优势半球出血可有失语。

②重型：多属壳核大量出血，向内扩展或穿破脑室，出血量可达30～160ml；或丘脑较大量出血，血肿侵及内囊或破入脑室。发病突然，意识障碍严重，鼾声明显，呕吐频繁，可吐咖啡样胃内容物（由胃部应激性溃疡所致）。丘脑出血病灶对侧常有偏身感觉障碍或偏瘫，肌张力低，可引出病理反射。平卧位时，患侧下肢呈外旋位。但感觉障碍常先于或重于运动障碍，部分病例病灶对侧可出现自发性疼痛。常有眼球运动障碍（眼球向上注视麻痹，呈下视内收状态）。瞳孔缩小或不等大，一般为出血侧散大，提示已有小脑幕疝形成；部分病例有丘脑性失语（言语缓慢而不清、重复言语、发音困难、复述差、朗读正常）或丘脑性痴呆（记忆力减退、计算力下降、情感障碍、人格改变等）。如病情发展，血液大量破入脑室或损伤丘脑下部及脑干，昏迷加深，出现去大脑强直或四肢弛缓，面色潮红或苍白，出冷汗，鼾声大作，中枢性高热或体温过低，甚至出现肺水肿、上消化道出血等内脏并发症，最后多发生枕骨大孔疝而死亡。

(2)脑叶出血：又称为"皮质下白质出血"。CT检查发现，脑叶出血约占脑出血的15%，发病年龄11－80岁，40岁以下占

30％,年轻人多由血管畸形(包括隐匿性血管畸形)、Moyamoya病引起,老年人常见于高血压动脉硬化及淀粉样血管病等。脑叶出血以顶叶最多见,以后依次为颞叶、枕叶、额叶,40％为跨叶出血。脑叶出血除意识障碍、颅内高压和抽搐等常见症状外,还有各脑叶的特异表现。

①额叶出血:常有单侧或双侧的前额痛、病灶对侧偏瘫。部分病例有精神行为异常、凝视麻痹、言语障碍和癫痫发作。

②顶叶出血:常有病灶侧颞部疼痛;病灶对侧的轻偏瘫或单瘫、深浅感觉障碍和复合感觉障碍;体象障碍、手指失认和结构失用症等,少数病例可出现下象限盲。

③颞叶出血:常有耳部或耳前部疼痛,病灶对侧偏瘫,但上肢瘫重于下肢,中枢性面、舌瘫可有对侧上象限盲;优势半球出血可出现感觉性失语或混合性失语;可有颞叶癫痫、幻嗅、幻视、兴奋躁动等精神症状。

④枕叶出血:可出现同侧眼部疼痛,同向性偏盲和黄斑回避现象,可有一过性黑蒙和视物变形。

(3)脑干出血

①中脑出血:中脑出血少见,自 CT 应用于临床之后,临床已可做出诊断。轻症患者表现为突然出现复视、眼睑下垂、一侧或两侧瞳孔扩大、眼球不同轴、水平或垂直眼震,同侧肢体共济失调,也可表现大脑脚综合征(Weber 综合征)或红核综合征(Benedikt 综合征)。病情重者出现昏迷、四肢弛缓性瘫痪、去大脑强直,常迅速死亡。

②脑桥出血:占脑出血的 10％左右。病灶多位于脑桥中部的基底部与被盖部之间。患者表现突然头痛,同侧Ⅵ、Ⅶ、Ⅷ脑神经麻痹,对侧偏瘫(交叉性瘫痪),出血量大或病情重者常出现四肢瘫痪,很快进入意识障碍、针尖样瞳孔、去大脑强直、呼吸障碍,多迅速死亡。可伴中枢性高热、大汗和应激性溃疡等。一侧脑桥小量出血可表现为脑桥腹内侧综合征(Foville 综合征)、闭锁综合征

和脑桥腹外侧综合征(Millard-Gubler 综合征)等。

③延髓出血:延髓出血更为少见,表现为突然意识障碍,血压下降,呼吸节律不规则,心律失常,轻症患者可呈延髓背外侧综合征(Wallenberg 综合征),重症患者常因呼吸心搏停止而死亡。

④小脑出血:约占脑出血的 10%。多见于一侧半球的齿状核部位,小脑蚓部也可发生。发病突然,眩晕明显,频繁呕吐,枕部疼痛,病灶侧共济失调,可见眼球震颤,同侧周围性面瘫,颈项强直等,如不仔细检查,易误诊为蛛网膜下腔出血。当出血量不大时,主要表现为小脑症状,如病灶侧共济失调,眼球震颤,构音障碍和吟诗样语言,无偏瘫。出血量增加时,还可表现有脑桥受压体征,如展神经麻痹、侧视麻痹等,以及肢体偏瘫和(或)锥体束征。病情如继续加重,颅内压增高明显,昏迷加深,极易发生枕骨大孔疝死亡。

⑤脑室出血:分为原发与继发两种,继发性系指脑实质出血破入脑室者;原发性指脉络丛血管出血及室管膜下动脉破裂出血,血液直接流入脑室者。以前认为脑室出血罕见,现已证实占脑出血的 3%～5%。55% 的患者出血量较少,仅部分脑室有出血,脑脊液呈血性,类似蛛网膜下腔出血。临床常表现为头痛、呕吐、项强、Kernig 征阳性、意识清楚或一过性意识障碍,但常无偏瘫体征,脑脊液血性,酷似蛛网膜下腔出血,预后良好,可以完全恢复正常;出血量大,瞳孔缩小或时大时小,眼球浮动或分离性斜视,四肢肌张力增高,病理反射阳性,早期出现去大脑强直,严重者双侧瞳孔散大,呼吸深,鼾声明显,体温明显升高,面部充血多汗,预后极差,大多迅速死亡。

【鉴别诊断】

本病应与脑梗死、脑栓塞、蛛网膜下腔出血、外伤性脑出血,内科疾病导致的昏迷,如糖尿病昏迷、肝性昏迷、尿毒症昏迷、急性乙醇中毒、低血糖昏迷、药物中毒、一氧化碳中毒等相鉴别。

【望耳诊病要点】

1. 耳垂部可见耳褶征(皱褶纹)变(彩图 9-44)。

2. 在脑点(彩图 9-45)、脑干穴区(彩图 9-46),皮质下穴区上1/3处(彩图 9-47),可见红点变或红斑变,且界限不很清晰。

3. 在心穴区可见环形皱褶纹变,并可见光泽变(彩图 9-48)。

【其他耳诊法】

1. 耳穴染色诊法　在心、脑点、脑干、皮质下等穴区可见染色改变。

2. 耳廓触诊法及电探测诊法　在心、脑点、脑干、皮质下等穴区,可触及或探及敏感点。

九、脑动脉硬化症

【概述】

脑动脉硬化症,是由于脂质沉积于脑动脉内壁,以致脑动脉发生粥样硬化、小动脉硬化、微小动脉玻璃样变等脑动脉变性病变,由此导致慢性、进行性脑缺血、缺氧,表现为脑功能障碍、精神障碍和局灶性损害等慢性脑病综合征。

本病的确切病因目前尚未完全明了,但可以肯定与糖尿病、高脂血症和原发性高血压等疾病有关。多数患者脑组织存在有不同程度的萎缩表现,整个脑重量减轻,脑回变小,脑沟增宽,尤以额叶、颞叶为甚。约 70% 的脑卒中患者,都存在有脑动脉硬化症。

本病在中医学属"眩晕""健忘""不寐""中风""虚劳""呆证"等病证范畴。

中医学认为,本病早期由于无明显临床表现故无具体病症可归纳,但本病多见于中老年人,且随年龄增长而呈增高趋势,故肾虚是其主要发病基础,同时与痰、瘀等病理产物有密切关系,另外还涉及肝、脾等脏腑。

痰之为病非常广泛,既指排出体外的有形之痰,又指表现为痰的特异症状,因成因不同,在性质上有寒、热、燥、湿、风等多种痰,由于其所在的脏腑部位不同,症状表现亦各具特点。痰的产生,与肺、脾、肾三脏的关系甚为密切,当外邪所侵或内伤七情,饮食劳倦,生活失宜等,导致肺、脾、肾三脏失其生化输布功能,三焦气化不化精微,渐聚成痰。血液在脉中周流不息,担负着营养全身的作用,维持机体的正常功能并濡养脏腑和经脉肌肤。当各种因素伤及脏腑与血、气、津时,就会影响到血液的正常运行,使血液运行不畅,甚至瘀塞而产生淤血,淤血的产生会进一步加重血行的不畅。如肝气郁结,气机不畅,气滞可致血瘀;各种疾病病久之后,正气亏虚,不能推动血液的运行也可致血行不畅,日久则成淤血。"痰""瘀"在动脉粥样硬化发生发展过程中起着重要的作用。但其内在因素是正气不足,发生涉及的脏腑主要为肾、脾、肝、心等脏。肾精不足,直接影响人体的生长、发育。肝主疏泄,主藏血、调血。肝阴不足或肝肾阴亏,阴津内亏,藏血调血功能失常,致使淤血内生。脾虚健运失常,饮食不化精微,则痰浊内生。

总之,脑动脉硬化症病位在血脉,为本虚标实之证,本虚以肾为主,涉及肝、脾;标实则以痰浊、淤血为主,兼有气滞。在病变的过程中,气、血、痰、瘀相互影响,致使病情错综复杂。

【临床表现】

1. 早期 主要表现为脑功能障碍和精神障碍,多数患者有头昏脑涨、头痛、眩晕、倦怠乏力、嗜睡、精神萎靡或抑郁,易见激动、失眠、多梦、记忆力减退,尤以近事记忆力减退明显,注意力不集中、情绪不稳定、思维迟钝,理解力及综合分析能力较差,工作能力下降,言语不清、吞咽困难、动作迟缓,肢体麻木,行走时缓慢摇摆等。

2. 后期 表现为局灶性或弥漫性损害,如痴呆、肢体震颤,或中风,或癫痫发作等。

【鉴别诊断】

脑动脉硬化所引起的脑血管意外,须与其他原因引起的脑血管意外相鉴别。

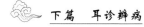
【望耳诊病要点】

1. 心穴区可见环状皱褶纹变(彩图 9-49)。

2. 耳垂部可见耳褶征(皱褶纹)变(彩图 9-50)。

【其他耳诊法】

1. 耳穴染色诊法　在心穴区可见染色改变。

2. 耳廓触诊法及电探测诊法　在心穴区,可触及或探及敏感点。

十、冠状动脉供血不足

【概述】

冠状动脉是一条供应心脏本身血液的动脉,为心脏取得各种营养物质、氧和能量的唯一通道。冠状动脉的血液循环过程,一方面为心脏带来了营养物质、氧气及能量,另一方面又能将心肌代谢所产生的乳酸等废物运走。所以说冠脉循环是维持心脏正常功能的根本保证。当各种原因引起冠状动脉出现痉挛或狭窄,甚至阻塞时,则可导致冠状动脉供血不足的发生。

【望耳诊病要点】

1. 耳垂部可见耳褶征(皱褶纹、冠心沟)变(彩图 9-51)。

2. 心穴区可见环状皱褶纹变(彩图 9-52)。

3. 心穴区可见细小扩张的小血管变(彩图 9-53)。

【其他耳诊法】

1. 耳穴染色诊法　可在心穴区见染色改变。

2. 耳穴触诊法及电探测诊法　在心穴区,可触及或探测敏感点。

十一、原发性高血压

【概述】

原发性高血压,以前曾称"高血压病"。是一种以动脉血压持续升高,或神经功能失调表现为临床特征,并伴有动脉、心脏、脑和肾等器官病理性改变的全身性疾病。

本病病因尚未完全阐明。目前临床认为主要与中枢神经系统及内分泌体液调节功能紊乱有关,其次与年龄、职业、环境等因素也有密切联系。另外,家族性高血压病史、肥胖症、高脂血症、高钠饮食、嗜烟、酗酒等各种因素的影响,也促使原发性高血压的发病率有所增高。高血压不仅使冠心病的发病率成倍增加,并且是造成脑血管意外及心、肾功能损害的重要原因。

此外,高血压也作为某种疾病的一种症状表现,如肾疾病、内分泌疾病、颅内疾病等均可发生高血压症状,称为继发性或症状性高血压。

根据本病的主要证候、病程、转归及其并发症,属于中医学"头痛""眩晕""肝风""中风"等病证范畴。

1. 病因 根据原发性高血压的临床表现,中医学主要是通过眩晕、头痛来认识其病因病机的。常见病因有以下几个方面。

(1)情志失调:原发性高血压中的情志失调常见于过度恼怒、长期忧思和恐惧紧张及情绪波动等,这些因素一旦破坏人体的阴阳平衡,使脏腑气血功能失调,就会导致本病的发生。

(2)饮食不节:饥饱失常,损伤脾胃,脾虚失运,酿生痰浊,上蒙清窍,以及过食温热肥腻之品,体内痰热内盛,上冲清窍,导致本病发生。

(3)久病过劳:久病和过劳可伤及人体正气,使阴阳平衡失调,脏腑功能紊乱,从而发生本病。

(4)先天禀赋异常:人体先天禀赋主要取决于父母之素质,即父母素质之偏盛偏衰可影响后代。父母因阴阳平衡失调而患原发性高血压,使其子女易患原发性高血压。

2. 病机 在上述病因的作用下,机体的阴阳平衡失调,脏腑、经络、气血功能紊乱,就形成了以头晕、头痛为主要表现的原发性高血压。其主要病机如下。

(1)肝阳上亢:素体阳盛阴衰之人,阴阳平衡失其常度,阴亏于下,阳亢于上;长期精神紧张或忧思郁怒,使肝失调达,肝气郁结,气郁化火伤阴,肝阴耗伤,风阳易动,上扰头目而出现眩晕、头痛。

(2)肝肾阴虚:肝藏血,肾藏精,肾阴不足常可导致肝阴不足,肝阴不足亦可致肾阴不足。肝肾阴虚,不能涵敛阳气,阳气亢逆上冲,而出现眩晕、头痛。

(3)痰湿中阻:饮食不节,肥甘厚味太过,损伤脾胃,或忧思劳倦伤脾,以致脾虚失职,聚湿生痰;或肝气郁结,气郁湿滞生痰。痰湿中阻,或兼内生之风火作祟,表现头痛、脘闷、眩晕欲仆等。

(4)瘀血阻络:中医学认为,"初病在经,久病入络""初病在气,久病入血""气病累血,血病则累气"。原发性高血压患者随病程的延续,病情进一步发展,殃及血分,使血行不畅,终致瘀血阻络。

(5)阴阳两虚:多因病久不愈,阴阳俱损而致。在原发性高血压患者中多见阴损及阳,最终阴阳两虚。

【临床表现】

原发性高血压根据起病和病情进展的缓急及病程的长短可分为缓进型和急进型,前者又称良性高血压,绝大部分患者属此型;后者又称恶性高血压,仅占原发性高血压患者的 1%～5%。

1. 缓进型原发性高血压　多为中年后起病,有家族史者发病年龄可较轻。起病多数隐匿,病情发展慢,病程长。早期患者血压波动,血压时高时正常,为脆性高血压阶段。在劳累、精神紧张、情绪激动时易有血压升高,休息、去除上述因素后,血压常可降至正常。随着病情的发展,血压可逐步升高并趋向持续性或波动幅度变小。患者的主观症状和血压升高的程度不一致,约半数患者无明显症状,只是在体格检查或因其他疾病就医时发现有高血压,少数患者则在发生心、脑、肾等器官的并发症时才明确原发性高血压的诊断。

患者可有头痛,多发生在枕部,尤易发生在睡醒时,尚可有头晕、头胀、颈部板紧感、耳鸣、眼花、健忘、注意力不集中、失眠、烦闷、乏力、四肢麻木、心悸等。这些症状并非是由高血压直接引起的,部分是高级神经功能失调所致,无临床特异性。此外,尚可出现身体不同部位的反复出血,如眼结膜下出血、鼻出血、月经过多,少数患者有咯血等。

早期患者由于血压波动幅度大,可有较多症状,而在长期高血压后,即使在血压水平较高时也无明显症状,因此,不论有无症状,患者应定期随访血压。随着病情的发展,血压明显而持续性升高,则可出现脑、心、肾、眼底等器质性损害和功能障碍,并出现相应的临床表现。在并发主动脉粥样硬化时,其收缩压增高常较显著,并发心肌梗死或发生脑出血后,血压可能降至正常。

(1)脑部表现:头痛、头晕和头胀是原发性高血压常见的神经系统症状,也可有头沉或颈项板紧感。高血压直接引起的头痛多发生在早晨,位于前额、枕部或颞部,可能是颅外颈动脉系统血管扩张,其脉搏振幅增高所致。这些患者舒张压多很高,经降压药治疗后头痛可减轻。高血压引起的头晕可为暂时性或持续性,伴有眩晕者较少,与内耳迷路血管性障碍有关,经降压药物治疗后也可减轻,但要注意有时高血压下降得过多也可引起头晕。

(2)心脏表现:血压长期升高增加了左心室的负担,左心室因代偿而逐渐肥厚、扩张,形成了高血压性心脏病。

高血压时,心脏最先受影响的是左心室舒张期功能;出现临床症状的高血压性心脏病多发生在原发性高血压起病数年至十余年之后,在心功能代偿期,除有时感心悸外,其他心脏症状可不明显。代偿功能失调时,则可出现左心衰竭症状;反复或持续的左心衰竭,可影响右心室功能而发展为全心衰竭。

由于高血压可促进动脉粥样硬化,部分患者可因合并冠状动脉粥样硬化性心脏病而有心绞痛、心肌梗死的表现。

(3)肾表现:肾血管病变的程度和血压高度及病程密切相关。早期可先出现蛋白尿、血尿,当肾功能进一步减退时,血中非蛋白氮、肌酐、尿素氮常增高,酚红排泄试验示排泄量明显降低,肌酐清除率可明显低于正常,上述改变甚至随肾脏病变的加重而加重,最终出现尿毒症。

2. **急进型原发性高血压**　在未经治疗的原发性高血压患者中,约 1‰可发展成急进型高血压。发病较急骤,男女比例约 3：1,多在青中年发病。近年来此型高血压已少见,可能与早期发现轻中度高血压患者并及时有效的治疗有关。其表现基本上与缓进型原发性高血压相似,但症状如头痛等明显,具有病情严重、发展迅速、视网膜病变和肾功能很快衰竭等特点。血压显著升高,舒张压多持续在 17.3～18.7kPa(130～140mmHg)或更高。各种症状明显,小动脉的纤维样坏死性病变进展迅速,常于数月至 1～2 年出现严重的脑、心、肾损害,发生脑血管意外、心力衰竭和尿毒症。并常有视物模糊或失明,视网膜可发生出血、渗出物及视神经盘水肿。血浆肾素活性高。由于肾损害最为显著,常有持续蛋白尿、血尿和管型尿,24 小时尿蛋白可达 3g,最后多因尿毒症而死亡,但也可死于脑血管意外或心力衰竭。

3. **高血压危重症**

(1)高血压危象:在原发性高血压的进程中,如全身小动脉发生暂时性强烈痉挛,周围血管阻力明显上升,致使血压急骤上升而出现一系列临床症状时称高血压危象。这是高血压时的急重症,可见于缓进型高血压各期和急进型高血压,血压改变以收缩压突然明显升高为主,舒张压也可升高,常在诱发因素作用下出现,如强烈的情绪变化、精神创伤、心神过劳、寒冷刺激和内分泌失调等。患者出现剧烈头痛、头晕、眩晕,亦可有恶心、呕吐、胸闷、心悸、气急、视物模糊、腹痛、尿频、尿少、排尿困难等。有的伴随自主神经功能紊乱症状,如发热、口干、出汗、兴奋、皮肤潮红或面色苍白、手足发抖等;严重者,尤其在伴有靶器官病变时,可出现心绞痛、肺水肿、肾衰竭、高血压脑病等。发作时尿中出现少量蛋白和红细胞、血尿素氮、肌酐、肾上腺素、去甲肾上腺素可增加,血糖也可升高,眼底检查小动脉痉挛,可伴出血、渗出或视神经盘水肿。发作一般历时短暂,控制血压后,病情可迅速好转,但易复发。在有效降压药普遍应用的人群,此种危象已很少发生。

(2)高血压脑病:在急进型或严重的缓进型原发性高血压患者,尤其是伴有明显脑动脉硬化时,可出现脑部小动脉先持久而明显地痉挛,继而被动性或强制性扩张,急性的脑循环障碍导致脑水肿和颅内压增高,从而出现了一系列临床表现,在临床上称为高血压脑病。发病时常先有血压突然升高,收缩压、舒张压均增高,以舒张压升高为主,患者出现剧烈头痛、头晕、恶心、呕吐、烦躁不安、脉搏多慢而有力,可有呼吸困难或减慢、视物障碍、黑蒙、抽搐、意识障碍,甚至昏迷,也可出现暂时性偏瘫、失语、偏身感觉障碍等。检查可见视神经盘水肿,脑脊液压力增高,蛋白含量增高。发作短暂者历时数分钟,长者可数小时甚至数日。妊娠高血压综合征、肾小肾血管性高血压和嗜铬细胞瘤的患者,也可能发生高血压脑病这一危急病症。

4. 常见并发症 原发性高血压常见并发症有脑血管意外、心功能不全、肾衰竭及主动脉夹层动脉瘤。

【诊断标准】

1978年世界卫生组织(WHO)专家委员会确定的高血压标准为:静息时,若成人收缩压≥21.3kPa(160mmHg),及(或)舒张压≥12.7kPa(95mmHg),可诊断为高血压,若收缩压在18.9～21.2kPa(141～159mmHg)和(或)舒张压在12.1～12.5kPa(91～94mmHg)称为临界性高血压。收缩压≤18.7kPa(140mmHg)及(或)舒张压≤12.0kPa(90mmHg),则为正常血压。在我国,临界高血压仍属于高血压的范畴。

【分期标准】

第一期:血压达到确诊高血压水平,临床无器官损害的客观表现。

第二期:血压达到确诊高血压水平,并至少有下列1个器官受累:①X线、心电图、超声检查有左心室肥厚;②眼底检查见眼底动脉普遍或局部变窄;③蛋白尿和(或)血浆肌酐浓度升高;④大动脉超声或X线检查发现动脉粥样硬化斑块(包括颈、主、髂、股动脉等)。

第三期:血压达到确诊高血压水平,并有器官损害的症状与体征。①脑血管意外或高血压脑病;②左心衰竭、心绞痛、心肌梗死;③肾衰竭;④眼底出血或渗出,有无视神经盘水肿;⑤夹层动脉瘤,阻塞性动脉病。

【望耳诊病要点】

1. 耳垂部可见既圆厚又肥大变(彩图9-54),并可见耳褶征(皱褶纹)变(彩图9-55)。

2. 心(彩图9-56)、肝(彩图9-57)、肾(彩图9-58)等穴区多可见阳性反应,有时耳背沟穴区(彩图9-59)也可见阳性反应。阳性反应多见呈点状红晕变或呈圆点状白色变,边缘可见红晕变。

3. 心穴区可见圆形皱褶变(彩图9-60)。

4. 肝穴区可见小块状隆起变(彩图9-61)。

【其他耳诊法】

1. 耳穴扪诊法 可在心穴区扪及轻微不平或肝穴区扪及小块状隆起,质地较硬。

2. 耳穴染色诊法 常在肝、肾、心穴区见有小点状或小片状染色改变。

3. 耳廓触压诊法或电探测诊法 在心、肝、肾、枕、耳背沟等穴区,可触及或探及敏感点。

十二、血压不平衡综合征

【概述】

正常、健康人的左右两侧肢体的血压基本上是相等的,如果左右两侧肢体血压不相等,并超过0.7kPa(5mmHg)以上,以致出现一系列临床症状的,就称为"血压不平衡综合征"。

【症状与体征】

1. **早期**　一般可无症状，或有头晕、脑涨、眩晕、乏力等。

2. **晚期**　一般都可出现症状。上述早期症状进一步加重，并可有肢体发麻木、记忆力减退、健忘、失眠等症状。

【望耳诊病要点】

在耳垂上方，轮屏切迹处，可见一条皱褶纹垂向耳轮外，并相通，称为"不平衡纹"变，又称为"晕沟"变（彩图 9-62）。

【其他耳诊法】

1. **耳穴染色诊法**　可在耳尖穴区见染色改变。

2. **耳穴触诊法与电探测诊法**　在耳尖穴区，可触及或探及敏感点。

十三、多发性大动脉炎

【概述】

多发性大动脉炎，又称为"无脉症"，是指主动脉及其分支的慢性、进行性且常为闭塞性的非特异性炎症性疾病。临床症状以病变处远端动脉搏动减弱或消失、血压降低或测不出为主要特征。

本病在中医学属"伏脉""脉不通""脉痹""眩晕"等病证范畴。

其病因病机，中医学认为与下列因素有关。

1. **外感六淫之邪**

(1)外感风寒湿邪、阻滞经络或平时寒湿内盛，内外合邪，使经脉痹阻不通，气血不行而发病。

(2)外感温热之邪，或平时喜食辛辣油腻，过服辛热之品，使内热壅盛，火热邪毒蕴结经络，使其壅滞痹塞亦发本病。

2. **内在因素**

(1)气血两虚，外感温热燥邪久恋不去，耗气伤阴或素体内热久蕴，气血内耗或妇女妊娠及产后出血过多，久病致气血两伤。气虚则推动血液运行无力，血虚则经脉空虚，脉道失充，亦致发病。

(2)思虑过度则气凝结,或长期情志不舒,致使肝气郁滞而失其疏泄之职,使气机不畅,气滞而血瘀,气血运行受阻而发病。

(3)先天不足,形体失充,用脑、体劳过度,耗伐肾阴肾阳,思虑过度,心脾两伤;或饮食不节,起居无常,房劳太过,久病伤及脾肾,致使脾肾阳虚。脾虚生化失常,水谷精微不布,肾阳虚失其蒸化,阴霾肆布亦发本病。

(4)寒湿内蕴,久之成痰成饮,痰饮瘀阻经络,使气血运行受阻。

(5)热邪内炽,或温热燥邪内传,耗灼阴液,或大汗、大下、大吐伤津耗液;肝郁化火、灼伤阴津、久病暗伤,致肝肾阴虚,经脉失充,失于濡养;或阴不制阳、水火失济,阳亢于上,阴亏于下,皆可致发无脉证。

本病为机体虚弱,内环境失去相对平衡,湿、寒、火毒、痰浊阻滞经脉,甚者侵害脏腑,与心、肝、脾、肾关系密切。其病常因虚致实,或虚实夹杂,使病情错综复杂。

【临床表现】

1. 症状

(1)早期为病变活动期,表现为非特异性全身症状,如发热、全身不适、食欲缺乏、体重下降、夜间盗汗、关节疼痛和全身疲乏等,病变动脉处可有局限性疼痛和压痛。当局部症状和体征出现后,全身症状逐渐减轻或消失,多数患者则无上述症状。

(2)后期主要为血管腔狭窄或闭塞造成的缺血症状。临床根据血管受累部位可分为 3 型。

①主动脉弓综合征:病变主要位于主动脉弓和头臂血管。颈动脉和椎动脉狭窄堵塞时,可有不同程度的脑缺血,表现为头晕、头痛、眩晕、视觉障碍等,严重者可有晕厥。颈动脉搏动减弱或消失,可听到血管杂音,少数伴有震颤。眼底视网膜缺血。锁骨下动脉受累时,可出现患肢无力、麻木和冷感,活动后间歇性肢体疼

痛。患侧桡动脉搏动减弱或消失,血压降低或测不出,为无脉症。

②主-肾动脉型:病变主要累及胸腹主动脉及其分支,特别是肾动脉。由于下肢缺血,可出现乏力、麻木、冷感和间歇性跛行等症状。下肢脉搏减弱或消失,血压降低,上肢的血压可升高。有的患者可有肠缺血绞痛、肠功能紊乱等。合并肾动脉狭窄者,高血压是主要表现,腹部或肾区可听到血管杂音。

③广泛(混合型)型:具有上述两型特征,病变呈多发性,多数病情较重。其中肾动脉受累较常见,常有明显高血压。其他症状和体征则视受累血管而异。

上述三型均可合并肺动脉受累,晚期可出现肺动脉高压。近年发现病变可累及冠状动脉开口致心绞痛或心肌梗死。

2.体征

(1)压痛:早期病变的动脉节段有压痛。

(2)脉搏异常:主动脉弓或降主动脉的局限性狭窄,临床类似先天性主动脉缩窄,上肢血压较下肢明显增高,且下肢血管搏动较弱。主动脉主要分支狭窄或闭塞时,有典型的"无脉症"表现。腹主动脉及两侧髂总动脉病变时,下肢脉搏减弱或消失。

(3)高血压:为该病的一项重要临床表现,主要见于胸主动脉狭窄或肾动脉狭窄者。

(4)血管杂音:根据不同受累血管,可在下列部位闻及血管杂音:①主动脉弓或降主动脉狭窄可于胸骨旁、腋部或肩胛区闻及收缩期杂音;②病侧锁骨下动脉移行部位;③腹主动脉病变时腹部和背部;④肺动脉病变时的肺动脉瓣区。

【鉴别诊断】

本病应与闭塞性动脉粥样硬化、血栓闭塞性脉管炎(Buerger病)、先天性主动脉缩窄、结节性多动脉炎等相鉴别。

【望耳诊病要点】

多数患者可无明显阳性反应表现,少数患者在心(彩图9-63)、肺穴区(彩图9-64)可见小片状白色变。

【其他耳诊法】

1. 耳穴染色诊法　可在心、肺穴区见染色改变。

2. 耳廓触压诊法或电探测诊法　一般在心、肺穴区及患病部位相应耳穴,可触及或探及敏感点。

第 10 章

结缔组织病和代谢疾病

一、类风湿关节炎

【概述】

类风湿关节炎(RA),又称"畸形性关节炎""强直性关节炎""萎缩性关节炎",简称"类风关"。是一种以关节及关节周围组织的非感染性炎症为主,能引起肢体严重畸形的慢性全身性自身免疫性疾病。如累及其他脏器,可引起心包炎、心肌炎、胸膜炎、间质性肺炎、肾淀粉样变,以及眼部疾病(如巩膜炎、虹膜炎),还可并发血管炎及末梢神经损害等,因此又称为类风湿病。其关节症状特点为关节腔滑膜发生炎症、渗液、细胞增殖、血管翳(肉芽肿)形成,软骨及骨组织破坏。最后关节强直,关节功能丧失。由于全身多系统受损,故认为它是一种免疫系统调节紊乱所致的炎症反应性疾病。也属结缔组织病,是经典的结缔组织病之一。

本病在中医学属"痹证"范畴;也有人称为"历节病""顽痹""尪痹""骨痹""肾痹""虚痹""鹤膝风"等病证的,以区别于其他的"痹证"。

中医学认为,寒、冷、湿、热、毒、过劳、内外伤、产后及七情失调等因素均为 RA 的发病诱因,而禀赋素亏、气血不足、肝肾亏损,复受风寒湿热是 RA 的主要因素。

RA 的发生,乃素体正气亏虚,复感风寒湿之邪,血气不行,关节闭涩;或风寒湿(热)之邪留滞筋骨关节,久之损伤肝肾阴血,筋骨失养。故见关节肿痛、僵硬、屈伸不利,活动障碍,筋挛肉卷诸症。病机特点可用"虚""寒""湿（热）""瘀""久""变"六字来进行概括。

1. 虚　素体正气亏虚，肝肾不足或劳累过度，损耗正气是本病的内因，在本病的发生、发展过程中自始至终起着重要的作用。正气亏虚，外邪易于入侵；且正气既虚，无力祛邪外出，致病程浸淫，不易痊愈。邪气肆虐日久，进一步损耗正气，正虚邪实反复，病情日趋恶化，终至关节畸变，甚则脏腑受损而危及生命。

2. 寒　体虚风寒外袭，寒凝血涩，闭阻经脉，久则经络、骨节不利，不通则痛，致关节痛肿不利；且肾之水，应于冬季，寒气为冬季主气，故肾虚之人，寒邪特别深入，深筋着骨，致筋骨损，渐成此病。

3. 湿（热）　风邪易于速去而湿性浸淫，风寒与湿邪相合，缠绵难以速去，致病程漫长；且湿郁日久，亦可化热成毒，毒热相搏气营，筋脉鸱张，亦可见高热。

关节灼热肿痛之证。毒热煎熬，营阴受损，肌肉、经脉、骨节失于濡养，日久致肌肉瘦削，筋挛骨损、脉痿诸症；甚则化火，上犯神明，产生诸多损证。

4. 瘀　风寒湿热之邪留滞筋骨关节，气血闭阻，经脉不畅，日久成瘀，致关节肿大而变形、僵硬。且久病生痰，瘀久化热，痰瘀、瘀热相搏，以致本病证型复杂，变化多端，表现各异，亦可加重本病的病情变化与发展。

5. 久　本病病程漫长，易反复发作，既病之后，除 1/4～1/5 患者呈自限性病情或自愈外，大多罹患终身。

6. 变　一指关节畸变；二指"五脏各有所合"，痹病日久，则内舍其合而致五脏诸多变证；内舍于心，则心悸胸闷，甚则上扰神明，癫狂痫发作；舍于肺则咳嗽，气急、喘；舍于脾（胃）则纳谷减少，脘腹饱胀，甚则呃逆、呕吐、便溏、泄泻；舍于肝则胁痛，胁肋不利，甚则呕血；舍于肾则水肿、尿少，甚则水气凌心，心悸、气促发作。

"尪痹"为焦树德教授首先提出,并被国家标准《中医临床诊疗术语》和《实用中医内科学·痹证》所采用。"尪",意指足跛不能行,胫曲不能伸、身体羸弱的废疾。《金匮要略·中风历节病脉证并治》云:"诸肢节疼痛,肢形尪羸……"其中的"尪羸"就是指关节、肢体变形,关节不能自由活动而渐成的废疾而言。

【临床表现】

1. 症状与体征

(1)关节病变:为多关节对称性肿痛,隐匿起病,数周或数月内逐渐起病。其早期重要特征表现为掌指(跖趾)关节、近端指间关节(梭形肿大)、腕、肘、膝、踝甚则颞颌关节等周围关节的对称性肿痛;晨间关节僵硬,午后渐轻。常可伴有低热、贫血、全身不适和乏力、重坠感、胃纳差等症。

关节晨僵常持续 1 小时以上,晨僵时间的长短与病情程度呈直接关系,晨僵时间越长,其病情越严重,临床上把其作为病情变化和活动性的指标。

当病情持续发展为中晚期,病情呈慢性、迁移性,依次表现为关节肿胀,滑膜炎、渗液、细胞增殖及血管翳形成,关节活动受限→关节面移位、脱臼→关节韧带、关节囊及关节周围组织破坏→终致关节强直或畸形→残废。

典型的关节畸形,如掌指关节向尺侧半脱位,形成尺侧偏斜,近端指间关节丧失伸直功能,远端关节过伸和屈曲而呈"鹅颈"畸形、"纽扣花"畸形,甚则望远镜畸形手等,掌指骨端由于大量被吸收,手指明显缩短,指关节松弛不稳,掌指关节背侧肿胀,骨间肌萎缩,当患者握拳时,掌指关节背侧像山峰隆起。相邻指间肌下陷呈山谷,称谷状畸形。

(2)关节外表现:临床医师应对关节外表现有较全面的了解,才不致误治或贻误病情。一般 RA 的关节病变只能致残,但关节外表现或其并发症却有致死的可能。

①类风湿结节:见于约 25% 的典型 RA 患者,最常见在肘部、

鹰嘴突等关节隆突部和经常受压处。若结节发生在肺部,X线可见块状、密度均匀的阴影。

②类风湿血管炎:主要累及病变组织的中、小动脉,静脉。临床可表现为肾受累,尿常规异常;眼部患巩膜炎、虹膜炎、角膜炎;雷诺现象、指端坏死、慢性溃疡和紫癜等。

③间质性肺病变:肺间质纤维化,常见临床症状为咳嗽难愈,静息或活动后气促、气短。X线见肺纹理增粗、紊乱,或呈网状、网状结节阴影。

④肾改变:临床表现为血尿、蛋白尿。其病因可能是由于RA导致肾淀粉样变,实质病变(肾小球和肾小管间质性)及药物不良反应所致。

⑤神经末梢损害:常见于肢体远端麻木、烧灼感或不同程度的感觉减退,手套样、袜套样的痛、触觉减退,自觉麻木感。

⑥骨骼肌肉改变:可继发肌炎、骨质疏松、腱鞘炎,甚或病理性骨折。

2. 常见并发症　慢性胃炎及胃肠道出血、骨髓抑制、肾功能损害、肺间质纤维化、骨折、肢端溃疡及坏死、感染(肺部感染多见,中枢神经系统隐球菌感染、特异性感染,如结核等,近年来有增多的趋势)等。并发症的出现,大多很严重,有些可能与糖皮质激素及免疫抑制药的长期应用有关,构成RA的重要死因。

【鉴别诊断】

本病应与血清阴性脊柱关节病,如强直性脊柱炎(AS)、Reiter综合征、银屑病关节炎,系统性红斑狼疮(SLE),痛风,骨关节炎;结核变态反应性关节炎;风湿性关节炎等相鉴别。

【望耳诊病要点】

1. 各关节穴区,如颈椎(彩图10-1)、胸椎(彩图10-2)、腰骶椎(彩图10-3)、髋(彩图10-4)、膝(彩图10-5)、踝(彩图10-6)、跟、趾、指、腕、肘(彩图10-7)、肩(彩图10-8)、锁骨(彩图10-9)等关节穴区,可见有高低不平的、较为明显的小结节变。

2. 整个耳廓呈干硬变(彩图 10-10),不易揉软。

【其他耳诊法】

1. 耳穴扪诊法　各相应关节穴区,可扪及结节。

2. 耳穴染色诊法　各相应关节穴区,可见染色改变。

3. 耳廓触压诊法或电探测诊法　各相应关节穴区,可触及或探及敏感点。

二、糖尿病

【概述】

糖尿病,是一种临床常见的有遗传因素的内分泌-代谢疾病,因胰岛素分泌相对或绝对不足,以及靶细胞对胰岛素敏感度降低,从而引起糖、蛋白质、脂肪和继发的维生素、水、电解质代谢紊乱,并以高血糖为主要临床特征的一组疾病。

本病在中医学属"消渴"等病证范畴。其病因、病机分述如下。

1. 病因　中医学认为,糖尿病的发生主要与以下病因有关。

(1)素体阴虚,五脏虚弱:或由于先天禀赋不足,五脏虚弱;或由于后天阴津化生不足所引起。在素体阴虚,五脏虚弱中,古代医家更加强调肾脾两脏亏虚在糖尿病发病中的重要性。

(2)饮食不节,形体肥胖:长期过食肥甘,形体肥胖,醇酒厚味,损伤脾胃,脾胃运化失司,积热内蕴,消谷耗液,损耗阴津,易发生糖尿病。

(3)精神刺激,情志失调:长期过度的精神刺激,情志不舒,或郁怒伤肝,肝失疏泄,气郁化火,上灼肺胃阴津,下灼肾液;或思虑过度,心气郁结,郁而化火,心火亢盛,耗损心脾精血,灼伤胃肾阴液,均可导致糖尿病的发生。

(4)外感六淫,毒邪侵害:外感六淫,燥火风热毒邪内侵,旁及脏腑,燥热伤津,亦可发生糖尿病。

(5)久服丹药,化燥伤津:在中国古代,自隋唐以后,常有人为了壮阳纵欲或延年益寿,而嗜服矿石类药物炼制的丹药,使燥热内生,阴津耗损而发生糖尿病。

(6)长期饮酒,房劳不节:长期嗜酒,损伤脾胃,积热内蕴,化火伤津;劳伤过度,肾精亏耗,虚火内生,灼伤阴津,均可发生糖尿病。

2.病机　中医学认为,糖尿病的病机如下。

(1)病变早期,阴津亏耗,燥热偏盛:糖尿病早期的基本病机为阴津亏耗,燥热偏盛,阴虚为本,燥热为标。燥热愈甚阴津愈虚,阴津愈虚燥热愈盛,二者相互影响,互为因果。其病变部位虽与五脏有关,但主要在肺、脾(胃)、肾三脏。且三脏之间常相互影响,如肺燥津伤,津液失于敷布,则脾不得濡养,肾精不得资助;脾胃燥热偏盛,上可灼伤肺津,下可损耗肾阴;肾精不足则阴虚火旺,亦可上灼肺胃,终至肺燥,胃、脾虚,肾亏同时存在,而多饮、多食、多尿三多症状常可相互并见。

(2)病变中期,病程迁延,气阴两伤,脉络瘀阻:若糖尿病早期得不到及时恰当的治疗,则病程迁延,阴损耗气,燥热伤阴耗气而致气阴两虚,同时脏腑功能失调,津液代谢障碍,气血运行受阻,痰浊瘀血内生,全身脉络瘀阻,相应的脏腑器官失去气血的濡养而变生诸多并发症。其气虚的形成可因阴损耗气;或因燥热耗气;或因先天不足,后天失养;或因过度安逸,体力活动减少,致气虚体胖。其痰浊的形成,可因饮食不节,过食肥甘厚味,损伤脾胃;或因忧思、劳倦伤脾,以致脾气虚弱,健运失司,水湿内停,积聚化痰;或因肺气不足,宣降失司,水津不得通调输布,津液留聚而生痰;或因肾虚不能化气行水,水湿内停而为痰;或因肝气郁结,气郁湿滞而生痰。其血瘀的形成可因热灼津亏而致血瘀;或因气滞而致血瘀;或因气虚而致血瘀;或因阳虚寒凝而致血瘀;或因痰浊阻络而致血瘀。

气阴两虚,痰浊瘀血痹阻脉络是消渴病发生多种并发症的主要病机。若气阴两伤,心脉痹阻则出现胸痹、心悸等心系并发症;

若肝肾阴虚,肝阳上亢,痰闭清窍,脑脉瘀阻则出现中风、眩晕、健忘、痴呆等脑系并发症;若肝肾阴亏,脾肾两虚,肾络瘀阻则出现尿浊、腰痛、水肿、阳痿、遗精、癃闭等肾系并发症;若肝肾亏虚,精血不能上承于目,目络瘀阻,则视物模糊,甚则目盲失明;若肝肾阴虚,痰浊瘀血痹阻四肢脉络,则肢体麻木疼痛或肢端坏疽;肾开窍于耳,肾主骨,齿为骨之余,肝肾精血亏虚则耳鸣、聋、齿落;若疮毒内陷,邪热攻心,扰乱神明,则神昏谵语;若肺肾气阴两虚,易感受外邪,出现感冒、肺热咳嗽,或并发肺痨;肝胆气郁,湿浊瘀血阻滞则出现胁痛、黄疸;若肝肾阴虚,湿热下注膀胱则出现尿频急痛,小腹坠胀;若脾气虚弱,胃失和降则出现泄泻、呕吐、痞满、呃逆等诸证;若胃热炽盛,心脾积热则牙龈脓肿,口舌生疮;若皮肤络脉瘀阻,皮肤失去气血濡养,或兼感受风湿毒邪,则出现皮肤瘙痒、皮肤疖肿、痈疽疔疮、皮癣、水疱、紫癜、溃疡等多种皮肤病变。

(3)病变后期,阴损及阳,阴阳俱虚:人之阴阳互根,互相依存。消渴病之本于阴虚,若病程迁延日久,阴损及阳,或因治疗失当,过用苦寒伤阳之品,终致阴阳俱虚。若脾阳亏虚,肾阳衰败,水湿潴留,浊毒内停,壅塞三焦则出现全身水肿,四肢厥冷、纳呆、呕吐、恶心,面色苍白,尿少尿闭等症;若心肾阳衰,阳不化阴,水湿浊邪上凌于肺则出现胸闷心悸,水肿喘促,不能平卧,甚则突然出现心阳欲脱,气急倚息,大汗淋漓,四肢厥逆,脉微欲绝等危候;若肝肾阴竭,五脏之气衰微,虚阳外脱,则出现猝然昏仆,神志昏迷,目合口张,鼻鼾息微,手撒肢冷,二便自遗等阴阳离决之象。临床资料表明,消渴病晚期大多因并发消渴病心脏病,消渴病脑病,消渴病肾病而死亡。

另有少数消渴病患者起病急骤,病情严重,迅速导致阴津极度损耗,阴不敛阳,虚阳浮越而出现面赤烦躁,头痛呕吐,皮肤干燥,目眶下陷,唇舌干红,呼吸深长,有烂水果样气味。若不及时抢救,则真阴耗竭,阴绝阳亡,昏迷死亡。

【临床表现】

1. 症状

(1)主要临床症状:不同类型的糖尿病有不同的临床表现,然而糖尿病最常见的症状为"三多一少",即多饮、多食、多尿和体重减轻。不同类型的糖尿病出现这四种主要表现的时间及顺序可能不同,但这些临床表现在各种类型糖尿病的自然病程中均可能出现。

(2)其他临床症状:随着糖尿病的进一步发展,由于慢性并发症的出现而可以表现各种不同的临床症状。比如,疲乏无力,性欲减退、月经失调,麻木、腰腿疼痛(针刺、烧灼样或闪电样疼痛),皮肤蚁走感,皮肤干燥、瘙痒,阳痿,便秘,顽固性腹泻,心悸,体位性低血压、出汗,视物模糊、黑蒙,多发及难治性疖肿,足部破溃等。

2. 体征　糖尿病的早期,绝大多数患者无明显体征,多尿明显而饮水不足的情况下,患者可能出现脱水征。

病久患者可能因为营养障碍,继发性感染,出现心血管、肾、眼部、神经、皮肤、关节肌肉等并发症,而出现各种相应的体征。

少数患者可出现皮肤黄色素瘤、皮肤胡萝卜素沉着症。

3. 并发症

(1)常见的急性并发症:糖尿病酮症酸中毒,糖尿病非酮症高渗综合征,糖尿病性乳酸中毒,低血糖症等。

(2)常见的慢性并发症:糖尿病性心脏病,糖尿病性高血压,糖尿病性脑血管病变,糖尿病性下肢动脉硬化闭塞症,糖尿病性神经病变,糖尿病肾病,糖尿病足等。

【鉴别诊断】

本病应与其他原因所致的尿糖(如肾性糖尿、急性应激状态、食后糖尿、胃空肠吻合术后、弥漫性肝病等)阳性;继发性糖尿病(如胰源性糖尿病、内分泌性糖尿病、血液真性红细胞增多性糖尿病、医源性糖尿病等)相鉴别。

【望耳诊病要点】

1. 症状期 在内分泌穴区(彩图 10-11)、胰胆穴区(彩图 10-12)可见红斑变或红点变或片状色斑变。其色越红者,揭示病情越严重。斑点或片状色斑的红变程度与病情的轻重常成正比关系。

2. 无症状期 在胰胆穴区、内分泌穴区可见肿胀变,其色稍白变。

【其他耳诊法】

1. 手指触诊法 肿胀部位呈柔软感。

2. 探棒触诊法 可见有压痕。

3. 耳穴染色诊法 在胰胆、肝、肾穴区,可见点状染色改变。

4. 耳穴电探测诊法 胰胆、内分泌、肾穴区可探及阳性反应,症状期阳性反应点可随症状增加而相应增加,对早期发现糖尿病有辅助诊断作用。

第11章

神经系统疾病

一、神经衰弱

【概述】

神经衰弱,是神经症中的一种。是一种以慢性疲劳,情绪不稳,自主神经功能紊乱,以突出的兴奋与疲劳为其临床特征,并伴有躯体症状和睡眠障碍的神经症。

本病在中医学属"神劳""心劳"等病证范畴。

1. 病因　中医学认为,本病多由长期精神紧张,情志抑郁,致使脏腑功能下降,精气化源不足,脑神亏虚。正如《灵枢·大惑论》所云:"人之善忘者,何气使然? 岐伯曰:上气不足,下气有余,肠胃实而心肺虚,虚则营卫留于下,久之不以时上,故善忘也。"《景岳全书·不寐》曰:"凡人以劳倦思虑太过者,必致血液耗亡,神魂无主,所以不眠";或由脏腑不运,纵生痰火,气机逆乱,上扰神明,如《景岳全书》所言之"痰火扰乱,心神不宁"等,均可导致本病的发生。

2. 病机　本病的主要病机:一是郁怒伤肝,肝失条达,气失疏泄;或郁久化火扰神;或炼液成痰扰神;或失养。二是思虑抑郁,劳伤心脾,气血亏耗,心神四肢百骸失养;或日久伤阴,心肾失养,虚火扰神。

【临床表现】

1. 精神易兴奋与易疲劳　主要表现为学习、工作注意力不能集中或专注于某一主题,易受外界无关刺激的影响。联想与回忆增多且杂乱、无意义,使人感到苦恼,常诉"脑力下降"。

2.躯体不适　常有大量的躯体不适症状,经各种检查找不到病理性改变的证据。这些症状实际上是一种生理功能紊乱的表现,多与患者的心理状态有关。最常见头痛,部位不恒定,但能忍受,工作、学习时加重,休息后疼痛减轻或消失。

3.睡眠障碍　常入睡困难,睡眠不深,多梦而影响睡眠质量。易早醒,醒后无睡眠感,且疲乏。

4.自主神经功能障碍　心悸、血压不稳定、多汗、畏食、便秘或腹泻、尿频;月经不调、早泄或阳痿等。

5.情绪症状　难以控制和与环境不相称的烦恼、易激惹和紧张,部分患者可有轻中度的焦虑、抑郁,但不持久。有些神经衰弱患者可以完全没有抑郁情绪。

6.其他　不存在相应的躯体疾病或其他精神疾病,体格检查无阳性体征。

【诊断与鉴别诊断】

1.诊断要点(CCMD-3诊断标准)

(1)症状标准

①符合神经症的诊断标准。

②以持续和令人苦恼的脑力和体力易疲劳,经休息和娱乐不能恢复为特征,至少有以下2项:一是易感症状,如烦恼、紧张、易激惹等,可有焦虑、抑郁情绪,但不占主导;二是精神易兴奋症状,如回忆、联想增多,注意力不集中,对声光刺激敏感等;三是肌肉紧张性疼痛,如头痛、腰背痛等;四是睡眠障碍,如入睡困难、多梦易醒、睡眠节律紊乱、睡眠感觉缺失、醒后无清新感等;五是其他心理生理症状,如头晕眼花、耳鸣、心悸、胸闷、腹胀、消化不良、尿频、多汗、阳痿、早泄及月经不调等。

(2)严重标准:患者感到痛苦或影响社会功能而主动求医。

(3)病程标准:符合症状标准至少3个月。

(4)排除标准:排除其他类型神经症、抑郁症及精神分裂症。

因各种躯体疾病伴发的神经衰弱症状,可诊断为神经衰弱综合征。

2. 鉴别诊断　本病应与焦虑症、恶劣心境、神经衰弱综合征等相鉴别。

【望耳诊病要点】

在心穴区可见圆形皱褶变(彩图11-1);枕(彩图11-2)或垂前穴区(彩图11-3)可见点状或片状白色变;肾穴区(彩图11-4)可见点片状白色变。

【其他耳诊法】

1. 耳穴扣诊法　在枕、颞、额等穴区可触及条索状物,对耳屏边缘呈软骨增生变。

2. 耳穴染色诊法　在心、肝、脾、枕、内分泌等穴区可见有小点或小片状染色改变。

3. 耳廓触压诊法或电探测诊法　在心、内分泌、内生殖器、肝、肾、枕等穴区,可触及或探及敏感点,随其症状的不同还可触及或探及相应的敏感点。

二、头痛

头痛,是指头颅上半部,即眉弓以上到枕部区域内深在性的疼痛。但不包括浅表性疼痛,浅表性疼痛也称头皮痛。1989 年国际头痛协会(IHS)将头痛与面痛合称为头面痛,因此,头面痛的定义应是头面部深在性疼痛及牵涉痛。

头痛是许多疾病中的一种常见的自觉症状,可见于许多急、慢性疾病之中。

在中医学,有关头痛病名的记载很多,诸如"头风""脑风""大头风""雷头风"等,但实际上均属于头痛的范畴。是指因风寒湿热之邪外袭,或痰浊瘀血阻滞,致使经气上逆,或肝阳郁火上扰清空,或气虚清阳不升,或血虚脑髓失荣等所致的慢性反复发作性且经久不愈的头部疼痛。

头痛的临床诊断要点有以下几方面。

1. 根据头痛的性质

(1)跳痛或胀痛则多见于血管性头痛。

(2)锐痛则多见于耳源性、齿源性头痛。

(3)针刺样、电击样、火烧样痛则多为神经性头痛。

(4)强烈样钝痛则多见于脑炎、脑膜炎、脑瘤等疾病。

(5)钳压痛、紧缩性痛、重压样痛则可为紧张性头痛。

(6)其疼痛变化多端、十分奇特的,则可为功能性头痛。

2. 根据头痛的部位

(1)右颞部疼痛者,多见于偏头痛。

(2)前额部、颞部、头顶部疼痛者,多见于硬膜下血肿性头痛。

(3)枕后部疼痛者,多见于高血压性头痛。

(4)弥漫性全头痛者,多见于颅内高压或低压,急性热性疾病。

(5)头痛部位固定不变者,多为脑瘤所致;头痛较为局限或表浅者,多为颅外疾病所致之头痛。

3. 根据头痛的程度

(1)疼痛非常剧烈者,多见于急性颅内高压、三叉神经痛、蛛网膜下腔出血、偏头痛等疾病。

(2)中等度疼痛者,常见于五官科疾病。

(3)较轻的一般性疼痛者,多见于热性疾病。

(4)疼痛常难以忍受者,多见于神经症患者。

(5)疼痛影响睡眠或夜间痛醒者,则多为器质性疾病所致。

4. 根据头痛发生的方式

(1)慢性长期反复性头痛是偏头痛的特征性表现。

(2)坐位或立位时疼痛加重,卧位时则疼痛减轻者,则多为低颅压性头痛。

(3)在咳嗽、用力、运动、大便时,其疼痛加重者,则常见于颅内占位性病变。

（4）在感冒后加重、做引流术后缓解者,则见于鼻源性头痛。

（5）与精神创伤、情感因素有关者,则多见于精神性头痛。

（6）缓慢发生的头痛者,多见于颅内外的多种疾病。

5. 根据头痛的时间

（1）偏头痛、脑瘤、额窦炎、颅内高压和高血压性头痛者,多见于晨间发生疼痛。

（2）眼源性头痛者,多在长期阅读书籍后发生,经适当休息后可使疼痛得到缓解。

（3）鼻源性头痛者,大多在起床后不久或在体位引流不畅时发生疼痛。

（4）紧张性头痛者,大多在精神紧张,或睡眠不足,或疲劳过度时发生疼痛。

（5）偏头痛常呈周期性发作,且多在上午发作,一般可持续数小时或 1～2 日。妇女则与月经周期有关,月经期间可致疼痛发生。

（6）脑瘤患者,其疼痛常呈进行性日益加重。

6. 根据头痛时伴随的全身症状与体征

（1）各种细菌性脑膜炎、病毒性脑炎、脑脓肿患者,常伴随急性头痛、发热、呕吐等症状。

（2）蛛网膜下腔出血、脑室肿瘤、颅后窝肿瘤,常伴随颈项强直或强迫头位。

（3）颅内占位性病变及颅内高压患者,常见慢性头痛伴呕吐,特别是喷射状呕吐。

（4）肾疾病、原发性高血压、嗜铬细胞瘤患者,头痛常伴随高血压症状。

（5）颅后窝病变、脑干病变、内耳病变患者,头痛常伴有眩晕症状。

（6）癫痫患者,常呈长期性、间歇性头痛且伴惊厥症状。

（7）小脑肿瘤患者,头痛常伴有剧烈性眩晕。

(8)脑血管畸形或脑动脉瘤突然破裂出血患者,常见剧烈头痛后,随即出现昏迷症状。

(9)脑部额叶肿瘤患者,常见头痛伴随精神症状。

(10)脑肿瘤及青光眼患者,头痛常随视力障碍症状。

(一)偏头痛

偏头痛是一种原发性头痛病,其特征是多种神经、胃肠道和自主神经症状的组合。临床表现为反复发作的偏侧或双侧头痛,可伴有恶心、呕吐和烦躁不安,发作前可能有视觉先兆。女性多于男性,部分患者有家族史。

偏头痛多属"内伤头痛"。头为清阳之府,三阳经脉均循行头面,足厥阴肝经与督脉会于巅顶,五脏六腑之阴经阳气皆上连于头。因此,经络脏腑病变皆可发生头痛。

1. 肝阳上亢　先天禀赋不足,肾精亏虚;或劳倦伤肾,损伤肾精,致肾阴不足,水不涵木,肝阳上亢,或肝阳化火,风火上攻头目,可发头痛。

2. 痰浊上扰　素体痰湿内盛,或饮食不节,损伤脾胃,运化失司,水湿不化,痰从湿生,阻滞中焦,以致清阳不展,浊阴不降,发为头痛。

3. 风痰阻络　素体痰盛,情志不舒,郁怒伤肝,肝郁化风,风痰相搏,阻闭经络,清阳不升,而发头痛。

4. 气滞血瘀　情志不畅,肝失疏泄,肝郁气滞,气滞血瘀,瘀血阻滞,清阳不升,而发头痛。

5. 风寒外袭　多因起居不慎,或坐卧当风,或外感风寒而致。头为诸阳之会,风寒侵袭三阳之经,寒性收引,致经脉收缩挛急,而遂发头痛。诸如《素问·举痛论》所曰:"寒气客于脉外则脉寒,脉寒则缩蜷,缩蜷则脉绌急,绌急则外引小络,故卒然而痛。"另外,《素问·举痛论》曰:"寒气入经而稽迟,泣而不行,客于脉外则血少,客于脉中则气不通,故卒然而痛。"

【临床表现】

主要表现为偏侧或双侧发作性头痛,一年发作 1 次或数次不等,偶尔多达每周 2 次,部分患者伴恶心、呕吐、视觉先兆、嗜睡和烦躁不安,发作间期一切如常。

【临床分型】

按 2004 年第 2 版国际头痛协会(IHS)的偏头痛分类法(ICHD-Ⅱ),偏头痛可以分为 6 大亚型,即无先兆偏头痛、有先兆偏头痛、视网膜性偏头痛、常为偏头痛前驱的儿童周期性综合征、偏头痛并发症(慢性偏头痛、偏头痛持续状态、无梗死的持续性先兆、偏头痛性梗死和偏头痛诱发的痫样发作)及很可能的偏头痛。现主要介绍无先兆偏头痛(最多,占 65%)及有先兆偏头痛(其次,占 15%)。必须注意首先除外其他疾病。

1. **无先兆偏头痛**(以往称普通偏头痛)

(1)符合下列(2)～(4)项,发作至少 5 次。

(2)头痛持续时间 4～72 小时(不治疗或治疗不成功)。

(3)头痛的特点至少符合以下 4 项中的 2 项:①偏侧;②搏动性;③中或重度(影响日常工作、学习,甚至需卧床);④走楼梯或类似活动可加重头痛。

(4)头痛时至少有以下 2 项中的 1 项:①恶心和(或)呕吐;②畏光及畏声。

2. **有先兆偏头痛**(以往称典型偏头痛)

(1)至少发作 2 次。

(2)至少具有以下 4 项中的 3 项特点:①至少有 1 或 1 个以上可逆的先兆症状(大脑或脑干的局部症状);②至少有 1 个先兆症状逐渐发展,时间超过 5 分钟或 1 个以上先兆症状相继出现;③先兆症状持续时间不超过 60 分钟,若有 1 个以上的先兆症状,其持续时间可按比例延长;④出现头痛与先兆症状之间的间隔时间不超过 60 分钟。

(3)不是由其他疾病引起。

3. 有先兆偏头痛　可衍生为 6 类,其中以伴典型先兆的偏头痛最为常见。

(1)伴典型先兆的偏头痛:①符合有先兆偏头痛的各项标准:至少有 1 个或 1 个以上的可逆的先兆症状;至少有 1 个先兆症状逐渐发展超过 5 分钟或 1 个以上先兆症状相继出现;先兆症状持续时间不超过 60 分钟;若有 1 个以上的先兆症状,持续时间可按比例延长;出现头痛与先兆症状的间隔时间不超过 60 分钟。②至少有以下 1 个或 1 个以上可逆的先兆症状(但不可有运动障碍如偏瘫):视觉障碍(闪光、点或线)和(或)视觉缺失;刺痛和(或)麻木;语言障碍。③至少有以下 1 个或 1 个以上可逆的先兆症状:同向视觉障碍,偏身感觉异常、刺痛和(或)麻木。

(2)有偏头痛先兆伴非偏头痛样头痛:①至少有 2 次符合伴典型先兆的偏头痛标准特点的先兆发作;②出现典型先兆后 60 分钟内,跟随不符合无先兆偏头痛的头痛。此类偏头痛常与有先兆偏头痛伴发,40 岁后初发者须除外 TIA。

(3)有偏头痛先兆而无头痛(以往称偏头痛等位发作):①至少有 2 次符合伴典型先兆的偏头痛标准特点的先兆发作;②无头痛,即出现伴典型先兆的偏头痛先兆后,既不跟随出现符合无先兆偏头痛的头痛,也无非偏头痛样头痛。

有偏头痛先兆伴非偏头痛样头痛及有偏头痛先兆而无头痛两个衍生型,常见于伴典型先兆的偏头痛患者,随年龄增长,到中老年后其头痛逐渐失去偏头痛特点,以后甚至只出现先兆。但可以起始只有典型先兆,尤其是男性患者。

(4)家族性偏瘫性偏头痛:①符合②③项表现,至少发作 2 次。②符合有先兆偏头痛标准。③先兆呈不同程度的偏瘫,同时必须伴有以下 1 个或 1 个以上可逆的先兆症状:视觉障碍(如闪光、点或线)和(或)视觉缺失;刺痛和(或)麻木;语言障碍。同时至少还需要下列 4 项中的 2 项:①先兆发作≥5min,若有 2 个以上先兆,可以相应各延长≥5min;②每个先兆持续≥5min 及<

24h;③先兆后 60min 内出现无先兆偏头痛的头痛;④一二级亲属中有类似发作。患者常伴有其他类型的偏头痛发作。

(5)散发性偏瘫性偏头痛:各个标准同家族性偏瘫性偏头痛,唯一不同的是无家族史(一二级亲属)。

(6)基底型偏头痛(以往曾称基底动脉偏头痛、基底偏头痛):偏头痛的先兆源自脑干和(或)双侧大脑半球,但必须没有运动障碍。①符合②③项表现,至少发作 2 次。②符合有先兆偏头痛的标准。③有下列 2 个或 2 个以上可逆的症状:视觉症状(同时出现在双眼颞侧及鼻侧视野)、构音障碍、眩晕、耳鸣、听力减退、复视、共济失调、意识障碍、双侧感觉异常。基底型偏头痛常见于青年人,并伴有典型先兆发作。

不论有先兆偏头痛还是无先兆偏头痛,在发作前数小时或1~2 日都可出现疲劳、注意力不集中、颈部僵硬不适、对光声敏感、恶心、呵欠、面色苍白和(或)闪光视野。儿童与青少年的偏头痛发作与成人略有不同:①持续时间常为 1~2h,较成人短但发作频繁。②双侧性(头颈部)较成人多。③性别比随年龄增长而不同:4—7 岁,男＞女;7—11 岁,男＝女;11—14 岁,男:女＝1:3,即女＞男。

【鉴别诊断】

本病应与丛集性头痛、高血压头痛、头痛型癫痫、紧张性头痛等相鉴别。

(二)紧张型头痛

紧张型头痛(TTH)以往称为肌收缩性头痛、心因性头痛、应激性头痛、特发性头痛、普通性头痛等。1988 年国际头痛协会(IHS)第 1 版国际头痛疾病分类(ICHD-Ⅰ)首次引入了紧张型头痛这一通行的术语。

本病可归属于中医学"头痛""头风""脑风"等病证范畴。

中医学认为,"头为诸阳之会",清阳之府,乃髓海所在。"脑为髓之海",依赖肝肾所藏精血的濡养,以及脾所运化水谷之精微的充养。若肝脾肾三脏功能失调,可使气血瘀滞,脑髓失养,而致头痛;六淫之邪外袭,上犯巅顶,邪气稽留,伏于经络,或内伤致气血逆乱,瘀阻经络皆可发生头痛。

1. 肝气郁结 肝主情志,喜条达而恶抑郁。情志不和,肝失疏泄,肝气郁结,气滞血瘀,血流不畅,不通则痛,故引起持续性头痛。

2. 瘀血内阻 头痛日久,久痛入络,脑脉痹阻;或跌仆脑损,致瘀血内阻脑脉,气血运行不畅,不通则痛,故发为头痛。

3. 肝阳上亢 先天禀赋不足,肾水或肾阴亏虚,水不涵木;或素体火盛伤阴,或劳倦伤肾,肾精受损,精不生血,水不涵木,则肝肾阴虚,肝阳偏盛上亢,扰动清窍而致头痛。

4. 风痰上扰 过食肥甘,损伤脾胃,脾胃虚弱,运化无力,而致痰浊内生,痰浊上扰,清窍蒙蔽,或痰浊中阻,清阳不升,浊阴不降,脑络失养而头痛。

5. 心肾不交 劳倦伤肾,肾阴虚损,肾水不足,水火失于既济,心肾不交,心火上炎,扰动神明,清窍失养,而发为头痛。

6. 痰热上扰 素体火盛而嗜食肥甘,或脾胃虚弱,运化无力,而致痰浊内生,痰郁日久,化火生风,上扰清窍,脑络壅滞不畅而头痛。

【临床表现】

大多起病隐匿,部分病例呈发作性起病,又称发作性紧张型头痛,每次头痛持续 30 分钟至 7 日,随着发作次数的增多,发作频度和持续时间亦会延长,甚至成为慢性紧张型头痛或慢性每日头痛。病程可达数年或数十年。劳累、心理因素、不良姿势或躯体疾病和治疗与否等可使病程和病情波动,缓解或复发,使生活质量降低。在紧张型头痛患者,女性略多于男性,约为 5:4。

1. 头痛 通常疼痛的部位位于双侧的枕部、颈-枕部、额-颞部、顶部或全头部,有时伴有颈部、肩部或面部肌肉紧张、僵硬,活动时常感不适或酸、胀、沉、重。疼痛的性质常为钝痛、胀痛、束带样紧箍感。

2. **伴随症状**　部分病例头痛发作期间可伴有畏光、畏声和轻度恶心，但通常不会出现明显的呕吐现象。病程较长或治疗效果不佳者，常有失眠、焦虑和(或)抑郁障碍和胃肠功能不适等症状。

3. **体格检查**　可扪及疼痛部位的肌肉紧张、触痛或呈痛性结节。头痛常呈轻中度，不因日常活动而加重。

【鉴别诊断】

本病应与偏头痛、颈源性头痛、颅骨疾病所致的头痛等相鉴别。

(三)丛集性头痛

丛集性头痛(CH)是一种具有发作性、周期性和自主神经症状的一侧严重的原发性头痛。头痛呈丛集样反复密集发作，每次持续 15～180min，每日发作 1～8 次不等。疼痛的部位通常位于一侧眼眶、眶上、颞或这些部位的结合部。疼痛侧常有结膜充血、流泪、鼻充血、流涕、额和面部出汗、瞳孔缩小、上睑下垂和眼睑水肿等症状。丛集性头痛的人群患病率为 0.1%～0.4%，男性多于女性，约为 9:1。任何年龄均可发生，但以 20－40 岁者最为多见。

本病可归属于中医学的"头痛""头风""首风""脑风""眉棱骨痛"等病证范畴。

中医学认为，"高巅之上，惟风可到""通则不痛，痛则不通""不荣则痛"；头痛多因风寒侵袭，气血凝滞，瘀阻脑窍，经脉不通，不通则痛。《灵枢·邪气脏腑病形》曰："十二经脉三百五十六络，其血气皆上于面而走空窍。"头为"诸阳之会""清阳之府"，五脏精华之血、六腑清阳之气，皆上注于头，若气血充盛，阴阳升降如常，外无非时之感，经络之气运行如常，焉有头痛之疾。若六淫之邪外袭，或直犯清窍，或循经络上扰，或痰浊瘀血痹阻经脉，致使经气壅阻不行，不通则痛；或情志怫郁，肝郁气滞，气滞血瘀；或气虚清阳不升；或血虚经脉失养；或肾阴不足，肝阳偏亢，均可导致头痛的发生。本病病位虽在头部，但与肝胃等脏腑有关，病性多实多瘀。

1. 风寒外袭　风为百病之长,寒为阴邪易伤阳气,风寒之邪外袭,或循经上干,或直犯清窍,而致清阳受阻,寒凝血涩,经脉不畅,绌急而痛。

2. 气滞血瘀　情志不遂,肝气郁结;或久病入络,均可导致气滞血瘀,经脉痹阻,不通则痛,而发为头痛。

3. 气血两虚　饮食不节,损伤脾胃,脾虚生化乏源;或劳欲过度,耗伤气血;或久病体虚,而致气血亏虚,十二经脉之气血不能上荣于清窍,脑窍失养,不荣则痛。

4. 肝阳上亢　肝体阴而用阳,为将军之官。素体阳盛;或恼怒伤肝,肝阳暴涨;或劳欲过度,耗损肾精,水不涵木,阴不制阳,肝阳上亢,上扰清窍,故头痛、头胀。

【临床表现】

1. 头痛　头痛常突然发生,10～15min 达到高峰,可持续 15～180min。头痛呈非搏动性钻痛或撕裂样疼痛,严重而难以忍受,但头痛的严重程度并非持续不变。头痛常局限于侧眼眶、眶后、颞、眶上和眶下,偶有两侧交替发作。头痛发作有明显的周期性,可固定于一日内的某一时段或一年中的某个季节内发作,每日发作 1～8 次或间日发作 1 次,但可连续发作数周至数月,有的患者头痛常在夜间快速眼动睡眠期发作,常于睡眠中痛醒。睡眠呼吸暂停、血氧饱和度下降、饮酒、血管扩张药和抽烟等对丛集性头痛有诱发作用。头痛缓解期可持续数月至数年。

2. 自主神经症状　丛集性头痛发作期常有副交感神经过度激活,出现明显的自主神经功能障碍,表现为同侧眼流泪、球结膜充血、鼻腔阻塞或流鼻涕。部分病例因交感神经麻痹可出现瞳孔缩小、眼睑下垂。其他自主神经功能障碍症状,常有面部潮红或苍白、同侧面部或颈动脉触痛等。

3. 其他症状　部分病例在丛集性头痛发作期可出现情感障碍和行为异常,表现为焦虑、烦躁、易激惹、疲劳、乏力或压抑,甚至轻生自杀。头痛严重时有的病例有哭、喊、尖叫表现。夜间发作频繁者常有睡眠障碍,甚至恐惧不安、害怕头痛再次发作而彻夜难眠。

【鉴别诊断】

本病应与偏头痛、丛集头痛样发作、三叉神经痛、阵发性偏头痛、SUNCT 综合征等相鉴别。

(四)特发性颅内高压头痛

特发性颅内高压头痛(IIHH),又称为良性颅内压增高综合征,是一种病因不明的慢性颅内压增高综合征。临床表现为头痛和一过性视障碍,检查可见脑脊液压力增高,且通常持续高于$200mmH_2O$。常双侧视盘水肿,一侧视盘水肿较少见。有时可见展神经麻痹,出现水平复视。意识水平和意识内容不会改变。视力丧失通常是特发性颅内高压永久性的严重并发症。神经放射检查(如头颅 CT 及头颅 MRI)基本正常,无占位性病变、脑室扩大和脑室系统阻塞的证据。

根据 IIHH 的临床表现与中医学相关病证的比较研究,IIHH 当属于中医学"头痛""脑风""头风""视歧""视瞻昏渺"等病证范畴。

中医学认为,"脑为髓之海",属"清阳之府",五脏精华之血、六腑清阳之气,特别是肝肾之精血和脾胃运化之水谷精微,皆上注于头,输布于脑,充养脑髓。《素问・五脏生成》曰:"头痛巅疾,下虚上实……"特发性颅内高压头痛多为内伤头痛,常反复发作,病位在脑,病因病机与肝、脾、肾等脏腑功能失调密切相关。每遇劳累、恼怒、外感而诱发或加重。

1. 肝阳上亢　劳倦或久病伤肾,肾水或肾阴不足,水不涵木;或火盛伤阴,肝失濡养,肝肾阴亏,则肝阳偏盛上亢,扰动清窍而致头痛。

2. 肝火上炎　情志不遂,郁怒不畅,肝失条达,气失疏泄,气机不畅,郁而化火;或勃然大怒,引动肝胆木火上升,冲心犯脑,上扰清阳而头痛。

3. **痰浊上扰**　饮食不节,喜食肥甘厚味,或劳倦过度,忧郁思虑,病后体虚等致脾失健运,痰湿内生,阻塞气机,清阳不升,浊阴不降,上扰髓海而头痛。

4. **脑络瘀阻**　因外伤跌仆,损伤脑络;或因久病入络,气滞血瘀,导致瘀血痹阻于脑,脑络不通而头痛。

【临床表现】

1. **症状**

(1)头痛:是最主要和最常见的症状,约占 IIHH 患者的90%。头痛多为轻至中度,以弥漫性或单侧性搏动性头痛,或额部、枕部钝痛为主。多为阵发性出现,晨重暮轻,咳嗽、摇头或用力常使头痛加剧。可伴有眼眶后胀痛,颈、肩、手臂疼痛。也可出现偏头痛样的搏动性疼痛,伴有恶心、呕吐、畏光或畏声,类似无视觉先兆的慢性偏头痛。有的患者头痛可呈阵发性发作,类似发作性紧张型头痛,服用缬沙坦及体位改变后加重。

(2)视觉症状:比较常见,包括视觉暗点、一过性视物模糊、复视、视野缺损、眼痛、斜视。有报道,永久性视力丧失是并不少见的严重并发症。

(3)其他症状:60%的患者可出现搏动性耳鸣或头鸣,可听见自身心跳或耳语。这类症状多出现在 IIHH 的早期阶段,其发生与血流由高压力的颅内腔流入低压力的颈静脉形成的湍流有关。症状包括麻木、共济失调、放射性疼痛、关节炎等。少数患者伴有精神和性格异常、记忆力减退、学习成绩下降等。部分病例可因假定位症状——展神经麻痹,而出现复视。

2. **体征**

(1)视盘水肿:是常见的重要体征,多表现为双侧视盘水肿,偶见单侧,程度轻重不一,严重者伴有渗出或出血,视盘水肿时间较长可致视神经萎缩。部分患者还出现展神经麻痹,受累侧为内斜视及双眼复视。

（2）幼儿表现体征：为慢性颅内压增高所致的颅缝分离、头围增大。少数患者有视野缺失或视野缩小、生理性盲点扩大。偶见一侧面肌无力、步态不稳、踝阵挛、神经性聋等。

（3）其他体征：少见的症状包括手足的感觉异常、颈项强直及关节痛。这些症状与神经根受到高颅压的刺激有关。

【鉴别诊断】

本病应与颅内占位病变、脑蛛网膜炎、颅内静脉窦隐性栓塞及微型脑动脉畸形、脑内积气和颅腔积气、脑室扩张不伴压力升高或脑萎缩等相鉴别。

（五）低颅压性头痛

低颅压性头痛是脑脊液（CSF）压力降低（<60mmH₂O）导致的头痛。以体位性头痛为临床特征，常在直立15min内出现头痛或头痛明显加剧，卧位30min头痛缓解或消失。低颅压性头痛的发生原因为脑脊液漏，或脑脊液生成减少，或脑脊液吸收过多。

低颅压性头痛，属中医学"头痛"中的"内伤头痛"病证范畴。

《普济方·头痛附论》云："气血俱虚，风邪伤于阳经，入于脑中，则令人头痛。"《古今医统大全·头痛大法分内外之因》曰："头痛自内而致者，气血痰饮，五脏气郁之病，东垣论气虚、血虚、痰厥头痛之类是也。"

"头为诸阳之会""脑为髓之海"，属"清阳之府"。脑脊液为中医学之"津液"，《灵枢·五癃津液别》曰："五谷之津液，和合而为膏者，内渗入于骨空，补益脑髓，而下流于阴股。"五脏精华之血，六腑清阳之气，皆上注于头，输布于脑髓。低颅压性头痛病位在脑髓，与脾、肾两脏关系密切。因先天禀赋不足，或平素气血亏虚，髓海失充；或脾虚胃弱，后天气血生化不足，津液生成减少；或病后体虚；气虚则清阳无以达巅顶；或因硬脊膜穿刺术、颅脑外伤、药物失治等伤津耗血，致精血亏虚不能上荣脑髓脉络，脑失精血滋养而髓海空虚，症见头痛绵绵不止。低颅压性头痛因脑髓空虚而头痛，故以虚证为多，时夹痰浊、风阳上蒙清窍，而实证少。

患者动则耗气伤血,故动摇则头痛加剧,卧则头痛明显减轻或消失。虽然低颅压性头痛的病因很多,但体虚是发病的内因。脾失健运,湿困中焦,清阳之气不能上达脑窍,头失濡养、髓海空虚是基本的病理基础。

1. **脾虚气陷**　素体脾虚胃弱,气血生化不足,津液生成减少;或病后体虚,运化不足,导致气虚,气虚则不能行血行津,津液、气血无以上布濡养脑海,脑海失养,则见头痛绵绵;气虚甚者,虚而下陷,清浊不分而见泄泻、便溏,腹部重坠。

2. **气血不足**　因硬脊膜穿刺术、颅脑外伤、药物失治等伤津耗气,导致气血不足。气血亏虚不能上荣脑髓脉络,脑失气血滋养而见头空痛不止;气不足则头晕目眩;血不足则见面色不华,视物昏花。

3. **肾精亏虚**　因先天禀赋不足,或平素脾胃虚弱,先天肾精失于后天气血培补,导致肾精亏虚。肾开窍于耳,肾精亏虚则肾窍失养故见头晕耳鸣,听力减退;腰为肾之府,肾精亏虚则见腰膝酸软;肾精亏虚,命门火衰则见畏寒肢冷,神昏嗜睡,遗精阳痿。

4. **痰瘀互结**　因头部外伤,离经之血变而为瘀,或湿热毒邪侵袭,煎熬津液,炼液为痰,日久则痰瘀互结,阻滞经络,脉络不通,不通则痛。故见头痛经久不愈,或固定不移;痰瘀蒙蔽清窍,则头重昏蒙。

【临床表现】

任何年龄均可发病,以20-40岁居多,女性多于男性,为3:1。大多急性起病。其症状与体征如下。

1. **体位性头痛**　头痛为首发症状,所有患者均有头痛,表现为额、颞、枕部的剧烈胀痛,或弥漫性钝痛及搏动性疼痛,疼痛可向肩、背部放射。特点是坐位与立位时,不超过15min出现或头痛加重;平卧位时,不超过30min头痛明显减轻;卧床和补液后,症状消失。头痛可持续一至数日,几乎所有患者眼底检查均正常。

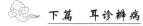
2. 伴随症状 眩晕和呕吐,头位变动时或剧烈头痛之后出现头晕、视物旋转、恶心、呕吐。常有血压偏低、畏光、乏力、畏食、失水及颈项强直等表现,严重时可出现意识障碍,轻者嗜睡,重者昏迷。少数患者可出现自主神经症状,极少数患者因脑组织失去脑脊液的托浮和衬垫作用,使动眼神经直接受到挤压或牵扯出现瞳孔不等大,或眼外展肌麻痹等。偶见患者癫痫发作、听神经麻痹、锥体束征、脑膜刺激征、尿便障碍、硬膜下血肿及脑疝死亡的个案报道。

【临床分类】

1. 自发性低颅压性头痛 此类患者往往找不到明确的病因。好发年龄为 20—30 岁,女性与男性为 3∶1,病程数日至数月不等。临床主要特点是突发或亚急性体位性头痛。头痛在平卧时减轻或消失,坐位或站立时出现,Valsalva 动作(深吸气后屏气,再用力做呼气动作)时加重,可伴有恶心、呕吐、眩晕、耳鸣等自主神经症状。

2. 继发性低颅压性头痛 多见于腰椎穿刺术后、颅脑外伤后、颅脑手术后、糖尿病昏迷、尿毒症、休克、脱水、脑膜炎等。临床特点是头痛剧烈呈全头痛或枕、颈、额、颞持续性胀痛或无固定位置痛,可向项、肩部放射,坐起、站立及活动时头痛加剧,多在平卧或头低足高位时头痛减轻或消失。常伴有恶心、呕吐、耳鸣、畏光、眩晕、步态不稳,少数有短暂的晕厥发作、精神障碍、抽搐、心悸、出汗。

【鉴别诊断】

本病应与蛛网膜下腔出血、特发性颅内高压、结核性脑膜炎等相鉴别。

【望耳诊病要点】

1. 全头痛患者

(1)在额穴区(彩图 11-5)、颞穴区(彩图 11-6)、枕穴区(彩图 11-7)及枕穴区下方处(彩图 11-8),均可见片状红晕变,或有隆起变。

（2）在头痛的反应部位处，可见片状增厚变（彩图 11-9），且有压痛变。

2. 头顶痛患者

（1）在枕穴区（彩图 11-10）或其下方处（彩图 11-11），可见隆起变。

（2）在枕穴区（彩图 11-12）或其下方处（彩图 11-13），可见点状或片状红晕变。

（3）在枕穴区点、片状隆起边缘处（彩图 11-14）见红晕变。

3. 前头痛患者

（1）在额穴区（彩图 11-15）可见点、片状红晕变；或在额穴区点状白色边缘处（彩图 11-16），可见红晕变。

（2）病程较长，症状反复发作者，额穴区（彩图 11-17）可见圆形隆起变；心穴区（彩图 11-18）常可见皱褶纹变，并可见及光泽变。

4. 偏头痛患者

（1）在颞穴区（彩图 11-19）可见点、片状红晕变或点状白色变，且其边缘处（彩图 11-20）可见红晕变；也可见点状变（彩图 11-21）或片状隆起变（彩图 11-22）。

（2）在心穴区（彩图 11-23）可见皱褶纹变，且可见光泽变。

5. 后头痛患者　在枕穴区（彩图 11-24）常见点、片状红晕变；或在点片状白色边缘处（彩图 11-25）可见红晕变；亦可见片状隆起变（彩图 11-26）。

6. 头痛的相应部位　在枕、颞、额穴区可见阳性反应。

（1）肝胃蕴热型头痛患者，可在枕（彩图 11-27）、颞（彩图 11-28）、额穴区（彩图 11-29）见毛细血管怒张变或毛细血管呈网状充血变。

（2）风邪侵入型头痛患者，可在枕（彩图 11-30）、颞（彩图 11-31）、额穴区（彩图 11-32）见点状红晕变，边缘不清变，且有光泽变。

(3)虚证型头痛患者,可在枕(彩图11-33)、颞(彩图11-34)、额穴区(彩图11-35)见小片状白色变,或边缘可见红晕变(彩图11-36)。

【其他耳诊法】

1. 耳穴扪诊法 在枕-额穴区皮下可扪及小结节,或耳软骨边缘扪及发硬、增厚状改变。

2. 耳穴染色诊法 在神门、枕-额穴区可见小片状染色改变。

3. 耳郭触压诊法或电探测法 ①肝胃蕴热型头痛患者,可在肝、胃、皮质下穴区及相应部位,触及或探及压痛点或敏感点。②风邪侵入型头痛患者,可在肝、风溪穴区及相应部位,触及或探及敏感点。③虚证型头痛患者,可在肾、脾、神门穴区及相应部位,触及或探及压痛点或敏感点。

三、面神经炎

【概述】

面神经炎为茎乳突内急性非化脓性炎症,引起周围性面神经麻痹的一种疾病,又称为"贝耳麻痹"。临床表现以一侧表情肌瘫痪为特点,部分患者可自行缓解。本病病因目前尚未完全阐明,激发因素可能系风寒、病毒感染和自主神经不稳定而引起局部的神经营养血管痉挛,导致神经缺血水肿、脱髓鞘,甚至轴突变性等。

面神经炎在中医学,属"面瘫""口僻""吊线风""口眼㖞斜"等病证范畴。

中医学认为,本病多由于人体正气不足,络脉空虚,风邪乘虚入中头面阳明脉络,使颜面一侧营卫不和,气血痹阻,经脉失养而发病。《诸病源候论·偏风口㖞证》曰:"偏风口㖞是体虚受风,风入于夹口之筋边,是阳明之筋,上夹于口,其筋偏虚,而风因乘之,使其经急而不调,令口㖞僻也。"说明本病是由络脉空虚,风邪入中而发病。风邪为六淫之首,百病之长,风邪入中经络,易与寒、热、痰等邪为患,且久病致瘀,瘀血阻滞,病程迁延。此外,鉴于外风与内风之间常可相互影响,外风可引动内风,内风亦可兼夹外风,故内外合邪所为,亦是本病发生和转归又一病因病机特点。

【临床表现】

1. 症状与体征 本病通常呈急性起病,一侧面部表情肌突然瘫痪,于几小时内达到顶峰。部分患者在起病前几日有同侧耳后、耳内、乳突区的轻度疼痛,数日即消失。或压迫面神经可产生不适感。多数患者往往于清晨洗面、漱口时突然发现一侧面颊动作不灵、嘴巴歪斜。病侧面部表情肌完全瘫痪者,前额皱纹消失,眼裂扩大,鼻唇沟平坦,口角下垂,露齿时口角歪向健侧。病侧不能做皱额、蹙眉、闭目、鼓气和撅嘴等动作。闭目时,则因眼球转向上、外方露出角膜下缘的巩膜。鼓颊和吹口哨时,因患侧口唇不能闭合而漏气。进食时,食物残渣常滞留于病侧的齿颊间隙内,并常有口水自该侧淌下。泪点随下睑外翻,使泪液不能按正常引流而外溢。病侧的眼轮匝肌反射减弱或消失,眼睑震颤明显减弱。

除上述症状外,还可因在面神经管中的被侵部位不同而出现一些其他症状,如面神经受损在茎乳突孔以上而影响鼓索神经时,尚有病侧舌前 2/3 味觉障碍;如在发出镫骨肌分支以上处遭受损害,则尚有味觉损害和听觉过敏。膝状神经节被累及时,除有面神经麻痹、听觉过敏和舌前 2/3 的味觉障碍外,还有病侧乳突部疼痛,以及耳郭部和外耳道感迟钝,外耳道或鼓膜出现疱疹,构成所谓的"亨特综合征"。此外,尚有病侧的泪液分泌减少,病侧面部出汗障碍,但此时无耳道内或鼓膜上的疱疹。

2. 常见并发症 面神经麻痹如不恢复或不完全恢复时,常可产生瘫痪肌的挛缩、面肌痉挛或连带运动,成为面神经麻痹的并发症。瘫痪肌的挛缩表现为病侧鼻唇沟加深、眼裂缩小,常易误将健侧误为病侧。但若让患者做主动运动,如露齿时,即可发现挛缩侧的面肌并不收缩,而健侧面肌收缩正常。面肌痉挛为病侧面肌发生不自主的抽动。常见的联动征是当患者瞬目时即发生病侧上唇轻微颤动;露齿时病侧眼睛就不自主闭合;或试图闭目时,病额肌收缩;更有在进食咀嚼时(尤其是浓味食物),即有病侧眼泪流下(鳄泪征);或出现患部皮肤潮红、局部发热、汗液分泌等现象(耳颞综合征),这些情况大多是由于病损后神经纤维再生时长入邻近的属于其他功能神经的施万细胞膜管道中所致。面神经麻痹恢复后,个别病例(约 2.7%)可复发。据报道,复发间隔时间最长者可达 20 年,最短 10 日。

【鉴别诊断】

本病应与急性感染性多发性神经根神经炎、腮腺炎或腮腺肿瘤、颌后化脓性淋巴结炎、颅后窝病变、大脑半球病变等相鉴别。

【望耳诊病要点】

1. 急性期 在面颊穴区(彩图 11-37)可见点状或小片状红晕变;或毛细血管充血扩张变(彩图 11-38)。

2. 静止期 在面颊穴区(彩图 11-39)可见点状或小片状白色变,其边缘可见黯红晕变(彩图 11-40)。

3. 恢复期 在面颊穴区(彩图 11-41)可见皱褶纹变,且(或)稍见水肿变(彩图 11-42)。

【其他耳诊法】

1. 耳穴扪诊法 在面颊穴区,可扪及小结节或局部小凸起,且有柔软感。

2. 耳穴染色诊法 在肝、面颊、枕等穴区,可见小点状染色改变。

3. 耳郭触压诊法或电探测法 可在肝、胃、面颊、皮质下、枕等穴区,触及或探及敏感点。

四、面肌痉挛

【概述】

面肌痉挛,又称为面肌抽搐或半侧面肌痉挛(HFS),是一种常见的面部局灶性肌张力障碍;为面神经支配的一块或多块肌肉不自主地、间断性、不规则、无痛性强直或阵挛性抽动。面肌抽搐是其主要症状。目前的研究资料显示,面神经根受压及节段性脱髓鞘后引起的异位兴奋,或伪突触传导异常是其主要病理机制。面肌痉挛的发病率与患病率至今尚无流行病学文献的确切报道,然而以中年以后的女性多见。本病系临床一种难治性疾病,进程缓慢,有时可与三叉神经痛同时发作。如不积极治疗,可迁延数年,通常难以自行缓解和痊愈,但也有少数晚期面瘫患者抽搐可自行停止,其原因至今不明。

中医学将面肌痉挛归属于"风证""风痉""筋急""筋惕肉瞤""瘛疭""痉病""颤证"等病证范畴。

本病多由风动而致,病位在面。面口为阳明经所主,《素问·至真要大论》曰:"诸风掉眩,皆属于肝",肝主筋,脾主肉,故病变与肝脾有关,且以肝为核心。本病多由正气不足,脉络空虚,邪气横穿颜面经络,经络受阻而成面瘫或面肌抽搐;或中年以后,劳倦太过;或女子经血过多,病后失调,以致气血亏虚,血虚风动;或情志不畅,气而化火生风;或肝阳亢动而生风,而致面肌抽搐。若邪气日久,或未及时治疗,或治疗不当,邪闭经络,经络瘀滞,津液不行,聚为痰浊,并与血瘀互结,终成本虚标实之顽疾。

1. 肝阳动风　情志不畅,气郁而化火,耗伤肝阴,肝阳上亢,继而生风,上扰头面,引起面肌痉挛;或肝肾阴亏,阴虚阳亢,风阳扰动而致面部瘛疭。

2. 阴虚风动　若先天禀赋不足,肝肾两虚,精血不足;或久病耗损,失血过多;或思虑忧愁,伤心耗血;或肝气郁滞,气郁伤血等,都可导致营血亏虚,筋脉失养,发生面肌瘛疭、痉挛。

3. 风痰阻络　素体脾虚湿盛,聚为痰浊;外感风邪,风痰互结,侵袭经络,气血运行不畅,阳明络脉壅滞不利,引发口眼抽搐;肌肉筋脉失于濡养,而致面肌拘急瘛疭。

【临床表现】

面肌痉挛可发生于任何年龄,但以中年以后,尤以 50－60 岁发病为多,女性较男性常见。

1. 症状　面肌抽搐是其主要症状。早期为一侧眼轮匝肌抽动,后逐渐发展到同侧面部其他肌肉,且以口轮匝肌抽搐最为明显,严重时可累及颈阔肌。随病情加重,短暂性阵挛性抽搐可变为持续性,不能自行模仿和控制,但入睡后抽搐停止,两侧发作者少见。原发性面肌痉挛首发症状多在眶周肌肉,而后累及下部面肌,少数出现连带运动;继发性面肌痉挛多为眶周肌肉及下部面肌同时受累,连带运动发生率较高;精神因素引起者,常以唇肌痉挛为首发症状,多伴有精神抑郁。长期面肌抽搐而临床难愈者,可出现不同程度的焦虑、抑郁或睡眠障碍。

2. 体征　查体面部可见明显单侧肌肉阵发性抽搐,其他神经系统检查多无阳性体征发现,少数病情严重患者于病程晚期可有患侧面肌轻度瘫痪。

【鉴别诊断】

本病应与癔症性眼肌痉挛、习惯性抽动症、局限性癫痫、Meige 综合征、药物性面肌运动障碍等相鉴别。

【望耳诊病要点】

1. 急性期　在面颊穴区(彩图 11-43)可见点状或小片状红晕变;或毛细血管充血扩张变(彩图 11-44)。

2. 静止期　在面颊穴区(彩图 11-45)可见点状或小片状白色变,边缘可见及黯红晕变(彩图 11-46)。

3. 恢复期　在面颊穴区可见及皱褶纹变(彩图 11-47),且(或)有稍水肿变(彩图 11-48)。

【其他耳诊法】

1. 耳穴扪诊法　在面颊穴区,可扪及小结节或局部小凸起,且有柔软感。

2. 耳穴染色诊法　在肝、面颊、枕等穴区,可见小点状染色改变。

3. 耳郭触压诊法或电探测法　可在肝、胃、面颊、皮质下、枕等穴区,触及或探及敏感点。

五、肋间神经痛

【概述】

肋间神经痛(IN)是指胸神经根后根或肋间神经受到某种刺激或损害而引起的肋间神经支配的胸部或胁部发作性疼痛综合征。肋间神经痛的临床表现特点为沿肋间神经分布区持续性、放射性刺痛,或灼痛、抽痛、酸痛等,可阵发性加重,常因深吸气、咳嗽、喷嚏而诱发;相应的皮肤区域有感觉过敏,肋骨边缘可有压痛。临床上一般分为原发性和继发性两类,原发性极少见。

肋间神经痛是由多种病因(如胸膜炎、肺炎、带状疱疹、肋骨骨折或骨折后继发的骨痂或骨膜炎、肋骨肿瘤、胸椎病变、主动脉瘤等)引起的肋间神经变性、无菌性炎症,从而出现疼痛的一种疾病。

本病在中医学,属"胁痛"等病证范畴。

中医学认为,肝位居胁下,胆附于肝,与肝相为表里。胁肋部为足少阳胆经所过,同时肝脉布于两胁,胁痛与肝胆经关系密切。肝为刚脏,主疏泄,性喜条达;肝主藏血,体阴用阳。若情志不舒,饮食不节,久病耗伤,劳倦过度,或外感湿热等,累及于肝胆,导致湿滞、血瘀、湿热蕴结,肝胆疏泄不利,或肝阴不足,络脉失养,皆可引起胁痛。

【临床表现】

1. 症状

(1)疼痛的性质:肋间神经痛一般无前驱症状,为发作性的沿肋间神经走行的剧烈、连续性或间断性、针刺样、刀割样疼痛,或灼痛,并呈阵发性加剧,且以夜间较重;或放射性刺痛,疼痛可放射至背部或肩部,有的疼痛可成束带状。

(2)疼痛的范围:局限于受损肋间神经分布区,以单侧为最多,多见于一侧第5~9肋间,患部呈弧形剧痛,并有固定痛点。

2. 体征

(1)压痛点:检查时可发现与沿肋间神经走行相应的皮肤区有感觉过敏和相应肋骨下缘压痛,且有3个明显压痛点。①椎旁点:在脊柱旁病侧的神经出口点;②外侧点:在腋线上,与外侧穿支至表面的地点相当;③肋缘点:在胸骨与肋软骨的联合线上,与前穿支走出表面的地点相当。并应注意胸廓及背部有无肿胀、胸脊柱有无畸形,以及胸、背部活动有无受限,棘突有无压痛、叩击痛等。

(2)带状疱疹:水痘-带状疱疹病毒感染性肋间神经痛,在肋间神经痛区域可见带状疱疹。

【鉴别诊断】

本病应与胸膜炎、胸肋软骨炎、流行性胸痛、急性与慢性胰腺炎疼痛、心绞痛、肝胆疾病引起的疼痛、溃疡病疼痛等相鉴别。

【望耳诊病要点】

1. 在胸(彩图 11-49)、胸椎穴区(彩图 11-50)可见阳性反应。其阳性反应常呈点、片状红晕变;或穴区可见毛细血管充盈变(彩图 11-51)。

2. 随着疼痛程度的减轻,其红色变亦逐渐变成黯灰色变(彩图 11-52)。

【其他耳诊法】

1. 耳穴扪诊法　部分患者可在胸及胸椎穴区,扪及条索状反应物。

2. 耳穴染色诊法　在胸、胸椎、神门穴区可见小点状染色改变。

3. 耳郭触压诊法或电探测诊法　在胸、胸椎、神门、肝等穴区,可触及或探及敏感点。

六、坐骨神经痛

【概述】

坐骨神经痛,是指沿坐骨神经通路及其分布区域内发生的疼痛,即在腰部、臀部、大腿后侧、小腿后外侧等部位所产生的疼痛综合征。临床上以疼痛由腰部、臀部或髋部向下沿坐骨神经扩散至足部,呈持续性钝痛,并发作性加剧为其主要临床特征。起病大多为急性或亚急性。常呈单侧性发病,寒冷、潮湿、用力不当等为诱发因素,病程可达数年,甚至数十年。坐骨神经痛可分为原发性和继发性两类。原发性坐骨神经痛,亦即坐骨神经炎,临床上较为少见,其发生可能与感染和受寒有关。继发性坐骨神经痛,根据病损部位的不同,可分为根性坐骨神经痛(根性)和干性坐骨神经痛(干性)两种。根性坐骨神经痛,临床上较为多见,病变主要位于椎管内,以腰椎间盘突出引起者最为多见,其他诸如腰椎结核、腰椎管狭窄、肿瘤椎管内转移、腰椎关节炎等。干性坐骨神经痛,病变主要在椎管外坐骨神经的行程上,可见于臀部外伤、髋关节炎、臀肌注射时位置不当、骶髂关节炎、盆腔内肿瘤、妊娠子宫压迫等所引起。

本病在中医学,属“腰痛”“筋痹”“腰胯痛”“腰腿痛”“痹证”等病证范畴。

中医学认为,本病为下肢腰腿经络阻滞,气血运行不畅所致。其病因病机错综复杂,与体质强弱、生活环境、气候条件等密切相关。一般来说,本病的发生,以肝肾不足、气血两虚为内在因素,以风寒湿热之邪入侵为外在因素。

1. 风寒湿邪,侵袭人体　居处潮湿、涉水冒雨、气候剧变、冷热交错,致风寒湿邪乘虚侵袭人体,留于肌肉,注于经络,气血痹阻而为痛。《素问·痹论》曰:“寒气胜者为痛痹。”本病以疼痛为急,故外邪以寒居多。

2. 湿热蕴结,阻滞经脉　《丹溪心法》云:"腰痛主湿热。"岁气湿热行令,或长夏之际,湿热交蒸,易感此邪,或风寒湿邪蕴结日久,郁而化热,而成湿热,湿热蕴结,闭塞经脉,气血阻滞而为痛。

3. 瘀血内停,闭塞经脉　《素问·刺腰痛论》云:"举重伤腰,……恶血归之。"跌仆外伤,或体位不正,用力不当,屏气闪挫,损伤经脉气血,或因久病,气血运行不畅,皆可致瘀血内停,经络气血阻滞不通而疼痛遂生。

4. 痰浊日盛,流注经脉　平素嗜食生冷、肥甘之品,或嗜酒伤中,脾胃受损,健运失职,而聚湿生痰,痰浊日盛,流注下肢经脉,乃成筋痹。

5. 气血两虚,不荣筋脉　饮食失节,思虑劳倦过度,心脾受损,或久病成虚,中气受损,气血生化不足,无以濡养筋脉,运行气血,不荣则痛。

6. 肝肾亏损,筋脉失养　《景岳全书》谓:"腰痛之虚证十居八九。"先天禀赋不足,加之劳累太过,或久病体虚,或年老体衰,或房事不节,以致肝肾亏虚,筋脉失养,则不荣而痛。

本病的病因病机虽以正虚受邪,虚实夹杂为其特点,但根据病程的久暂亦有所区别。一般初起以邪实为主,病位多在经络;久病则正虚邪恋,虚实夹杂,除气血不足外,亦可损及肝肾。

【临床表现】

1. 症状　坐骨神经痛好发于青壮年,多单侧,少数可两侧交替发生,疼痛位于臀部与腰骶部,并向膝关节、小腿外侧至外踝部放射,呈牵扯痛或灼痛,行走、活动及牵拉坐骨神经可使疼痛加剧。往往伴有血管舒缩与营养障碍,有时皮肤干燥和出汗障碍。

(1)根性:一般先有下背部或腰部疼痛或僵硬不适感。典型的腰椎间盘突出症常在一次提举重物、弯腰劳动、挑担或跌跤后突然感到腰部如"损折"样"扭伤",当即出现腰部不能动弹,一侧臀部及大腿后部剧痛,放射至小腿后外侧及足跟,呈典型坐骨神经痛。经卧床休息后疼痛自行消失,以后经常发作,与体力劳动或弯腰活动有明显联系。根性坐骨神经痛常于咳嗽、喷嚏或屏气用力时疼痛加剧。患者常取特殊的减痛姿势,如睡时卧向健侧,患侧膝部微屈;仰卧起坐时患侧膝关节屈曲;坐下时健侧臀部先着椅;站立时身体重量移在健侧,病侧膝关节微屈。小腿外侧和足部(多为腰$_5$或骶$_1$神经分布区)可有针刺样或麻木样感觉异常。腰椎管狭窄症引起的腰腿痛属于神经根性的疼痛,可累及坐骨神经及其他马尾神经根,但它不如腰椎间盘突出那样起病急,一般只影响单个神经根,下肢疼痛发生于行走或长时间站立不动时(因腰部伸直椎管腔狭窄加重而诱发),改变体位或弯腰行走时痛即消失;也可发生在下肢,活动增加时(因根动脉受压、马尾神经血供不足而产生症状),停止活动或吸氧可缓解疼痛。

(2)干性:多为亚急性或慢性起病。腰骶部不适及压痛不明显,也有上述减痛姿势,臀部以下坐骨神经通路压痛较明显。小腿外侧和足背的感觉障碍比根性者略为明显。

2. 体征

(1)根性:可发现腰椎的正常前凸曲度消失,呈笔直状或略向后弯曲,并可稍向侧弯,弯向病侧,椎旁肌肉紧张,弯腰动作明显受限。病变水平的腰椎棘突常有叩痛及压痛,而沿坐骨神经通路的压痛则较轻。拉塞格征阳性(于髋关节屈曲情况下,伸直膝关节而牵拉坐骨神经时引起剧痛);颈胸试验、压颈试验也呈阳性表现。受损神经根支配区的感觉、肌力、反射可有减退,腰$_{4\sim5}$椎间盘突出可有伸踇肌力减弱,而膝、踝反射正常;腰$_5$、骶$_1$椎间盘突出,则膝反射正常,踝反射减退或消失;腰$_{3\sim4}$椎间盘突出则膝反射消失,踝反射正常。部分腰椎管狭窄症的患者可有双下肢的轻微感觉障碍、肌力减弱或反射不对称,但较不明显,静止期消失。

(2)干性:沿坐骨神经行程有几个压痛点,即坐骨孔点(坐骨孔的上缘)、转子点(坐骨结节和转子之间)、腘点(腘窝中央)、腓点(腓骨小头之下)、踝点(外踝之后)。可有肌肉压痛,以腓肠肌中点的压痛最明显,拉塞格征亦为阳性表现。坐骨神经支配区的肌肉松弛,轻微肌萎缩,踝反射也常减低或消失。

【鉴别诊断】

本病应与脊髓疾病、急性感染性多发性神经根神经炎、血栓闭塞性脉管炎、下肢静脉曲张等相鉴别。

【望耳诊病要点】

1. 在坐骨神经穴区　可见阳性反应。

(1)疼痛严重者,在坐骨神经穴区可见点状或小片状红晕变,且有光泽变(彩图 11-53)。

(2)疼痛一般的患者,在坐骨神经穴区常见阳性反应为点状或小片状白色变(彩图 11-54),边缘可见红晕变(彩图 11-55);或可见丘疹变(彩图 11-56),且在丘疹边缘处还可见黯红色变(彩图11-57)。

2. 有时亦可在臀穴区　可见上述阳性反应。

(1)疼痛较为严重者,可在臀穴区见点状或小片状红晕变,并见光泽变(彩图 11-58)。

(2)疼痛一般的患者,可在臀穴区见点状或小片状白色变(彩图 11-59),边缘可见红晕变(彩图 11-60),或可见丘疹变(彩图 11-61),或在丘疹边缘处可见黯红色变(彩图 11-62)。

【其他耳诊法】

1. 耳穴扪诊法　可在臀、坐骨神经等穴区皮下,扪及条索状或凹凸不平感。

2. 耳穴染色诊法　在神门、坐骨神经、腰骶椎穴区,可见出现点状或小片状染色改变。

3. 耳郭触压诊法或电探测诊法　可在坐骨神经、臀、髋、膝、踝、神门、皮质下、肝等穴区,触及或探及敏感点。

第 12 章

泌尿系统疾病

一、原发性肾小球肾炎

原发性肾小球肾炎,是以双侧肾肾小球病变为主的一种肾的原发性疾病。临床可分为急性肾炎和慢性肾炎两种。急性肾炎在小儿及青年中发病较多,慢性肾炎则在中青年较多,男性发病率高于女性。急性肾炎病程从数日至一年以上,慢性肾炎病程可长达数十年。不同患者表现和病程明显不同,一般都有水肿、蛋白尿,或血尿、管型尿、高血压、贫血,病至晚期有眼底变化及肾功能不全等。

(一)急性肾小球肾炎

【概述】

急性肾小球肾炎(简称急性肾炎),是内、儿科临床常见的肾疾病。急性起病,以血、蛋白尿、高血压、水肿、少尿及氮质血症为常见的临床表现。是一组临床综合征,故又称之为"急性肾炎综合征"。以急性链球菌感染后肾小球肾炎最为常见,通常所说的急性肾炎多指此类。病程多在 1 年以内,表现为自发的恢复过程。本文重点讨论最常见的急性链球菌感染后肾炎。

急性肾炎多属于中医学"水肿""肾风""血尿"等病证范畴。

中医学认为,"邪之所凑,其气必虚,阴虚者阳必凑之"。急性肾炎的病因不外内、外二端。就内因而言,主要是先天禀赋不足,或后天饮食失节,劳逸不当,调理失宜,导致脾肾亏虚。外因方面,则多因六淫外袭,疮毒内陷。

【临床表现】

1. 症状

(1)潜伏期症状:大部分病例有前驱感染史,病灶以呼吸道及皮肤为主。轻者可无感染的临床表现,仅抗链球菌溶血素"O"(抗"O")滴度上升。

链球菌感染后7～20日出现临床症状,此时原发感染灶的临床表现大部分已消失,潜伏期亦可能较短,约1/5病例为4～7日,超过3～4周者极少见,但皮肤感染者潜伏期较长,平均为18～21日。

(2)典型症状:血尿、蛋白尿、少尿、水肿、高血压及程度不等的肾功能损害。

①血尿:常为起病的第一个症状,几乎全部患者均有血尿,其中肉眼血尿出现率约40%。尿色呈均匀的棕色浑浊、酱油样棕褐色或呈洗肉水样,无血凝块,数日至一二周消失。严重血尿时可有排尿困难,排尿时尿道有不适感,但无典型的尿路刺激症状。

②蛋白尿:几乎所有患者均有不同程度的蛋白尿,多数病例尿蛋白在0.5～3.5g/d,常为非选择性蛋白尿,少数患者(<20%)尿蛋白在3.5g/d以上,此时尿中纤维蛋白原降解产物(FDP)常增高。

③少尿:尿量减少并不少见,但发展到真正无尿者少见。

④水肿:亦常为起病的第一个症状,出现率70%～90%。典型表现为晨起眼睑水肿,呈所谓"肾炎面容",严重时可波及全身,甚至出现胸腔积液、腹水及心包积液。体重可较病前增加5kg以上。急性肾炎的水肿指压凹陷可不明显。少于20%的病例可出现肾病综合征。但若患者尿蛋白严重降低(>3g/24h)也可出现低蛋白性水肿,即指凹性水肿。大部分患者于2～4周内自行利尿消肿。若水肿或肾病综合征持续发展,常提示预后不良。

⑤高血压:常为一过性的,见于80%左右的病例,老年人更多见。轻型病例血压可正常,多为轻至中度的血压升高[130～

143/90~110mmHg(17.33~19/12~14.66kPa)],偶见重度的高血压。常不伴高血压眼底改变。偶见高血压眼底改变,可见视网膜、小动脉痉挛,偶有火焰状出血及视神经盘水肿,严重者可导致高血压脑病。急性肾炎的高血压主要是容量依赖性高血压,即少尿引起水、钠在体内潴留,血容量过多引起的高血压。因此,高血压与水肿程度平行一致,并且随利尿而恢复正常。如血压持续升高 2 周以上无下降趋势者,表明肾的病变较为严重。

⑥肾功能损害:常表现为一过性氮质血症,血肌酐、尿素氮轻度升高,较严重者(血肌酐>352μmol/L,尿素氮>21.4mmol/L)应警惕出现急性肾衰竭。经利尿数日后,氮质血症多可恢复正常。

⑦全身症状:大部分患者起病时尿量少于 500ml/d,2 周后尿量渐增。患者亦常有疲乏、畏食、恶心、呕吐、嗜睡、头晕、视物模糊、腰部钝痛等,小儿可诉腹痛。

(3)非典型病例的临床表现:非典型的临床病例,可全无水肿、高血压及肉眼血尿。于链球菌感染后或急性肾炎密切接触者行尿常规检查而发现镜下血尿,甚或尿检也正常,仅血中补体呈典型的规律性改变,即急性期明显降低,而 6~8 周后恢复。此类患者如行肾活检可见典型的毛细血管内增生及特征性的驼峰病变。

2.体征

(1)水肿:是急性肾炎最为常见的体征,轻者仅累及眼睑,表现为"肾炎面容";重者波及全身,按之凹陷不明显。胸腔、腹腔积液可见于水肿严重的病例。

(2)眼底改变:急性肾炎的眼底改变是由高血压引起的,可见视网膜小动脉痉挛,偶有火焰状出血及视神经盘水肿。

3.并发症 常见的并发症有心力衰竭、脑病、急性肾衰竭等。

【鉴别诊断】

本病应与慢性肾炎急性发作、以急性肾炎综合征起病的肾小球疾病、急性泌尿系感染或急性肾盂肾炎、急性全身性感染发热疾病,其他非肾小球疾病(如急性过敏性间质性肾炎、溶血性尿毒症、血栓性血小板减少性紫癜)等相鉴别。

(二)慢性肾小球肾炎

【概述】

慢性肾小球肾炎,简称"慢性肾炎"。是由多种原因、多种病理类型组成的原发于肾小球的一组免疫性疾病。临床特点是起病隐匿,病程冗长,可以有一段时间的无症状期,尿常规检查有不同程度的蛋白尿、血尿及管型尿,大多数患者有程度不等的水肿、高血压及肾功能损害。本病常呈缓慢进展性,治疗困难,预后较差,病情逐渐发展,至慢性肾炎晚期,肾单位不断地毁损,剩余的肾单位越来越少,纤维组织增生、肾萎缩,最终导致肾衰竭。

慢性肾炎属中医学"水肿""腰痛""头痛""眩晕""虚劳"等病证范畴。

中医学认为,慢性肾炎临床以水肿、眩晕、蛋白尿、血尿等为主要表现,尽管临床表现不尽相同,但就其疾病演变过程分析,均有其共同的病因病机特点。

外邪侵袭是其主要诱发因素。外感之邪伤及脏腑,以致肺脾肾三脏功能失调,水液代谢紊乱。如风邪外袭,肺失通调;湿毒浸淫,内归脾肺;水湿浸渍,脾气受困;湿热内盛,三焦壅滞等。大多数患者在病程及治疗中常因外感而使疾病反复或加重。

脏腑虚损是慢性肾炎的病理基础。饮食失调,劳倦太过,伤及脾胃;生育不节,房劳过度,肾精亏耗。临床中脾肾虚弱致病者相当常见,脾虚而后天之本不充,日久及肾,肾虚温煦滋养失职,必脾气匮乏,两者常相互为患,不能截然分开。

综上所述,无论外邪伤及脏腑或脏腑本身的虚损,均可致肺脾肾三脏功能障碍。若肺不通调,脾不转输,肾失开阖,则可致膀胱气化无权,三焦水道不通,水液代谢障碍而发生水肿;脾主运化,肾主藏精,若脾失运化,肾失封藏,则精微下注,而成蛋白尿;

脾失健运则水湿停聚,郁化为热,湿热伤及肾络,或肾阴不足,虚热内扰,肾络受损则出现血尿;肾阴亏耗,水不涵木,肝阳上亢而出现眩晕。水湿、湿热、瘀血是慢性肾炎的主要病理产物,其阻滞气机可加重水肿、蛋白尿、血尿,并使病情迁延不愈。

慢性肾炎病程日久,病机错综复杂,为本虚标实、虚实互见、寒热错杂之证,本虚之源在肺脾肝肾,尤以脾肾虚损为著,标实以水湿、湿热、瘀血、风邪为多。

【临床表现】

1. 症状

(1)水肿:大多数患者有不同程度的水肿,轻者仅表现在面部、眼睑和组织松弛部,重则遍及全身,并可有胸腔积液、腹水。

(2)高血压:大多数患者迟早会出现高血压,可持续性升高,亦可呈间歇性,表现为头胀、头晕、头痛、失眠、记忆力减退。持续性血压增高不仅可加速肾功能恶化,还可使心肌肥厚、心脏增大、心律失常,甚至发生心力衰竭及脑血管意外等并发症。

(3)尿异常改变:是慢性肾炎患者必有的症状。尿量变化与水肿程度及肾功能状况有关,少尿、无尿致水钠潴留,临床上可出现水肿。尿蛋白含量不等,一般在 1~3g/d,亦可呈大量蛋白尿(>3.5g/d)。尿沉渣中常有颗粒管型和透明管型,伴有轻度至中度血尿,偶有肉眼血尿。

(4)肾功能不全:慢性肾炎的肾功能损害主要表现为肾小球滤过率下降,肌酐清除率减低,但由于多数患者就诊时未降到正常值的 50% 以下,因此血清肌酐、尿素氮可在正常范围内,临床不出现氮质血症等肾功能不全的症状。继之,则出现肾小管功能不全,如尿浓缩功能减退。到慢性肾炎的后期,被毁损的肾单位增多,肾小球滤过率下降至正常值的 50% 以下,此时在应激状态下(如外伤、出血、感染、手术或药物损害等),肾负担加重,则可发生尿毒症。

(5)贫血:慢性肾炎可有轻度至中度以上贫血,多数与肾内促红细胞生成素减少有关,至终末期肾炎,则出现严重贫血。

2. 体征 患者可有贫血貌,唇甲苍白,眼睑及颜面甚至双下肢水肿,严重者可有胸腔积液、腹水。

3. 常见并发症 主要有上呼吸道感染、肺部感染、尿路感染、急性肾衰竭等。

【鉴别诊断】

本病应与结缔组织病、急性肾炎、慢性肾盂肾炎、原发性高血压继发肾损害,以及其他肾疾病(如过敏紫癜性肾炎、糖尿病肾病、多发性骨髓瘤肾损害、痛风性肾病、肾淀粉样变、直立性蛋白尿、遗传性肾炎)等相鉴别。

【望耳诊病要点】

1. 急性肾炎

(1)肾穴区呈点状或片状充血样红晕变,并有光泽变(彩图12-1)。

(2)部分患者肾穴区呈丘疹样红色变,并有光泽变(彩图12-2)。

(3)膀胱穴区呈点、片状红晕变(彩图12-3)。

(4)内分泌穴区呈点状红晕变或暗红变,均有光泽变(彩图12-4)。

2. 慢性肾炎

(1)多数患者肾穴区呈点、片状白色变或皱褶黯红变,并有光泽变(彩图12-5)。

(2)少数患者肾穴区呈丘疹状白色变或黯灰色变(彩图12-6);膀胱穴区呈点、片状或丘疹状黯红色变(彩图12-7);内分泌穴区呈点状或片状黯灰色变(彩图12-8);心穴区可见环形皱褶变(彩图12-9)。

【其他耳诊法】

1. 耳穴扪诊法 慢性肾炎患者,肾穴区,可扪及小结节或片状增厚。

2. 耳穴染色诊法 急、慢性肾炎患者,肾穴区可见染色改变。

3. 耳郭触压诊法或电探测诊法

(1)急、慢性肾炎患者,在肾穴区可触及或探及敏感点。

(2)急、慢性肾炎患者,在肾穴区、内分泌穴区及锁骨穴后外上方处,均呈强阳性反应;膀胱穴区、心穴区、肾上腺穴区,均为阳性反应。

二、肾病综合征

【概述】

肾病综合征又称"肾小球肾病",简称"肾病"。是一组由多种原因引起的临床综合征。是以高度水肿、大量蛋白尿、低蛋白血症、血脂过高和尿中常有脂肪小体为主要特征(所谓"三高一低")的泌尿系统疾病。

肾病综合征在临床有原发性和继发性之分。原发性肾病综合征(PNS),是指由原发性肾小球病引起,成人的 2/3,儿童大部分的肾病综合征均为原发性,病理变化主要为微小病变型,部分呈膜性、增殖性、膜增殖性及局灶肾硬化等改变。在 45 岁以上发病的患者,须注意除外可能伴有恶性肿瘤,如微小病变型肾病伴有霍奇金病,膜性肾病伴以肺、乳房、胃肠道实体瘤等。继发性肾病综合征是指继发于全身其他疾病或由特定性病因引起者,如药物介导性肾病综合征,由过敏、中毒、免疫反应引起的肾病综合征,由细菌、病毒、寄生虫等感染引起的肾病综合征,肿瘤及遗传所致的肾病综合征,结缔组织、过敏性紫癜等系统性疾病,以及糖尿病、淀粉样变等代谢病所引起之肾病综合征等。在成人的 1/3 和儿童 100% 的肾病综合征可由上述病因继发。本文主要叙述原发性肾病综合征。

本病在中医学属"水肿""虚劳"等病证范畴。

现将肾病综合征的病因、病机分述如下。

1. 风邪外袭、风寒外束或风热上受,可致肺气失于宣畅。肺合皮毛,为水之上源,肺失宣畅,则水液不能输布,于是流溢肌肤,发为水肿。

2. 时令阴雨、居处湿地、涉水冒雨等致湿邪内侵,均能损伤脾胃运化水湿的功能,使脾气不能升清降浊,水液泛于肌肤,而成水肿。

3. 湿热疮毒痈疖、乳蛾红肿、猩红斑疹、疱疹成脓等,均可致湿热毒邪弥漫三焦,伤及化湿,致水液停蓄,发为水肿。

4. 气滞血瘀,水湿内留,阻滞气机,或久病不愈,由气及血,均可伤及肾络。肾络不通,水道淤塞,开阖不利,可致水气停着,发为水肿。

5. 劳倦内伤或纵欲,均能耗气伤精,累及脾肾,致精血亏乏,水湿内生,发为水肿。

综上所述,可知水肿的发生,都是外因通过内因而起作用的,外因有风、湿、热、毒、劳、纵欲等;病机则主要是影响肺、脾、肾及三焦的气化功能。所以,古人归纳水肿的基本病机为其标在肺,其制在脾,其本在肾。若病变累及多个脏腑者,往往阴阳不相恋,以致元阳衰败,真阴耗竭,险证丛生。

【临床表现】

1. 症状与体征

(1)蛋白尿:24h尿蛋白定量>3.5g,此为本病的主要诊断依据。产生原因主要是肾小球基膜通透性的变化,包括电荷屏障、孔径屏障的变化。主要成分为清蛋白,亦可包括其他血浆蛋白成分,与尿蛋白的选择性有关。本病蛋白尿的程度,有很大的个体差异性,尿蛋白排出量的多少受到肾小球滤过率(GFR)、血浆清蛋白浓度和蛋白摄入量等因素的影响。如肾小球滤过率降低时,蛋白尿排出会减少;严重低蛋白血症时,尽管肾没有变化,但尿蛋白排出量会减少;高蛋白饮食会使尿蛋白排出量增加。

(2)低蛋白血症:血浆清蛋白<30g/L,此与尿蛋白>3.5g/24h,两者为本病必具条件。主要原因是自尿中丢失清蛋白,但两者并不完全平行一致,因为血浆清蛋白是清蛋白合成与分解代谢平衡的结果。

(3)水肿:患者表现为轻重不同程度的水肿,严重时可出现胸腹腔积液、心包积液、颈部以下水肿及纵隔积液以致呼吸困难。发生机制主要与血浆清蛋白下降致胶体渗透压下降及继发性钠、水潴留有关。但血容量的变化,并不能解释所有本病水肿的发生,其真正的形成机制,目前尚未清楚,很可能是与肾内某些调节机制的障碍有关。

(4)高脂血症:血浆胆固醇、三酰甘油和磷脂均明显增加,低密度及极低密度脂蛋白增加,高密度脂蛋白正常或稍下降。高脂血症是本病患者动脉硬化性并发症较多的原因。

2.并发症 常见的有感染、血栓栓塞性并发症、肾功能损害、营养不良等。

【鉴别诊断】

本病应与系统性红斑狼疮肾损害、紫癜性肾炎、糖尿病肾病、乙型肝炎病毒相关性肾病等相鉴别。

【望耳诊病要点】

1.肾穴区可见片状淡红晕变(彩图 12-10)。

2.病程较长者

(1)肾穴区可见点、片状增厚变(彩图 12-11)。

(2)肾穴区点、片状增厚变越明显,提示病情越严重,病程越长(彩图 12-12)。

【其他耳诊法】

1.耳穴扪诊法 肾穴区可扪及片状增厚。

2.耳穴染色诊法 肾穴区可见染色改变。

3.耳郭触压诊法或电探测诊法 在肾穴区可触及或探及敏感点。

三、泌尿系结石

【概述】

泌尿系结石,又称尿石症,其包括肾、输尿管、膀胱和尿道结

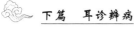

石。是泌尿系统的常见疾病。一般肾、输尿管结石,统称为上尿道结石,多见于青壮年;膀胱、尿道结石则称为下尿道结石,多发生于儿童。发病率男性高于女性。

本病在中医学属"砂淋""石淋""血淋""癃闭""腰痛"等病证范畴。

尿石症的病因、病机如下述。

尿石症的临床表现主要为尿血、尿频涩痛或排出砂石,或腰腹疼痛等。中医学认为,本病因感受外邪、饮食不节、情志失调、劳倦过度,致湿热蕴阻、气滞血瘀而发为本病。

1. 下焦湿热　或感受外界六淫之湿邪或秽浊之气移热下焦,或嗜食肥甘厚味,酿生湿热,蕴结于肾与膀胱,致下焦湿热,尿液受煎熬日久,尿中杂质结为砂石。

2. 气滞血瘀　因情志内伤,忧思气结,气机不畅,血停湿聚,致气滞血瘀,郁久化热,燔灼尿液而为砂石。

3. 脾肾气虚　或因先天脾肾不足,或因过用清利之药损伤脾肾阳气,气虚鼓动无力,阳虚失于蕴化,而致结石锢结。

4. 肾阴不足　七情过激化火,火热伤阴,或房事不节,损伤肾之精血,阴虚内热,煎熬水液,尿液凝结,日积月累,结聚为砂石,而为石淋。

结石内阻,气血阻滞,不通则痛,故见腰腹疼痛;膀胱气机不利,则见尿频尿急涩痛;或因气虚不摄,或因热伤血络,迫血妄行,血溢脉外,而见血尿。

本病的一般演变规律多为湿热之邪蕴结下焦或邪气化火,移热于肾,日久伤及肾阴,阴损及阳,或过用清利之品,损伤阳气,肾阳虚不能温煦脾阳,使脾肾两虚,而出现正虚邪盛的症状。发病早期以实证表现为主,后期以虚实夹杂表现为主。

【临床表现】

1. 症状　尿石症的症状主要取决于结石的大小、形状、所在部位和结石对尿路的刺激损伤、梗阻及继发感染等。

（1）无症状结石：肾结石可以完全无症状，甚至在造成梗阻时亦可以无症状，而因其他原因做 X 线腹部照片时偶然发现。有些病例则可能有镜下血尿；有些病例因为存在着根柢疾病（如甲状旁腺功能亢进或痛风）而检查发现结石。

（2）疼痛：肾结石移行并阻塞于肾盂输尿管连接处，或进入输尿管时，可发生典型的肾绞痛，常在夜间或清晨突然发作。疼痛开始时是肋脊角隐痛，逐渐加强至剧痛，沿肋腹的输尿管行径，放射至耻骨上区和阴部，常伴有恶心、呕吐。但是有时疼痛不一定呈典型的肾绞痛，可仅为腰痛或腹痛，易误诊为其他急腹症。必须指出，有时结石移行至输尿管，可以无症状。如结石在肾盂或肾盏，则可表现为慢性隐痛。当痛点下移，常表示结石移向输尿管下端。随着结石的排出，疼痛可立即消失。

（3）血尿：肾绞痛时，常伴有肉眼血尿或镜下血尿。在无症状的肾结石，如有血尿，则多为轻度镜下血尿。如结石有移动，则有显著的血尿。

（4）尿路梗阻和尿路感染：结石患者由于可能引起尿路梗阻，易于发生尿路感染，可为无症状性细菌尿或有明显的尿路感染症状。梗阻再加上感染，会较快地导致肾实质损害，发生肾功能不全。必须注意，如结石移行至膀胱内输尿管部分，可发生尿频、尿急、尿痛，易与尿路感染混淆，需注意鉴别。

（5）急性肾衰竭：结石堵塞独肾患者的健侧输尿管，造成尿道急性梗阻，偶亦可堵塞双侧输尿管造成急性肾衰竭。

2. 体征　部分患者可出现肾区叩击痛、肋腰点或肋脊处压痛、沿输尿管行径有压痛。

3. 常见并发症　尿石症常见并发症有尿路感染、尿路梗阻、梗阻性肾病、急或慢性肾衰竭。

【鉴别诊断】

1. 腰部或上腹部持续钝痛或阵发剧烈绞痛，常放射至同侧下腹部或外阴。绞痛发作时可伴有出冷汗、呕吐。双侧同时有梗阻或尿道急性梗阻时可致无尿。

2. 肉眼或镜下血尿,绞痛发作时血尿加重。

3. X线腹部尿路平片大多数可见阳性结石影。

4. 肾盂造影可进一步确定腹部平片中钙化影是否与泌尿系有关,可明确结石部位、有无梗阻,并可显示X线阴性的结石。

5. 核素肾图及B超、CT对诊断有一定帮助。

【望耳诊病要点】

1. 肾结石

(1)一般患者在肾穴区,可见点状黯红色变或黯灰色变(彩图12-13)。

(2)部分患者在肾穴区,可见点状或粟米粒状凸出变(彩图12-14)。

2. 输尿管结石

(1)一般患者在输尿管穴区,可见点状黯红色变或黯灰色变(彩图12-15)。

(2)部分患者在输尿管穴区,可见点状变(彩图12-16)或粟米粒状凸出变(彩图12-17)。

3. 膀胱结石

(1)一般患者在膀胱穴区,可见点、片状黯红色变或黯灰色变(彩图12-18)。

(2)部分患者在膀胱穴区,可见点状或粟米粒状凸起变(彩图12-19)。

4. 肾、输尿管、膀胱均结石

(1)在肾、输尿管、膀胱穴区,均可见点状黯红色变或黯灰色变。

(2)部分患者在上述耳穴区,均可见点状变或粟米粒状凸起变。

【其他耳诊法】

1. 耳穴扪诊法 可在相应穴区扪及小结节。

2. 耳穴染色诊法 可在相应穴区见染色改变。

3. 耳郭触诊法及电探测诊法 可在相应穴区触及或探及敏感点。

四、泌尿系感染

【概述】

泌尿系感染,又称为"尿路感染",是指细菌侵袭尿道、膀胱、输尿管或肾而引起感染性疾病的总称。最常见的致病菌为大肠埃希菌,占 50%～80%,其次为副大肠埃希菌、葡萄球菌、粪链球菌、变形杆菌、产碱杆菌、克雷伯杆菌、产气杆菌,少数为铜绿假单胞菌,偶可见真菌、病毒、原虫等。

泌尿系感染的临床特点主要表现为尿频、尿急、尿痛,亦有少数患者无临床症状而仅靠实验室检查而确诊。

泌尿系感染从感染的部位不同,可分为上泌尿道感染和下泌尿道感染两种。上泌尿道感染主要的疾病是急性肾盂肾炎、慢性肾盂肾炎和输尿管炎;下泌尿道感染主要是膀胱炎和尿道炎。下泌尿道感染可单独存在,而上泌尿道感染则往往伴发下泌尿道炎症。病变越接近肾,其危害也就越大。

本病在中医学属"淋证"等病证范畴。

中医学认为,淋证的病因与饮食不节、外感病邪、情志失调、劳倦过度等因素有关,上述病因可导致湿热壅结膀胱,膀胱气化不利;或肝失疏泄,膀胱气化不利;或脾肾亏虚,膀胱气化无权,故导致淋证。其病理基础是膀胱气化失调,其发病以脾虚、肾虚为主,气滞、湿热为标。

1. 膀胱湿热 多食辛热肥甘之品,或嗜酒太过,酿成湿热;或下阴不洁,秽浊之邪侵入膀胱,酿成湿热;或外感风寒湿邪入里化热,下注膀胱;或病属他脏传入,如心热移于小肠,致分清泌浊功能紊乱而传入膀胱;肝胆湿热下注,或胃肠积热等传入膀胱;或七情忧郁,房劳过度,精竭火动,相火偏亢,湿热蕴结于膀胱,气化失司,水道不利,故发为淋证。

2. **脾肾亏虚** 年老体衰,脾肾不足;或因消渴、水肿等病伤及脾肾;或疲劳过度、房事不节等原因耗伤脾肾;或热淋病延日久,耗气伤阴,均可导致脾肾亏虚,脾失健运,中气不足,气虚下陷,肾气不固,膀胱气化失司,故发为淋证。

3. **肾阴亏耗** 淋病日久,伤及肾阴;或月经、妊娠、产褥、房劳等因素耗伤肾阴;或渗湿利尿太过,伤及肾阴,阴虚而湿热留恋,膀胱气化不利,故发为淋证。

4. **肝郁气滞** 少腹乃是厥阴肝经循行之处,情志怫郁,肝失条达,气机郁结,水道通调受阻,疏泄不利,膀胱气化不利,亦发为淋证,而见小便涩滞,淋沥不尽,少腹满痛。

总之,本病多因膀胱湿热、脾肾两虚、肾阴亏耗、肝郁气滞等,导致膀胱气化不利而小便急涩痛。若湿热之邪犯于肾,可见腰痛。湿热内盛,正邪相争,可见寒热起伏、口苦、呕恶,热伤血络,可见血尿。一般来说,淋证初起,多较易治愈。淋证日久不愈或反复发作,可转为劳淋。

【临床表现】

1. 症状

(1)膀胱炎:主要表现为尿频、尿急、尿痛、耻骨弓上不适等,但一般无明显的全身感染症状。

(2)急性肾盂肾炎:除膀胱激惹征外,尚有腰痛和全身感染性症状,如寒战、发热、头痛、恶心、呕吐等。

(3)无症状细菌尿:可无任何尿路感染症状。

(4)慢性肾盂肾炎:本病临床表现复杂,症状多端。其主要表现是真性细菌尿,尿中有少量白细胞和蛋白,细菌尿可为持续性或间歇性。患者多有反复发作的尿路刺激症状。部分患者既无全身症状,又无明显的尿路刺激症状。有些患者有低热、乏力、腰痛、尿频或反复检查出现脓尿等。有时仅有面色萎黄、倦怠、食欲缺乏,小儿表现为厌食、精神萎靡、贫血、发育不良、生长迟缓或遗尿、尿失禁等。另有一部分患者,由于体内存在易感因素如尿路结石、尿路畸形等,常反复发作久治不愈,并有不同程度的肾功能损害。

2. 体征　急性肾盂肾炎患者可有上输尿管点(腹直肌外缘平脐处)或腰肋点(腰大肌外缘与第 12 肋骨交叉处)压痛及肾区叩击痛。慢性肾盂肾炎也可有上述体征,当炎症侵犯肾实质时,可出现高血压、水肿、贫血、肾功能障碍。

3. 常见并发症　主要有肾乳头坏死、肾周围脓肿、肾盂肾炎并发感染性结石、革兰阴性杆菌败血症等。

【鉴别诊断】

本病应与全身性感染疾病、急腹症、肾结核、尿道综合征(尿频-排尿困难综合征)等相鉴别。

【望耳诊病要点】

在泌尿系区域、范围内的罹患穴区,如肾(彩图 12-20)、输尿管(彩图 12-21)、膀胱(彩图 12-22)、尿道等穴区(彩图 12-23),可见各种不同的阳性反应(如脱屑变、结节变及色斑变等)。

1. 慢性肾盂肾炎患者在肾穴区(彩图 12-24),可见阳性反应。

2. 输尿管急、慢性炎症患者,在输尿管穴区(彩图 12-25)可见阳性反应。

3. 输尿管急性炎症患者在输尿管穴区可见红斑变(彩图 12-26)。

4. 膀胱有急、慢性炎症患者,在膀胱穴区可见阳性反应(彩图 12-27)。

5. 急、慢性尿道炎患者,在尿道穴区可见阳性反应(彩图 12-28)。

6. 肾盂、膀胱皆有急、慢性炎症患者,在肾、膀胱穴区范围均可见阳性反应。

7. 肾盂、输尿管、膀胱均有慢性炎症患者,在肾、输尿管、膀胱穴区,均可见结节。

【其他耳诊法】

1. 耳穴扪诊法　根据罹患病变部位的不同,可在肾或输尿管或膀胱或尿道等穴区扪及小结节。

2. 耳穴染色诊法　根据罹患病变部位的不同,可在肾或输尿管或膀胱或尿道等穴区见染色改变。

3. 耳郭触诊法及电探测诊法　根据罹患病变部位的不同,在肾或输尿管或膀胱或尿道等穴区,可触及或探及敏感点。

五、遗尿症

【概述】

遗尿症,又称为"夜尿症""遗溺症",俗称为"尿床"。是指 3 岁以上的儿童夜间睡眠时,小便自遗于床上,待醒后方才感觉到的一种病症。小儿如在 3 岁以后,白天不能控制排尿或不能从睡觉中醒来而自觉排尿的,称为"原发性遗尿";如小儿在 2－3 岁时已能控制排尿,而 4－5 岁以后,又出现夜间遗尿的,则称为"继发性遗尿"。若 3 岁以内小儿,由于生理上经脉未盛,气血未充,脏腑未坚,智力未全,对排尿的自控能力较差;学龄儿童也可常因游戏过度,精神疲劳,睡前多饮等原因,亦可偶然发生遗尿的,这些都不属于病态表现。遗尿症多见于 10 岁以下的儿童,偶可延至 12－18 岁的。国内有人对学龄前及学龄期儿童调查,其发病率为 5%～12%,其中男孩的发病率较女孩为高。

本病在中医学属"遗尿"等病证范畴。

遗尿症的病因、病机简述如下。

1. 心肾不足　精神紧张或受刺激,心神被扰,心气不足,神浮于外,精(津)泄于下,发为遗尿。

2. 脾虚下陷　素体脾虚,或劳倦过度,以及病久耗伤,均致中气不足,气虚下陷,约束无力,津液外流,下走阴窍,发为遗尿。

3. 肾虚不固　先天不足,禀赋素亏,或劳损过度,久病失养,致肾气亏耗,气化失司,开阖失常,固摄无权,津液下流,发为遗尿。

4. **心脾积热** 过食肥甘厚味,痰湿内生,郁而化热,痰热蕴积心脾二经,一则升清降浊失职,清浊混下;二则神明被扰,神浮于外,精(津)泄于下,发为遗尿。

【诊断要点】

遗尿症的诊断并不困难,但要排除器质性病变引起的遗尿。

1. **病史** 4 岁以上小儿或成人夜间尿床或白日睡眠中尿床。注意了解遗尿的次数与时间,患儿睡眠深度与心理状态,家庭环境与家族遗尿病史,原发抑或继发。另外要了解白天排尿习惯,如排尿次数、排尿力量、尿流粗细。

2. **体格检查** 应进行全身系统检查。包括腹部触诊有无肿块,膀胱是否膨胀,外生殖器有无病变或畸形。肛门括约肌张力有无消失或减弱,会阴部感觉有无减退,腰骶部有无毛发或脂肪瘤以期检出有无隐性脊柱裂,下肢活动有无异常,有无病理反射。

【鉴别诊断】

本病应与尿失禁、尿漏等相鉴别。

【望耳诊病要点】

在肾、膀胱或肝穴区,多可见阳性反应。

1. **肾气不足型者** 在肾(彩图 12-29)、膀胱穴区(彩图 12-30),可见点、片状白色变或黯灰色变。

2. **肝胆火旺型者** 在肝穴区(彩图 12-31)可见点状红晕变,且有光泽变。

【其他耳诊法】

1. **耳穴扪诊法** 肾气不足型者,在肾穴区可扪及轻度凹陷。

2. **耳穴染色诊法** 在肾、膀胱、三焦等穴区,可见小点状染色改变。

3. **耳郭触压诊法或电探测诊法** 在肾、膀胱,或肝、胰胆、神门等穴区,可触及或探及敏感点。

六、肾衰竭

(一)急性肾衰竭

【概述】

急性肾衰竭(ARF),简称急性肾衰。是急骤发生和迅速发展的肾功能减退综合征,主要表现为肾功能在短期内(数小时或数日内)急剧地进行性下降,氮质代谢废物堆积,水、电解质、酸碱平衡失调,其血肌酐和尿素氮呈进行性升高(通常血肌酐每日上升 $88.4\sim176.8\mu mol/L$,尿素氮上升 $3.6\sim10.7mmol/L$),常伴少尿(<400ml/d)或无尿(100ml/d)。但也有尿量不减少者,称为非少尿型急性肾衰竭。狭义的急性肾衰竭,是指急性肾小管坏死;广义的急性肾衰竭,是指由于各种原因导致肾排泄功能在短期内迅速减退,可由肾前性、肾性和肾后性三类病因引起。

急性肾衰竭属中医学"癃闭""关格""水肿"等病证范畴。

中医学认为,外因感受六淫疫毒,内因伤于饮食情志,不内外因为意外伤害,失血失液,中毒虫咬等,形成火热、湿毒、瘀浊之邪,壅塞三焦,决渎失司,而成癃闭。热毒上壅于肺,肺失清肃,水道不利;湿热中遏于脾,正气不得升降,运化失常,水不能下渗膀胱;浊邪下阻于肾,开阖失司;失血失液,阴津耗竭,水无化源而致癃闭、水肿之症;湿热中阻,气机升降失常,胃气上逆,则见恶心呕吐之症。

本病起病急,来势凶猛,变化迅速,故本病的病理性质总属标实本虚。其病位在肾,病的关键在于肾失气化,水湿浊邪不能排出体外,与肺、脾、三焦、膀胱关系密切,五脏六腑皆可牵及而诸证横生。一般初期多为火热、湿毒、瘀浊之邪壅塞三焦,影响其通调水道的功能,以实热为主;病至后期,以脏腑虚损为主。

【临床表现】

1. 症状

(1)尿量改变:尿量改变是本病的主要症状。在少尿期,尿量少(<400ml/24h),甚至无尿(<100ml/24h),一般持续 7～14 日;当尿量突然或逐日增加,每日超过 400ml 时,即进入多尿期,多尿期每日尿量可多达 3000～5000ml 或更多,大约维持 2 周;当尿量逐渐恢复正常,即每日尿量在 1500～2500ml 时,即进入恢复期。而非少尿型急性肾衰竭则尿量改变不显著,每日尿量超过 400ml。

(2)腰痛:多数患者有不同程度的腰部胀痛、酸痛等症状。

(3)消化道症状:食欲缺乏,恶心呕吐,腹胀便秘等。

(4)精神症状:精神萎靡,烦躁不安,嗜睡,意识模糊等。

(5)呼吸道症状:呼吸深大,呼气时可有尿臭味,或胸闷气急。

(6)全身症状:面色苍白,软弱无力等,而出血热所致者可出现皮肤发红,或伴出血。

2. 体征

(1)消化系统:表现为腹胀、腹痛。

(2)高钾血症:可出现肌肉颤动,心律失常,甚至心搏骤停。

(3)低钾血症:可出现肌肉软弱无力,肌张力低下,腹胀,心律失常等。

(4)水中毒和低钠血症:眼睑及下肢水肿,血压升高,嗜睡,或躁动不安,或惊厥,肌张力低下,严重者可出现心力衰竭和肺水肿。

(5)代谢性酸中毒:嗜睡,深大呼吸,甚至昏迷。

(6)尿毒症:神志淡漠,或烦躁不安,定向力障碍,呼气时可有尿臭味,水肿,进行性贫血,恢复期多消瘦、体倦等。

3. 并发症　常见的有感染,心血管系统疾病(如心律失常、心力衰竭、心包炎,甚至心包压塞和高血压等),神经系统表现(如头痛,嗜睡,肌肉抽搐,昏迷或癫痫样发作),消化系统表现(如畏食,恶心,呕吐,腹胀,呕血或便血),血液系统表现(如轻度贫血,白细胞总数常增多,血小板计数减少),电解质紊乱表现(如高钾血症或低钠血症)等。

【鉴别诊断】

本病应与急性肾小球肾炎、急性间质性肾炎、肾静脉血栓形成、肾动脉栓塞等相鉴别。

(二)慢性肾衰竭

【概述】

慢性肾衰竭,简称慢性肾衰。是由于各种原因引起的肾损害和进行性恶化的结果,机体在排泄代谢产物,调节水、电解质、酸碱平衡,以及某些内分泌活性物质的生成和灭活等方面出现紊乱的临床综合征。临床上常见倦怠、恶心、呕吐、贫血、少尿、水肿等症状及肾功能受损、水电解质紊乱等。

慢性肾衰竭在中医学属"癃闭""关格""水肿""虚劳"等病证范畴。

中医学认为,慢性肾衰可由水肿、淋证、尿血等多种肾疾病发展而来。各种肾病日久,损及各脏腑功能,并以脾肾虚损为主,病情逐步发展而使病情加重,最后导致正气虚衰,浊邪、瘀血壅滞肾络,导致肾失去开阖的功能,湿浊尿毒潴留于体内,而引发本病。在其发展过程中,往往由于某些因素而使病程进展加快,病情恶化。常见的诱因如感受外邪、饮食不节、劳倦过度等。如外邪侵袭肺卫肌表,致使肺失宣降,治节失职,三焦水道不利,湿浊潴留,或湿热下注,伤及脾肾;过度劳累,劳则伤气,过劳则正气更虚,脾肾更损以及素体脾虚,饮食不节、过食生冷、辛辣、厚味、高蛋白饮食,使脾肾虚损更甚,尿毒潴留加剧。

慢性肾衰的病程冗长,病机错综复杂,既有正气的耗损,又有实邪蕴阻,属本虚标实、虚实夹杂之证。正虚又有气、血、阴、阳之不同;邪实则有外邪、湿浊热毒、瘀血、动风、蕴痰等。从病位分析,所涉及脏腑众多,主要在脾、肾,但往往波及肝、心、肺、胃等诸脏腑。本病的病机关键在于肾之开阖功能失调,而肾的开阖功能有赖于机体的气化作用。肾气亏虚引起肾的气化功能障碍,肾失开阖,不能及时疏导,转输、运化水液及毒物,因而形成湿浊、湿热、瘀血、尿毒等邪毒。邪毒虽源于正虚,反过来又阻碍气血的生成,因实致虚,成为本病的重要病理因素。湿浊、尿毒等波及五脏六腑、四肢百骸而产生众多的症状。湿浊中阻,脾胃升降失常,则可出现恶心、呕吐;湿浊困脾,脾失健运,气血生化之源匮乏,则气血亏虚加甚;若湿浊阻遏心阳,心气不足,运血无力,则可出现心悸、气短等;水气凌心,则出现心悸、胸闷、气促;湿浊中阻,脾胃升降失常,则出现呕恶、纳呆、腹胀;肝风内动则出现抽搐;肾虚衰,膀胱气化不利则出现尿少、水肿,甚至小便点滴全无而为闭证。如果尿毒蒙蔽或扰乱神明,可致精神抑郁或亢奋之证,浊毒化热,内陷心包,则可致心阳欲脱,阴阳离决。

【临床表现】

1. 分期　慢性肾衰的临床表现极为复杂,主要表现在代谢系统的紊乱和各系统症状方面。临床上根据肾功能损害的不同程度,可分成以下几个阶段。

(1)肾功能不全代偿期:肾小球滤过率(GFR)50～80ml/min,血肌酐(Scr)<177μmol/L;临床上无明显症状。

(2)肾功能不全失代偿期:GFR 50～20ml/min,Scr≥177μmol/L 但<442μmol/L,临床出现乏力、轻度贫血、食欲减退等周身症状。

(3)肾功能衰竭期:GFR 20～10ml/min,Scr≥442μmol/L 但<707μmol/L,患者出现贫血、代谢性酸中毒;钙、磷代谢紊乱;水、电解质紊乱等。

(4)尿毒症期:GFR <10ml/min,Scr≥707μmol/L,临床上出现明显酸中毒症状及全身各系统症状。

2. 主要临床症状

(1)水代谢障碍:慢性肾衰早期。临床上可不出现水潴留,由于肾小管浓缩功能减退,水的重吸收障碍,甚至表现为夜尿增多。慢性间质性肾炎常在晚期仍无少尿,而慢性肾炎引起的慢性肾衰少尿出现较早,当肾单位绝大部分废弃后,最终出现少尿,甚至无尿。

（2）电解质紊乱：慢性肾衰患者，肾排泄钠能力降低，故可导致钠的潴留、高钾（但如果钾摄入不足、胃肠道丢失及大量的利尿药应用的情况下，也可出现低血钾）、低钙、高磷等。

（3）酸碱平衡失调：当 GFR 低于正常人的 20% 时，开始出现不同程度的代谢性酸中毒。

（4）各系统症状：该病症状涉及全身，由于病变程度不同，各系统症状差别很大。其早期可仅表现为一般症状，如乏力、头痛、失眠、食欲缺乏等。常易漏诊，当病情加重，发展到尿毒症前期，症状可突出表现在某一方面，如表现为消化系统症状、贫血等。

①神经系统症状：早期出现乏力、注意力不集中、记忆力减退等。当 GFR<20ml/min 时，几乎 100% 患者都有神经系统异常。震颤、扑击样震颤、肌阵挛均为尿毒症脑病的表现。

②消化系统症状：恶心、畏食、食欲缺乏为最早的症状，口中有尿味，显示病情已经发展到尿毒症阶段。消化道从口腔、食管、胃、结肠黏膜都可出现水肿、出血和溃疡。

③血液系统症状：出现不同程度的贫血，出血时间延长、血小板凝聚能力下降、血小板第Ⅲ因子活性减低。

④呼吸系统症状：患者早期肺活量减低、肺功能受损，代谢性酸中毒时，肺出现不同程度的过度换气。尿毒症时可见肺门两侧对称阴影，即尿毒症肺。约有 15% 的患者出现不同程度的胸腔积液，以右侧较常见。

⑤心血管系统症状：可出现心肌损害、心包炎、高血压等。

⑥皮肤症状：皮肤失去光泽、干燥、脱屑等。

3. 体征　当患者某一系统损害时，就可引起该系统的体征，如水肿、贫血貌、心动过速、心包摩擦音等。

4. 常见并发症　主要有消化道出血、呼吸道感染、尿路感染、心力衰竭、脑血管意外等。

【鉴别诊断】

鉴于慢性肾衰竭的临床表现与全身各系统器官的关系密切，

故对于病史不明确,临床表现不典型的,应该与下列疾病相鉴别:胃肠炎、溃疡病、贫血、出血性疾病、高血压、冠心病、糖尿病昏迷、癫痫等。在详细了解病史的同时,进行血生化、尿液及肾功能检查,常有助于确诊。另外,对于慢性肾衰竭急性加重者,应注意与急性肾衰竭相鉴别。

【望耳诊病要点】

1. 急性肾衰竭,肾穴区呈灰色变(彩图 12-32)。

2. 慢性肾衰竭,肾穴区呈黑灰色变(彩图 12-33)。

第 13 章

妇科疾病

一、月经不调

【概述】

月经不调,是妇科极为常见的一种疾病。是在没有内生殖器器质性病变的情况下,月经的周期、经量、经色和经质等发生改变并伴有其他症状的一种病证。其中包括月经先期、月经后期、月经先后无定期、经期延长、月经过多、月经过少等多种疾病。是一组月经异常的总称。

西医学中的部分功能性子宫出血、子宫肌瘤、生殖系统某些炎症所致的月经异常等,亦属本证的范畴。现将其病因、病机等分述如下。

1. 病因 本病的形成主要因于气虚不固或热扰冲任。气虚则统摄无权,冲任失固;血热则流行散溢,以致月经提前而至。月经后期又称"经迟"或"经期错后",有实有虚。实者或因寒凝血瘀、冲任不畅,或因气血阻滞,致使经期延后;虚者或因营血亏损,或因阳气虚衰,以致血源不足,血海不能按时满溢。月经先后无定期又称"经乱",主要责之于冲任气血不调,血海蓄溢失常,多由肝气郁滞或肾气虚衰所致。

2. 病机 冲任气血不调,血海蓄溢失常,多由肝气郁滞或肾气虚衰所致。

3. 病位 本病与肾、肝、脾三脏及冲、任二脉关系密切。

4. 病性 虚证、实证、虚实夹杂证、寒证、热证、寒热错杂证。

【诊断要点】

1. 凡月经的周期、经量、经色、经质等出现异常者,均可诊断为月经不调。

2. 月经提前或错后 7 日以上者,称月经先期或月经后期。

3. 月经时前时后,没有规律,超过正常周期 7 日以上者,称月经先后无定期。

4. 行经时间超过 7 日,或出血量超过正常 1 倍以上者,称月经过多。

5. 经期短于 2 日,或出血量少于正常一半以下者,称月经过少。

6. 应排除早孕、哺乳期妇女、围绝经期综合征等所引起者。

【望耳诊病要点】

根据月经不调的不同类型,在内生殖器穴区可见及各种不同的阳性反应。

1. 一般患者在内生殖器穴区常可见点、片状红晕变(彩图 13-1);或可见脂溢性脱屑变(彩图 13-2);或见小丘疹变(彩图 13-3);或见小丘疹变与黯红色红晕变(彩图 13-4)等混合性改变。部分患者在内生殖器穴区还可见小血管呈网状扩张变(彩图 13-5)。

2. 内分泌穴区可见点状或小片状黯红色变(彩图 13-6)。

3. 肾穴区可见点状或小片状淡红色变(彩图 13-7)或白色变(彩图 13-8)。

4. 月经过多的妇女,行经期间,内生殖器穴区可见红色变(彩图 13-9);行经前,整个三角窝区域可见呈血样变(彩图 13-10)。

5. 眼胞颜色常呈黧黑样变(但妊娠斑及由其他疾病所引起的眼胞黧黑应除外),且可见上、下眼睑呈紫色样变。

6. 月经先期因血热者,在内生殖器穴区可见点片状红晕变(彩图 13-11);气虚者,在内生殖器穴区可见点片状黯红晕变(彩图 13-12)。月经后期,证属虚型者,在内生殖器穴区可见点状苍白色变(彩图 13-13)或脱屑变(彩图 13-14);月经后期,证属气滞血瘀型者,在内生殖器穴区可见黯红色变(彩图 13-15),还可见脱屑变(彩图 13-16)。

【其他耳诊法】

1. **耳穴扣诊法** 在内生殖器穴区,可扣及粗糙不平。

2. **耳穴染色诊法** 在内生殖器穴区、内分泌、肝等穴区,可见点状染色;虚证者,肾穴区亦可见点状染色改变。

3. **耳郭触压诊法或电探测法** 一般患者可在内生殖器、内分泌穴区触及或探及敏感点。虚证者在肾穴区,实证者在肝等穴区,可触及或探及敏感点。

二、盆腔炎

【概述】

女性内生殖器及其周围的结缔组织、盆腔腹膜发生炎症时,统称为盆腔炎。炎症可局限于一个部位,也可以几个部位同时发生。临床上可分急性、慢性、结核性等多种。

本病根据其主证的不同,分别属中医学中的"痛经""月经不调""带下病""产后发热""癥瘕"等病证范畴。

1. **急性盆腔炎** 中医学认为,急性盆腔炎多在产后、流产后、宫腔内手术处置后,或经期卫生保健不当之际,邪毒乘虚侵袭,稽留于冲任及胞宫脉络,与气血相搏结,邪正交争,而发热疼痛,邪毒炽盛则腐肉酿脓,甚至泛发为急性腹膜炎、感染性休克。

(1)热毒炽盛:经期、产后、流产后,手术损伤,体弱胞虚,气血不足,房事不节,邪毒内侵,客于胞宫,滞于冲任,化热酿毒,致高热、腹痛不宁。

(2)湿热瘀结:经行产后,余血未净,湿热内侵,与余血相搏,冲任脉络阻滞,瘀结不畅,则瘀血与湿热内结,滞于少腹,则腹痛带下日久,缠绵难愈。

2. **慢性盆腔炎** 慢性盆腔炎多为急性盆腔炎治疗不彻底,或患者体质较差,病程迁延演变所致;或无明显急性发作史,起病缓慢,病情反复所致。当机体抵抗力弱时,可有急性发作。

中医学认为,经行产后,胞门未闭,风寒湿热之邪,或虫毒乘虚内侵,与冲任气血相搏结,蕴结于胞宫,反复进退,耗伤气血,虚实错杂,缠绵难愈。

(1)湿热瘀结:湿热之邪内侵,余邪未尽,正气未复,气血阻滞,湿热瘀血内结,缠绵日久不愈。

(2)气滞血瘀:七情内伤,脏气不宣,肝气郁结,或外感湿热之邪,余毒未清,滞留于冲任胞宫,气机不畅,瘀血内停,脉络不通。

(3)寒湿凝滞:素体阳虚,下焦失于温煦,水湿不化,寒湿内结,或寒湿之邪乘虚侵袭,与胞宫内余血浊液相结,凝结瘀滞。

(4)气虚血瘀:素体虚弱,或正气内伤,外邪侵袭,留注于冲任,血行不畅,瘀血停聚;或久病不愈,瘀血内结,日久耗伤,正气亏乏,致气虚血瘀证。

3. 生殖器结核 是由结核杆菌引起的女性生殖器官炎症,又称为"结核性盆腔炎"。原发病灶大多是肺结核,其次是腹膜结核。潜伏期长,多发生于肺部结核痊愈多年之后。结核杆菌主要通过血行播散,其次是腹腔内直接传播,少数由男性附睾结核经阴道上行感染。多见于20—40岁妇女,因本病病程缓慢,常无自觉症状,临床易被忽视。

中医古籍无此病名,根据其症状、体征属于"闭经""月经过少""不孕""癥瘕"等病证范畴。

中医学认为,本病的发病有内外两方面因素:一是痨虫感染,邪客冲任;二是内伤体虚,阴血亏损。内外因素可以互为因果,但正虚是发病的关键,阴虚为本病的病机特点。如素体或内伤致脾肺不足,肝肾阴虚,痨虫乘虚而入,伤津灼液,导致阴液亏损,而出现干咳咽燥、痰中带血,骨蒸潮热、虚烦不眠等症。若治不及时,痨虫流注下焦,损伤过多,经期延长,胞脉结块;患病日久冲任乏源,经水干涸,而致月经过少或闭经、不孕。

【临床表现】

1. 急性盆腔炎

(1)病史:常有经期不注意卫生,产褥期感染,宫腔、宫颈、盆腔手术创伤史,或盆腔炎症反复发作病史。

(2)症状:高热、寒战、头痛,食欲缺乏,下腹坠胀或剧烈疼痛,可向两侧大腿放射,或伴有大、小便刺激症状,白带增多,呈脓性,有腥臭味;当有腹膜炎症时,可伴有消化系统症状,如呕吐、腹胀、便秘或腹泻等;重症患者,可出现烦躁不安、谵妄、昏迷等危急表现。

(3)体征:呈急性病容,或表情淡漠,体温升高,可达 39～40℃,心率加快,腹胀,下腹部有腹膜刺激征象(下腹部腹肌紧张、发硬、压痛及反跳痛等),有时可触及肿块或叩出移动性浊音。妇科检查:阴道有大量脓性分泌物,阴道充血,穹隆部有明显触痛。宫颈充血、水肿,举痛明显。子宫体略有增大,有压痛,活动度受限制。子宫两侧明显压痛,有时可扪及肿大、纤曲的输卵管或炎性肿块。如子宫旁有结缔组织炎症时,一侧或两侧可扪及片状增厚的肿物。如直肠子宫陷凹有脓肿形成时,则后穹隆部饱满,有触痛及波动感。

2. 慢性盆腔炎

(1)病史:有盆腔炎反复发作史,有生产、流产、妇科手术、经期不洁等病史,或邻近器官的炎症病变。

(2)症状:全身症状多不明显,有时可有低热,易疲乏,病程较长的部分患者可有神经衰弱表现,如精神萎靡、周身不适、失眠、多梦、健忘等,当患者抵抗力低下时,易急性或亚急性发作。局部症状则常有时轻时重的下腹部疼痛,或有坠胀感和牵扯感,或腰骶部酸痛感,常于劳累、性交后、排便时及月经前后加剧。少数患者可有膀胱刺激症状(如尿频、尿急、尿痛等)和排尿困难。并可有大便时胀坠、白带增多、月经失调、不孕等症状。

(3)体征:子宫增大或有压痛,常呈后位,活动受限或粘连固定;如有输卵管炎时,则可扪及增粗的输卵管,呈索条状,发硬而有轻度压痛;如有输卵管积液或输卵管卵巢囊肿,则于盆腔的单侧或两侧可扪及囊性肿块,多粘连于子宫侧后方较低部位,且常固定不移;如盆腔有结缔组织炎时,子宫单侧或两侧有片状增厚、压痛,子宫骶骨韧带增粗、变硬,并常有压痛反应。

3. 生殖器结核

(1)病史:常有身体其他部位的结核如肺或腹膜等结核病史。

(2)症状:生殖器结核的临床表现很不一致,不少患者可无症状,有的患者则症状非常严重。

①月经失调:早期患者因子宫内膜充血及溃疡,可有月经过多,经期延长。至患病日久,子宫内膜已经遭受不同程度的破坏,可表现为月经稀少或闭经。

②下腹坠痛:由于盆腔的炎症和粘连,可有不同程度的下腹坠痛,在月经期尤为明显。

③不孕:由于输卵管黏膜破坏与粘连,常使管腔阻塞而不孕;即使有的管腔尚保持部分通畅,但黏膜纤毛破坏,输卵管僵硬,蠕动受限,丧失其运输功能,也不能受孕,故绝大多数患者为不孕。

④全身症状:如为活动期或病情严重时,可有全身症状,如午后潮热、盗汗、倦怠无力、食欲缺乏、消瘦等。

(3)体征:较多的患者因不孕行诊断性刮宫才发现患有子宫内膜结核,而无明显体征和其他自觉症状。较严重患者如有腹膜结核,检查时腹部有柔韧感或腹水征,形成包裹性积液时,可触及囊性肿块,边界不清,不活动,表面因有肠管粘连,叩之为空响音。子宫一般活动差,往往因周围有粘连使活动受限。如附件受累,在子宫两侧可触及大小不等及形状不规则的肿块,质硬,表面不平,呈结节或乳头状突起,或可触及钙化结节。

【鉴别诊断】

1. 急性盆腔炎　应与急性阑尾炎、输卵管妊娠流产或破裂、卵巢囊肿扭转或破裂等急腹症相鉴别。

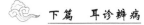
2. 慢性盆腔炎　应与子宫内膜异位症、盆腔淤血综合征等相鉴别。

3. 生殖器结核　应与慢性盆腔炎(非特异性)、子宫内膜异位症、宫颈癌等相鉴别。

【望耳诊病要点】

1. 急性盆腔炎患者　在三角窝盆腔穴区处可见以下变化。

(1)常可见点状或小片状红晕变(彩图 13-17);或见隆起凸出变(彩图 13-18)。

(2)部分患者也可见小丘疹变(彩图 13-19);或可见黯红色皱褶纹变(彩图 13-20);或脂溢性脱屑变(彩图 13-21);或可见光泽变(彩图 13-22)。

2. 慢性盆腔炎患者

(1)内生殖器穴区可见小丘疹变(彩图 13-23)。

(2)内分泌穴区可见点状白色变(彩图 13-24)。

【其他耳诊法】

1. 耳穴扪诊法　在盆腔、内生殖器穴区可扪及小结节。

2. 耳穴染色诊法　在盆腔、内生殖器穴区可见染色改变。

3. 耳郭触诊法及电探测诊法　在盆腔、内生殖器穴区可触及或探及敏感点。

三、乳腺增生症

【概述】

乳腺增生症,又称"慢性囊性乳腺病",简称"慢性乳腺病",俗称"乳房小叶增生病"。是指乳腺间质或小叶实质发生非炎症性的、散在的、结节样良性增生病变。常见于 25－40 岁的妇女。一般来讲,青春期多为乳房小叶增生,哺乳后期多为乳腺导管增生,围绝经期多为乳房囊性增生。

本病在中医学属"乳癖"等病证范畴。

中医学认为,乳头属肝经,乳房属胃经;本病则由于情志内伤,肝郁痰凝,积聚乳房胃络;思虑伤脾,郁怒伤肝,肝血不足,肾阴亏损,以致冲任不调,气滞痰凝而成。正如《外科正宗》所曰:"乳癖乃乳中结核,形如丸卵,或垂坠作痛,或不痛,皮色不变,其核随喜怒消长,多由思虑伤脾,恼怒伤肝,郁结而成。"

【临床表现】

在临床上,将乳腺增生症定义为多发性结节并伴有疼痛、压痛,且与月经周期有关,继之,逐步失去其周期性,直至停经才停止发展的临床综合征。

1. 乳腺胀痛　由于个体的差异和病变所处的阶段不同及病变的轻重程度不一,乳腺胀痛的程度也不尽相同。轻者多为胀痛、隐痛,可向上臂、腋窝、肩背部放射,严重者可有剧烈的疼痛,衣服摩擦、行走都可使疼痛加剧。疼痛的最大特点是具有周期性,即疼痛始于月经前期,或在月经前期疼痛。但有的患者乳腺胀痛的周期性并不明显或根本无周期性。

2. 乳腺肿块　该病的病程较长,发展缓慢,乳腺内肿块常为多发性,可见于一侧,但多见于两侧乳腺同时发生。可局限于乳腺的一部分,也可分散整个乳腺内,乳内可触及条索状或散在、成片的大小不一的结节,质韧,沙粒样感,与周围组织界限清晰,与皮肤、胸肌无粘连,活动度大,有压痛。肿块在经前期变硬,增大,月经来潮后症状大多缓解。囊肿者可在乳内触及较大球形肿块,表面光滑,活动,易与乳腺纤维瘤相混淆。当其发展至瘤样变时,可触及一表面光滑、界限清楚、活动的肿块,有时会被误诊为乳腺纤维腺瘤而行手术切除,但术中往往发现肿块与周围组织并无明显界限,触诊可发现乳腺增生症瘤样变时的肿块基底部较大。

3. 乳头溢液　乳头间歇性或持续性溢液,清亮或淡黄色、棕绿色、暗红色血性液均可见及。多为自发性溢液或挤压乳头而排出。

【鉴别诊断】

乳腺增生症晚期与乳腺癌常难以鉴别。临床上可疑为恶性病变时,必须切除局部组织行组织病理学检查。乳腺增生症大体标本质地较乳腺癌为软,有柔韧感,肿块无浸润性生长,瘤体中心无出血坏死。小叶原位癌与重度非典型增生,硬化型腺病与硬癌在冷冻切片中也不易鉴别,需经常规石蜡切片检查确诊。由于乳腺肿瘤生长部位表浅,所以有经验的外科医师通过物理检查所得到的信息可能比很多辅助检查还要多。因此,作为临床医师在乳腺疾病的诊治中要重视病史和物理检查所得到的信息,综合分析各项结果,动态观察其变化,一旦怀疑恶变时,应及时行病理检查。

【望耳诊病要点】

1. 胸椎穴区两侧周围处,常可见白点变(彩图 13-25);其白点边缘处,还可见红晕变(彩图 13-26)或黯灰色变(彩图 13-27)。

2. 胸椎穴区两侧周围处,或可见条索状变(彩图 13-28)或结节状隆起变(彩图 13-29)。

【其他耳诊法】

1. 耳穴扪诊法　在胸椎、乳腺(位于胸椎穴上方,前后两穴,与胸椎穴成等边三角形)穴区可扪及小结节。

2. 耳穴染色诊法　在胸椎、乳腺穴区可见染色改变。

3. 耳郭触诊法及电探测诊法　在胸椎、乳腺穴区,可触及或探及敏感点。

四、不孕症

【概述】

女子结婚后,夫妇同居 1 年以上,配偶生殖功能正常,夫妇性生活正常,未避孕而又未妊娠者,称为“不孕症”。如婚后从未妊娠者,称为“原发性不孕”;如曾妊娠过,以后 1 年以上未避孕而不再怀孕者,称为“继发性不孕”。

引起不孕症的原因较为复杂,主要是由于内分泌功能失调、排卵功能障碍、生殖器官炎症、肿瘤、子宫内膜异位症、免疫异常和子宫发育不良等原因,引起女性卵子发育、排卵、受精、种殖或男性生精、输精中的任何一个环节发生障碍而造成。

中医学称不孕症为"不孕",其原发性不孕,又称为"全不产"或"无子";其继发性不孕,又称为"断绪"。

中医学认为,女性不孕原因复杂。《石室秘录·子嗣论》曰:"女子不能生子,有十病。"十病者为:胞宫冷、脾胃寒、带脉急、肝气郁、痰气盛、相火旺、肾水衰、督脉病、膀胱气化不利、气血虚。《素问·上古天真论》谓:"女子七岁,肾气盛……二七而天癸至,任脉通,太冲脉盛,月事以时下,故有子。"唐《备急千金要方》云:"凡人无子,当为夫妇具有五劳七伤,虚羸百病所致,故有绝嗣之殃。"指出了夫妇双方的疾病可致不孕。宋《圣济总录》载有:"女子所以无子者,冲任不足,肾气虚寒也。"《妇科玉尺·求嗣》引万全曰:"男子以精为主,女子以血为主,阳精溢泻而不竭,阴血时下而不愆,阴阳交畅,精血合凝,胚胎结而生育滋矣。"由此可见,生殖的根本是以肾气、天癸、男精女血作为物质基础的。"胞络者系于肾""肾者,主蛰,封藏之本,精之处也""肾主冲任,冲为血海,任主胞胎",故肾虚是不孕症的重要原因之一。由于脏腑经络之间的生克制化、寒、湿、痰、热、瘀之间的相互影响及其转化,临床上有多种病因,产生不同的证候,这些原因导致肾和冲任的病变,不能摄精受孕而致病。

结合前人的认识和临床实际,导致不孕症的常见证候有肾虚、血虚、肝郁、痰湿、湿热、血瘀等。

1. 肾虚　"肾主生殖",肾虚直接影响孕育。

(1)肾阳虚:先天禀赋不足,肾气不充,天癸不能按时而至,或至而不盛;或房事不节,久病及肾,或阴损及阳等导致肾阳虚弱,命门火衰,冲任不足,胞宫失于温煦,宫寒不能摄精成孕。

(2)肾阴虚:房劳多产,失血伤精,精血两亏,或素体性燥多火,嗜食辛辣,暗耗阴血而导致肾阴不足,肾精亏损,精血不足,冲任失滋,子宫干涩,不能摄精成孕。或由肾阴不足,阴虚火旺,血海太热,不能摄精成孕。

2. 血虚　　血液是月经的物质基础。若体质素弱,阴血不足;或脾胃虚损,化源衰少;或久病伤津,导致冲任血虚,胞脉失养,因为血虚,就没有摄精成孕的物质基础,而导致不孕。

3. 肝郁　　女子以血为本,肝主藏血,喜疏泄条达,冲脉隶属于肝,司血海,为机体调节气血的枢纽。如因七情六欲之纷扰,致使肝失条达,气机郁滞,肝气郁结,疏泄失常,则气滞血瘀,气为血帅,血赖气行,郁而不舒,气血失和,冲任不能相资而月事不调,难以怀孕。或肝郁化火,郁热内蕴,伏于冲任,胞宫血海不宁,难于摄精成孕。

4. 痰湿　　痰湿成因,关乎脾肾两脏,脾肾阳虚,运化失调,水精不能四布,反化为饮,聚而成痰,痰饮黏滞缠绵,纯属阴邪,最易阻滞气机,损伤阳气,痰湿阻滞,气机不畅,冲任不通,月事不调,故成不孕。或寒湿外侵,困扰脾胃;或嗜食膏粱厚味,阻碍脾胃,气化失司,痰湿内生,流注下焦,滞于冲任,壅塞胞宫而致不孕。

5. 湿热　　湿热可因脾虚生湿,遏而化热酿成;或因肝脾不和,土壅木郁而生;或嗜食肥甘酿生;也可因淋雨涉水,久居湿地,或受湿邪熏蒸而成。湿热流注下焦或湿邪直接犯及胞脉、胞络、子肠、阴户,客于冲任带脉,任带失约,冲任受阻,终难成孕。

6. 血瘀　　多因情志内伤,气机不畅,血随气结;或经期产后,余血未净续外感内伤致使宿血停滞,凝结成瘀;或寒凝瘀阻;或热邪血凝;导致血瘀气滞,癥瘕积聚,积于胞中,阻碍气血,经水失调,精难纳入,则难于受孕成胎。此外,气弱血运无力,气虚血瘀,或病邪流滞,留塞胞门者,必难受孕。

以上从 6 个方面分别讨论了不孕症的病因病机,但临床上致病因素可单一出现,亦可多元复合出现,最终导致不孕症的产生。

【临床表现】

1. 症状　　不同病因引起的不孕,伴有不同的症状。对于排卵功能障碍引起的不孕,常伴有月经紊乱、闭经等;多囊卵巢综合征所引起的不孕常伴有多毛、肥胖、月经稀发、闭经等；高催乳素血症或闭经溢乳综合征所导致的不孕，主要有闭经、溢乳或伴随疾病的症状。而生殖器官病变引起的不孕症者，又因病位不同症状不一，如生殖器炎症引起的不孕症伴有下腹疼痛、白带增多等；子宫内膜异位症引起的不孕，常伴有痛经、经量过多，或经期延长；宫腔粘连引起的不孕症，常伴有周期性下腹疼痛、闭经或经量少；子宫肌瘤或宫腺肌瘤所致不孕，常伴有月经量多，经期延长，经行腹痛等。

一般而言，不孕症临床症状可见不同程度的月经失调、痛经、带下异常等，但也有临床症状不明显者。

2. **体征**　不孕症的体征也因引起不孕症的原因不同而异。多囊卵巢综合征患者多有多毛、肥胖，妇检发现双侧卵巢增大或卵巢虽无明显增大但有韧胀感，多数患者增大的卵巢通过检查不能扪及，需要通过腹腔镜检查方能发现，亦有卵巢为正常大小者；闭经溢乳综合征患者体检可见一侧或双侧乳房溢乳；子宫内膜异位症患者妇检可触及坚硬而有触痛结节，子宫多增大，较为固定，有牵扯痛，卵巢子宫内膜异位症时，轻者仅卵巢表面种植，可无阳性体征；重者卵巢可形成大小不等的囊肿，常为双侧性，周围组织粘连，触痛明显；宫骶韧带、子宫直肠窝常可触及单个或多个大小不等、表面不光滑，触痛明显、固定的硬结；合并盆腔炎患者可有下腹部压痛，妇检时子宫活动受限或粘连固定。如为输卵管炎，则在子宫的一侧或两侧可触到增粗的输卵管，呈条索状，并有轻度压痛。如有输卵管积液或输卵管卵巢囊肿，则可在盆腔的一侧或两侧摸到囊性肿物，活动受限。如为盆腔结缔组织炎，则在宫旁一侧或两侧可扪到片状增厚、压痛，子宫骶韧带增粗、变硬、有压痛，或触及炎性包块；合并子宫肌瘤、子宫腺肌瘤者妇检可触及增大之子宫，或表面凸凹不平，或于腹部触诊时触及下腹部包块。如甲亢患者，可出现甲状腺肿、特殊眼征等。肾上腺皮质功能亢进者，可见肥胖、痤疮、毛孔粗糙等。亦有不表现任何阳性体征者。

3. 常见并发症　不孕症一般是多种疾病的一个共有症状,常伴见月经不调、痛经、闭经、带下、癥瘕等。

【望耳诊病要点】

1. 在三角窝区域盆腔穴区,常可见红点变(彩图 13-30)或红斑变(彩图 13-31);或黯灰色变(彩图 13-32);或灰白色变(彩图 13-33);片状(彩图 13-34)或点状(彩图 13-35)增厚变;或脱屑变(彩图 13-36)等多种形态改变。

2. 在内分泌穴区,常可见红色变(彩图 13-37)或黯红色变(彩图 13-38);或见淡紫色变(彩图 13-39);或见灰白色变(彩图 13-40)或灰色变(彩图 13-41);或呈点(彩图 13-42)、片状(彩图 13-43)增厚变等形态改变。

【其他耳诊法】

1. 耳穴扪诊法　在内分泌穴区可扪及点片状增厚。

2. 耳穴染色诊法　在内分泌穴区可见染色改变。

3. 耳郭触压诊法或电探测诊法　在内分泌穴区可触及或探及敏感点。

五、经前期紧张综合征

【概述】

经前期紧张综合征,是指月经来潮前 7～10 日,部分妇女出现生理上、精神上及行为上的改变,如头痛、乳房胀痛、全身乏力、紧张、压抑或易怒、烦躁、失眠、腹痛、水肿等一系列症状,其月经来潮后即自然消失的一组综合征。目前临床认为本病是一种心理神经内分泌疾病,其发病原因目前尚未完全清楚,临床诊断亦无统一的标准。

我国古代医籍中虽无该病名记载,但有关该病的论述则散见于各医籍当中,如"经前便血""经前发热""经前泄水""经前烦躁"等。现代中医妇科学中,常将以上证候统称为"月经前后诸证"。

中医学认为,经前后诸证临床表现症状众多、复杂,如经行头痛、发热、吐衄、口糜、水肿、咳喘、情志异常等,另如经后泄水、抽搐、呃逆、口唇青紫肿胀、痒疹等,虽较少发生,但古籍及现代临床皆有所见。对于经行伴见诸症,前贤多从一症着眼,尚未将诸症联系起来。如对经行发热主要责之于血虚有滞,或血虚生热;经行身痛既有血虚,亦有寒邪入血;经行泄泻则以肝旺脾虚脾肾阳虚为主;经行水肿则主要责之于脾虚水停。根据古人认识结合现代临床实际分析认为,月经前后诸证其所以随月经周期发作,与经期气血盈虚变化及体质有密切关系。女子以血为用,五脏六腑皆赖气血濡养。而经、孕、产、乳伤于血,使妇女处于血分不足、气分偏盛状态,即有余于气,不足于血。临界经期阴血由冲任二脉下注胞宫,血海则充盈,而全身阴血不足,加之患者体质禀赋阴阳偏颇之异,常累及肝、脾、肾、心等脏腑致其功能或气血失调而出现月经前后诸证。

联系脏腑气血生理病理,具体病机分析如下。素性抑郁,导致肝郁,气郁不畅故见烦躁易怒,乳房胀痛;肝郁化火,则出现经行口糜、吐衄,上扰清窍,而致头痛头晕;火扰心神,则情志异常;素体脾弱,经气随血而下,脾气益亏,脾虚不能运化水湿,水湿下注为经行泄泻;水湿泛溢肌肤而为经行水肿;若脾不统血,血不归经,则可大便下血。平素阴血偏虚,行经阴血更虚,阴虚水不涵木,则肝阳上亢,故头晕头痛,烦躁失眠;阴虚而生内热出现经行发热;阴虚阳亢则经行眩晕;血虚生风则经行出风疹;精血不足,经脉失养则经行身痛;心神失养则坐卧不宁;肾水亏虚,津液不能上承,可致经行声哑。

【临床表现】

1. 症状　经前 7～10 日开始出现症状,且日渐加重,直至月经来潮后则症状消失,较重者可迁延较久。

(1)精神症状:出现不同程度的乏力,精神紧张、抑郁、忧虑、烦躁,易激动,甚至无原因的哭泣或大怒,情绪不稳定,注意力不集中、失眠，或反应迟钝、性情孤僻。

（2）乳房胀痛：乳房肿胀疼痛，甚至乳头刺痛，触摸时更甚。

（3）水肿：月经前的体征明显增加，常见手指、踝部及眼睑或全身水肿，严重者可见腹壁明显水肿。

（4）疼痛：月经前出现明显的头痛、下腹部疼痛，腰骶部及周身酸痛。

（5）月经失调：常为经行不畅，经量或多或少，经期延长。

（6）其他症状：①胃肠道症状，腹胀、恶心呕吐、腹泻、食欲缺乏或增加、嗜甜食。②皮肤症状，渗出性皮炎、荨麻疹及痤疮样疮等。③黏膜病变，如舌炎、颊部黏膜溃疡，偶有外阴溃疡、阴道痛痒等。

2. 体征　有水肿者，可见颜面及下肢凹陷性水肿；乳房胀痛明显者，检查时可发现乳房触痛性结节；经前有黏膜变化者，可有口腔溃疡；皮肤可见荨麻疹或痤疮。

【鉴别诊断】

本病应与心、肾疾病引起的水肿、营养缺乏性水肿相鉴别；有乳房结节者应与乳腺疾病相鉴别；精神症状严重者应与周期性精神病、症状性精神病、反应性精神病及神经症相鉴别。

【望耳诊病要点】

在神门、内分泌等穴区多可见阳性反应。

1. 经行水肿者，在神门（彩图 13-44）、内分泌穴区（彩图 13-45）可见小片状肿胀变。

2. 经行情志异常者，在神门（彩图 13-46）、内分泌穴区（彩图 13-47）可见点状或小片状白色变，其边缘可见红晕变（彩图 13-46）。

【其他耳诊法】

1. 耳穴扪诊法　经行水肿者，可在神门、内分泌穴区，扪及小片状柔软状物；经行情志异常者，可扪及粗糙不平。

2. 耳穴染色诊法　可在神门、肝、肾、内分泌等穴区，可见小点状染色改变。

3. 耳郭触压诊法或电探测诊法　可在神门、肝、肾、脾、内分泌等穴区,可触及或探及敏感点。

六、闭经

【概述】

正常发育的女子,一般 12－14 岁月经即来潮,若年满 18 岁尚未行经,或 16 岁既无月经亦无性征发育者,或月经周期建立后,又非生理性停经 3 个月以上者,则称为闭经,又称为"不月""月事不来"。发生前二种情况的,西医学称为原发性闭经,发生后一种情况的,则称为继发性闭经。妊娠期、哺乳期的暂时性停经,生活环境改变后偶发 1 或 2 次停经,初潮后一段时间内出现的停经,绝经期的停经或绝经,以及"居经""避年""暗经"等,均属生理现象,则不能作为闭经论述。至于先天性生殖器官发育异常及后天器质性损伤而无月经者,称"隐经"或"假性闭经",非本法所能治疗,则不属本文论述的范围。妇女在 40 岁以前非全身或局部器质性病变导致月经绝止,可参考本文论治。

中医学认为,闭经的病因有虚实之分,虚者主要是经血的生成障碍致胞宫胞脉空虚,无血可下;实者多为胞宫胞脉壅塞致经血的运行受阻,或经隧不通,或气血郁滞。虚实单独为病,也可相兼为病。

1. 精血不足,血海空虚

(1)脏腑之虚:禀赋不足、肾气未盛、精气未充,或多产、堕胎、房劳伤肾,或久病及肾,或肝血虚少,以致精血匮乏,冲任空虚。

(2)气血之虚:脾胃素弱,或饮食劳倦,或忧思过度,或谷食不足,或节食减重,以致气血化源不足;或吐血、下血、堕胎、小产失血,或哺乳过长过久,或罹患虫疾耗血,以致失血伤血而不足。

(3)阴虚内热:素体阴虚,或失血伤阴,或久病耗血伤阴,或过食辛燥伤阴,阴虚不足,虚热又生,热邪复又伤阴,从而加重阴伤,营阴不足。

2.冲任瘀阻,经血不泻

(1)肝郁血瘀:七情内伤,肝郁不达,气滞血瘀。

(2)痰湿阻滞:肥胖之人,多痰多湿,或脾失健运,痰湿内生,冲任壅塞,气血运行受阻。

(3)寒凝血瘀:或过食生冷,或经产之时,血室正开,或冒雨涉水,寒邪外袭,血为寒凝,瘀滞冲任。

3.**虚实夹杂,虚瘀互结**

(1)肾虚血瘀:肾阳素虚,寒从内生,虚寒滞血,或肾精血不足,运行不畅。

(2)气虚血瘀:气虚帅血无力,因虚而瘀。

(3)体虚外感:经产之时,淫邪外感,或寒凝血瘀,或热伤阴血致瘀。

(4)脾虚痰瘀:脾虚失运,湿聚成痰,壅塞冲任,气血瘀滞。

(5)阴虚血瘀:阴血不足,气血瘀滞。

(6)肝郁脾虚:肝气郁结,横犯脾土,脾虚化源不足。

(7)冲任虚瘀:手术伤损冲任,离经之血瘀滞。

从上可见,闭经的病因病机虚者多责之肾、肝、脾之虚损,精、气、血之不足,血海空虚,经血无源以泻;实者多责之气血、寒、痰之瘀滞,胞脉不通,经血无路可行;尚有虚实相兼为病,临床当辨虚实以补益通调。本病虚多实少,虚实可并见或转换。

【临床表现】

1.**局部症状**　月经停闭,阴道干涩,带下量少。

2.**全身症状**　或不伴有全身症状,或有腰腿酸软、头晕耳鸣、畏寒肢冷、神疲乏力、汗多、睡眠较差、心烦易怒、食欲缺乏、畏食、小腹胀痛或冷痛、大便溏薄或干结、小便色黄或清长等。

3.**与病因相关的症状**

(1)宫颈宫腔粘连综合征闭经:周期性下腹部疼痛。

(2)垂体肿瘤性闭经:溢乳。

(3)空泡蝶鞍综合征闭经:头痛。

(4)席汉综合征闭经:无力、嗜睡、脱发、黏液性水肿、怕冷、饮食较差。

(5)丘脑及中枢神经系统病变所致的闭经:嗅觉丧失、体征下降。

(6)多囊卵巢综合征闭经:痤疮、多毛。

(7)卵巢早衰性闭经:围绝经期综合征的有关症状。

4. 体征　体质瘦弱或肥胖,第二性征发育不良,可有多毛,胡须,溢乳,皮肤干燥,毛发脱落、面目肢体水肿等。

5. 常见并发症　不孕症、围绝经期综合征、性冷淡,闭经日久可出现骨质疏松、骨折、心血管病等。

【望耳诊病要点】

在内生殖器穴区和内分泌穴区多可见阳性反应。

1. 虚证患者,在内生殖器(彩图13-48)、内分泌穴区(彩图13-49),常可见点状或小片状白色变。

2. 实证患者,在内生殖器(彩图13-50)、内分泌穴区(彩图13-51),常可见黯红色丘疹变;或在内生殖器(彩图13-52)、内分泌穴区(彩图13-53)见毛细血管瘀血表现,其色常呈黯红色变。

【其他耳诊法】

1. 耳穴扪诊法　在内生殖器及内分泌等穴区,可扪及粗糙不平或小点状凸起。

2. 耳穴染色诊法　在内生殖器、肾、肝、脾、内分泌、心等穴区,可见小点状染色改变。

3. 耳郭触压诊法或电探测诊法　可在内生殖器、内分泌、肾、肝、脾等穴区,可触及或探及敏感点。

七、痛经

【概述】

妇女经行前后或经行期间出现周期性下腹部疼痛,或痛引腰骶,伴恶心呕吐、腰酸及其他不适,甚者引起昏厥的,称为"痛经"。

临床上常将其分为原发性痛经和继发性痛经两类。原发性痛经是指生殖器官无器质病变的痛经;继发性痛经是指由于生殖器官某些器质性病变而引起的痛经,如子宫内膜异位症、子宫腺肌瘤等。本文主要阐述原发性痛经。

本病在中医学既称为"痛经",又称为"经行腹痛"等。

中医学认为,痛经的发生与素体因素及经期、经期前后特殊的生理环境有关。非行经期间,冲任气血平和,致病因素不能引起冲任、胞宫瘀滞或不足,故不发生疼痛,而在经期或经期前后,血海由满盈而泻溢,胞宫气血由气盛血旺至经后暂虚,气血变化急骤,致病因素乘时而作,使气血运行不畅,胞宫经血流通受阻,以致"不通则痛";或致冲任胞宫失于濡养,"不荣而痛"。其机制有寒、热、虚、实之分,以实证为多。

1. 气滞血瘀　素多抑郁,或经期前后伤于情志,以致"经欲行而肝不应,则怫其气而痛生"(《傅青主女科》);或经期产后(包括堕胎、小产、人工流产),余血内留,经之血内蓄于胞中而留瘀。气滞血瘀,不通则痛。

2. 寒凝血瘀　经行产后,冒雨涉水,贪食生冷或坐卧湿地,寒湿伤于下焦,客于冲任,与经血相结,阻于胞脉,经行不畅,"寒湿满二经而内乱,两相争而作痛"(《傅青主女科》)。

3. 湿热瘀互结　经期产后感受湿热之邪(如洗涤不洁、不禁房事等),或宿有湿热内蕴,流注冲任,搏结于胞脉而留瘀,致经行不畅,发为痛经。

4. 气血虚弱　禀赋不足,或脾胃素弱,生化乏源,或大病久病,耗损气血,经期阴血下泻为经,势必更虚,"血海空虚气不收也"(《胎产证治》),冲任胞脉失于濡养而发痛经。

5. 肝肾不足　先天禀赋不足,肝肾本虚,或多产房劳,损及肝肾。精亏血少,冲任不足,胞脉失养,经将净血海更虚,故作痛。

【临床表现】

1. 腹痛

(1)一般于初潮后数月出现,也有发生在初潮后2～3年的年轻妇女。

(2)疼痛的时间可于月经前1~2日就开始,或月经的第1~2日,甚至月经刚净时亦可发生。

(3)疼痛特点:常呈阵发性下腹部绞痛、胀痛、坠痛,并放射到腰骶部及阴道、肛门。一般疼痛可持续数小时甚至1~2日,待经血外流通畅后,其疼痛即见消失。

(4)疼痛剧烈时,可伴有面色苍白、出冷汗、手足发凉,甚至产生晕厥、虚脱等症状。

2. 胃肠道症状 如恶心、呕吐、腹泻及肠道胀气或肠痉挛等表现。一般可持续数小时,待1~2日后,症状可逐渐减轻、消失。

3. 体征 下腹部可有压痛,一般无腹肌紧张或反跳痛等。

4. 常见并发症 痛经常见的并发症主要是经前期紧张综合征。

【望耳诊病要点】

1. 在内生殖器穴区多可见阳性反应,阳性反应常呈点状或小片状红晕变(彩图13-54)。

2. 在三角窝区域盆腔穴区,可见毛细血管呈网状扩张变(彩图13-55)。

3. 在内分泌穴区,亦可见小点状红晕变(彩图13-56)。

【其他耳诊法】

1. 耳穴扪诊法 在内生殖器、内分泌等穴区,可扪及粗糙不平。

2. 耳穴染色诊法 在内生殖器、内分泌、肝、肾、盆腔等穴区,可见有点状或小片状染色改变。

3. 耳郭触压诊法或电探测诊法 在内生殖器、内分泌、肝、肾、盆腔等穴区,可触及或探及敏感点。

八、子宫脱垂

【概述】

子宫从正常位置沿阴道下降,子宫颈外口达坐骨棘水平以下,甚至子宫全部脱出于阴道口外者,称子宫脱垂。常伴发阴道前、后壁膨出。

本病是由多种因素所造成。凡是使支持子宫正常位置的韧带、筋膜、肌肉发生损伤,或过度松弛,又因产妇经常仰卧,子宫易成后位,使子宫轴与阴道轴相互一致,若产妇过早参加体力劳动,在腹压增加的影响下,子宫即沿阴道方向向下脱出,导致子宫脱垂的发生。

本病在中医学属"阴挺""阴脱""阴菌"等病证范畴,也称为"阴茄""阴疝"。

中医学认为,其主要的病因、病机是冲任不固,带脉提摄无力。

1. **气虚**　素体虚弱,中气不足;临盆过早、难产、产程过长,或分娩时用力太过,或产后过早操劳持重,或久嗽不愈,或便秘努责,损伤中气;气虚下陷,固摄无权,带脉系胞无力,以致子宫下垂。

2. **肾虚**　先天不足,或房劳多产,或年老体弱,肾气亏虚,冲任不固,带脉系胞无力,以致子宫下垂。

3. **湿热**　湿热并非导致子宫脱垂的直接原因,而是阴挺于外,摩擦损伤,感受湿热;肝经郁火,脾虚生湿,湿热下注,浸淫阴部,溃烂成疮。

【临床表现】

1. **病史**　多有滞产、第二产程延长、难产、助产术史,以及长期腹压增加、体弱、营养不良、产后过早从事体力劳动等。

2. **症状**　轻度患者一般无不适,中度以上患者常有不同程度的腰骶部疼痛或下坠感;站立过久、劳累后或腹压增加时症状加重,卧体休息后减轻。重度脱垂者,常伴有排便困难,或便秘,或遗尿,或存在残余尿及张力性尿失禁,易并发膀胱炎。脱出的块状物即使休息后也不能自行回缩,通常需用手推送才能将其还纳至阴道内,甚至经手也难以回纳。脱出在外的子宫及阴道黏膜长期与衣裤摩擦导致宫颈、阴道壁溃疡,甚至出血,继发感染时,有脓血分泌物渗出。

3. 体征　不能还纳的子宫脱垂常伴有直肠、膀胱脱垂,阴道黏膜多增厚,宫颈肥大并延长。

根据检查时患者平卧用力向下屏气时子宫下降的程度,我国将子宫脱垂分为 3 度。

Ⅰ度:①轻型,宫颈外口距处女膜缘<4cm,但未达处女膜缘;②重型,宫颈外口已达处女膜缘,但未超出该缘,在阴道口可见到宫颈。

Ⅱ度:①轻型,宫颈已脱出阴道口,但宫体仍在阴道内;②重型,宫颈及部分宫体已脱出于阴道口。

Ⅲ度:宫颈及宫体全部脱出至阴道口外。

【鉴别诊断】

本病应与阴道壁肿块、子宫黏膜下肌瘤或宫颈肌瘤、宫颈延长、子宫内翻等相鉴别。

【望耳诊病要点】

在内生殖器穴区,常可见阳性反应。阳性反应常呈点状(彩图 13-57)或小片状白色丘疹变(彩图 13-58)。继发感染者,则边缘呈红晕变(彩图 13-59)。

【其他耳诊法】

1. 耳穴扪诊法　在内生殖器穴区,可扪及点状隆起。

2. 耳穴染色诊法　在内生殖器、肝、肾、脾等穴区,可见小片状染色改变。

3. 耳郭触压诊法或电探测诊法　可在内生殖器、外生殖器、肺、肾等穴区,可触及或探及敏感点。

九、围绝经期综合征

【概述】

一般妇女在 45－55 岁卵巢功能逐渐衰退直至完全消失,即从生殖年龄过渡到失去生殖功能的时期,这一段过渡时期称为围绝经期。在围绝经期中,月经自然停止来潮,称为绝经。部分妇女在自然绝经前后或因其他原因丧失了卵巢的功能以后,出现一系列以自主神经功能失调为主的综合征,称为围绝经期综合征。

本病在中医学属"绝经前后诸证""脏躁"等病证范畴。

中医学认为,月经、生殖与肾关系密切。《素问·上古天真论》曰:"女子七岁,肾盛,齿更发长,二七天癸至,任脉通,太冲脉盛,月事以时下,故有子,……七七任脉虚,太冲脉衰少,天癸竭,地道不通,故形坏而无子也。"明确指出肾通过冲任二脉管理月经和生殖,肾气主宰着人体的生长、发育、衰老过程。女性到了青春期,体内会产生一种促进人体生长发育和生殖作用的物质——"天癸",继而月经潮之有时,具有生育功能。进入绝经前后,肾精亏虚,冲任二脉逐渐亏少,天癸将竭,精气、精血不足,月经渐少以至停止,生殖能力降低以致消失,这是妇女正常生理的衰退过程。在这种特定的生理状态下,引起围绝经期综合征的发病机制常与下列因素有关。

1. 肾虚是主要病机　肾为人体先天之本,藏元阴而寓元阳,静顺润下,为"五脏六腑之本、十二经脉之根"。《景岳全书》曰:"五脏之阴气非此不能滋,五脏之阳气非此不能发。"说明肾气对人体各脏腑、组织、经络的濡养和温煦作用十分重要。妇女在绝经前后,机体由健康均衡逐步向衰老的老年过渡,随着肾气日衰,天癸将竭,冲任二脉逐渐亏虚,精血日趋不足,肾的阴阳易于失调,进而导致脏腑功能失调。多数妇女通过脏腑之间的调节能顺利渡过这段时期。部分妇女由于体质较弱,以及产育、疾病、营养、劳逸、手术创伤,社会环境、精神因素等方面的差异,不能适应和调节这一生理变化,引起肾气衰退过早、过快、过甚,出现一系列脏腑功能紊乱、阴阳平衡失调的证候。如肾阴不足,阴虚内热,则出现潮热面红、烘热汗出、五心烦热等证;肾阴虚精亏则出现头晕耳鸣、腰膝酸软、脚跟作痛;阴虚血燥则肌肤失润,阴部干涩失荣,燥生风则皮肤感觉异常,或麻木,或瘙痒,或如虫蚁爬感。肾气不足,冲任失固则月经紊乱,或提前量多,或崩中漏下;肾与膀胱相表里,肾气虚故可导致膀胱不约而见小便频数清长,甚则不禁。肾阳衰微,脏腑经脉失养,气化失常,水液泛滥,则见水肿、泻下、带下量多、腰背冷痛等证。亦可由肾阴损及肾阳或肾阳损及肾阴,出现阴阳俱虚之证。

综上所述,本病的病因病机主要责之于肾,肾虚为致病之本。

2. 肾虚导致多脏病理改变　肾是其他脏阴阳之本,肾的阴阳失调必然影响到心、肝、脾多脏发生病理改变,从而使本病出现复杂多样的临床表现。

(1)心肾不交:肾藏精主水,心属火主血脉,心血畅旺,肾精充沛,心肾相交,水火互济,阴阳平衡则身体健康。如果出现肾阴精亏虚,则一切病因均可进一步导致心肾两脏的阴虚;肾水虚不能上济心火,心火独亢,出现心火亢甚的证候。

(2)肝肾阴虚:肾主藏精,肝主藏血,精血同源,相互滋生,肝肾乙癸本应同源;若肾阴不足,精亏不能化血,水不涵木,导致水亏肝旺,肝肾阴虚,肝失濡养,肝阳上亢,出现肝火旺盛诸证。

(3)脾肾阳虚:肾藏精,为先天之根,脾化血,为后天之本。先天滋后天,肾精靠脾化生的水谷之精以滋养;后天养先天,脾气赖肾中阳气以温煦。若肾虚阳衰,温煦不足,火不暖土,可出现脾肾阳虚诸证。

3. 肾虚夹瘀　肾气渐衰失去对人体各脏腑、经络、组织、气血的濡养和温煦,气化不利,或肾阴阳俱虚,重伤肝气,肝气不舒,肝郁气滞,或冲任空虚,虚寒内生,寒凝血滞,均可导致血行不畅,使血之量、色、流动亦因此而改变,血滞成瘀,瘀血内阻经脉而产生各种痛证;瘀血阻滞冲任、血海,新血不能归经,会引起月经过多,或崩中漏下,从而形成虚实夹杂的病理过程。

围绝经期综合征主要临床表现以虚证多见,即使有实证出现,也是本虚标实。根据妇女"阴常不足,阳常有余"的特点,则以肾阴虚居多。

【临床表现】

1. 症状　围绝经期综合征的症状可归纳为如下几个方面。

(1)血管舒缩功能失调：自觉症状为潮热。大约有85％的绝经前后妇女主诉有潮热感，常常突然发作，开始多在睡眠将醒时发作，以后可在白天的任何时间出现，每次持续几秒钟或几分钟，一般持续1～3年，10％～20％的妇女甚至可持续终身。

(2)心血管系统症状：围绝经期妇女心血管功能有明显的改变，绝经期前后妇女动脉粥样硬化的进程明显比男性加快。常表现为心悸、头晕、头痛、耳鸣等。

(3)神经系统症状：从绝经前期开始，妇女情绪变化很大，常易激动，烦躁，多泪，焦虑，过度自信或自卑，不能摆脱烦恼，消沉，多疑，失眠，头痛，记忆力减退，注意力不集中，严重者对生活失去信心和兴趣，甚至产生轻生念头。

(4)月经及生殖系统变化：月经周期紊乱，周期延长，经期缩短，经量减少；或经期延长，经量增多；或过早绝经等。性器官逐渐萎缩，第二性征逐渐消失，性功能减退，阴道分泌物减少，外阴瘙痒，性交不适等。

(5)骨及关节症状：骨质疏松，其临床表现为肌肉痛，腰腿痛，颈背痛，夜间抽筋，身高减低，关节变形，驼背，脊柱弯曲等。

(6)泌尿系统症状：应力性尿失禁，尿频、尿急，或尿痛，或感觉下腹部不适等。

(7)皮肤、乳房的变化：皮肤干燥，瘙痒，弹性减退，搔后易患神经性皮炎；皮肤感觉异常，如麻木、温度减低、针刺、蚁走、虫爬感；色素沉着亢进，出现老年色素斑；口、鼻腔黏膜干燥及眼结膜干涩，以及乳腺萎缩、松弛等。

2. 体征　本病无特异性体征。随着年龄的增长，第二性征可有不同程度的变化，并出现一系列老龄化体征。

3. 并发症　围绝经期综合征常见的并发症主要有冠心病、骨质疏松性骨折、精神病。

【鉴别诊断】

妇女进入围绝经期,年龄渐大,此期亦是高血压、动脉硬化、冠心病、颈椎病、肿瘤等疾病的好发期。除了有围绝经期综合征症状外,往往还会并发其他老年病,临证时应详细了解病情,以免误诊或漏诊其他疾病,如有内科疾病,应分别处理,勿延误病情。

【望耳诊病要点】

1. 腹穴区毛细血管呈浮越变而显见。

2. 内分泌穴区或其附近区域可见小结节变等增生性改变。

3. 在肾、内分泌、内生殖器穴区可见皱褶变,并呈黯红色变。

【其他耳诊法】

1. 耳穴扪诊法　可在内分泌、内生殖器穴区,扪及小结节或隆起状,质软或凹陷不平。

2. 耳穴染色诊法　在内生殖器、内分泌、艇角、肾穴区,见点状或小片状染色改变。

3. 耳郭触压诊法或电探测诊法　在内生殖器、内分泌、艇角、交感等穴区,可触及或探及敏感点。

第 14 章

男科疾病

一、前列腺炎

【概述】

前列腺炎有急、慢性之分。慢性前列腺炎,是指前列腺非特异性感染所致的慢性炎症性疾病。慢性前列腺炎少数是由急性转变而来,但绝大多数患者未曾经过急性阶段,是直接由细菌或其他微生物(如支原体等)感染而引起的慢性炎症,常伴有精囊炎,亦称为前列腺精囊炎。

慢性前列腺炎从病因学上,可分为细菌性慢性前列腺炎和前列腺病两类。细菌性前列腺炎主要是由细菌引起,尿液中可查到致病菌,感染途径与急性前列腺炎相同。前列腺病可由病毒、结石、致敏原等所致,前列腺慢性充血亦为重要致病因素。性生活过度频繁或节制或中断,慢性便秘等,都是引起前列腺慢性充血的主要原因。前列腺慢性充血后,引起前列腺分泌物长期淤积、腺体平滑肌张力减退,从而导致前列腺的慢性炎症产生。

本病在中医学属"淋证""精浊""白浊"等病证范畴。

中医学认为,本病与思欲不遂或房劳过度,相火妄动,或酒色劳倦、脾胃受损、湿热下注、败精瘀阻等因素有关,与心脾肾等脏腑关系密切。正如《素问·痿论篇》所曰:"思虑过度,所愿不得,意淫于外,入房太过,宗筋弛纵,发为筋痿,及为白淫。"《医宗必读》亦云:"心动于欲,肾伤于色,或强忍房事,或多服淫秽方,败精流溢,乃为白浊。"由此可见,本病的发生,首先是与不当的性行为有关。房事过度,或忍精不泄,酒色劳倦,劳伤精气,以致肾精亏损。肾气虚弱,精离其位,阴精变成腐浊,败精流注,精气不固,遂成精浊或遗精等。或者所愿不遂,相火妄动,情志郁闷,精未外出,化热生火,损伤肾阴。久病伤肾或素体阴虚,房劳伤精或热病伤阴,皆可使肾精内亏,相火易炽;水火失济,阴虚火旺,扰动精室可导致本病发生。其次是湿热下注也是本病的重要因素之一。湿热之邪,可由外侵,亦可由内而生。外侵者可因外感湿热火毒,蕴结不散,湿热秽浊之邪下注;或者下阴不洁,包皮过长,藏污纳垢,或性交不洁,湿热之邪由下窍浸淫,留于精室,精浊混淆,精离其位而成本病。内生者可由嗜食肥甘酒酪和辛辣炙煿之品,脾胃受损,运化失常,积湿生热,下注膀胱;或者肺脾素虚,容易感冒,引动下焦湿热;或者病久伤及脾肾,脾气虚则湿愈难化,肾气伤则精易下泄,以致升清降浊功能失常,清浊不分而发为本病。湿热长期不得清利,相火久遏不泄,精道气血瘀滞;或情志不调,喜怒不时,肝失疏泄,气血流行不畅,脉经受阻,使气血凝滞;或感受寒湿之邪,厥阴之络受损,气滞血瘀,运行不畅,而见会阴、少腹、睾丸及腰骶等处胀痛不适。忧思郁怒,久治不愈,耗气伤阴,心肾不交,则又见情志变化,健忘、忧虑、失眠、多梦、五心烦热等。

总之,肾精亏损、脾失健运、湿热下注、精道瘀滞是本病发生发展的几个重要环节,而以脾肾亏虚为本,湿热瘀结为标,标本相夹为患,互为影响,使病情错综复杂。

本病反复发作,长期不愈,可导致性功能紊乱。早期因肾阴亏损,相火易动,以阳事亢进或早泄多见;随后阴损及阳,肾气亏虚,则转为阳事不振、性欲低下,甚至阳痿。由于前列腺液是精液的重要组成部分,前列腺炎可导致精浆成分改变,使精子活力下降,畸形增多,精液液化时间延长,部分患者可合并不育症。

【临床表现】

1. 急性细菌性前列腺炎

(1)症状:起病突然,发热,寒战,会阴部疼痛,伴有尿频、尿急、尿道灼痛及排尿困难,甚至急性尿潴留,或见尿道有炎症分泌物排出。全身不适并有关节痛和肌肉痛。上述症状并非全部出现,有的早期只有尿频、尿道灼热及发热而被误诊为一般尿路感染。

(2)体征:直肠指诊前列腺肿胀,触痛明显,局部温度增高,整个或部分腺体坚韧不规则,或有散在的柔软区,如有脓肿形成时则可有波动感。前列腺液有大量白细胞或脓细胞。急性细菌性前列腺炎通常伴有不同程度膀胱炎,做尿培养可了解致病菌。

(3)并发症:膀胱炎、排尿疼痛、前列腺急性炎症肿胀易影响排尿而引起尿潴留。炎症也可能扩散至附睾引起急性附睾炎。如有脓肿形成易向直肠或会阴溃破。血行感染者可同时发生急性肾盂肾炎。

2.慢性前列腺炎

(1)症状:本病的临床症状颇不一致,有的毫无症状,仅在验精过程偶然发现,有的症状复杂,表现多样化。下述是慢性前列腺炎的常见临床表现,可以单独出现,症状轻微,亦可以两种或3种症状同时出现,症状明显。

①排尿异常:尿频、尿急、排尿不畅或不适,尿道灼热,尿末涩痛,尿线分叉及尿末滴沥不尽等。或尿道口时有黏性分泌物,尿末或解大便时尿道口有白浊液体溢出。有的患者自觉阴囊潮湿,有难闻臭味。

②疼痛:是常见症状之一。时有少腹隐痛、耻骨上不适,或者见会阴、肛周、腹股沟、阴囊、大腿内侧及睾丸、尿道内有不适感或疼痛,甚至抽搐,或有腰骶部酸胀。偶有射精疼痛。有时有急性发作。繁忙工作、重体力劳动、久坐、久骑自行车,或房事后,皆可使疼痛加重。

③性功能紊乱:早期可有性欲亢进,但持续一段时间后则转为性欲减退,举而不坚,坚而不久,或早泄、阳痿、遗精。可伴有精液改变,精子活动力差、精液液化时间延长、畸形精子增加等,导

致男性不育症。

④患者对本病与性病的关系:患者对出现尿末滴白、疼痛、性功能障碍等十分忧虑、悲观失望,久之常伴记忆力减退,思想不集中,并伴有失眠、精神萎靡、神疲乏力等。

(2)体征:前列腺触诊多数大小正常,表面可不平或不对称,可触及不规则的炎性结节,有压痛,质地失去正常的均匀弹性,按压前列腺可见尿道口滴出的前列腺液浑浊,带脓性、血性液,多数患者前列腺分泌液增多,亦有部分患者前列腺纤维化,前列腺液较少,难以按出。

(3)并发症:慢性前列腺炎的常见并发症有慢性精囊炎、尿道炎、膀胱炎、附睾炎、膀胱颈硬化等。前列腺炎作为感染灶,亦可引起其他并发症,如虹膜炎、关节炎和神经炎等。

【鉴别诊断】

本病应与精囊炎、前列腺增生症、肉芽肿性前列腺炎、前列腺癌、前列腺结石、前列腺结核等相鉴别。

【望耳诊病要点】

在艇角(前列腺)穴区,可见脱屑变(彩图 14-1)或小结节变(彩图 14-2)。

【其他耳诊法】

1. 耳穴扣诊法　在艇角(前列腺)穴区,可扣及小结节。

2. 耳穴染色诊法　在艇角(前列腺)穴区,可见染色改变。

3. 耳郭触诊法及电探测诊法　在艇角(前列腺)穴区,可触及或探及敏感点。

二、前列腺增生症

【概述】

前列腺增生症,又称为"前列腺肥大症"。是中老年男性的一种常见病、多发病。其发病率随其年龄增长而逐渐增加,大多发生在 50—70 岁。是 50 岁以上男性膀胱出口部(颈部)梗阻的最常见原因。前列腺增生症以进行性尿频、排尿困难为临床特点。由于腺体增生而引起尿路梗阻,以致影响了膀胱、输尿管和肾的功能。

本病在中医学属"癃闭"等病证范畴。

中医学认为,正常人小便的通畅,有赖于三焦气化的正常,而三焦气化主要依靠肺脾肾三脏来维持。所以本病除与肾有密切关系外,还常常与肺、脾、三焦有关。肺主肃降,通调水道。由于"肺主行水,为水之上源",肺气肃降,使上焦的水液不断下输于膀胱,从而保持着小便的通利。若肺失肃降,不能通调水道,下输膀胱,就可导致癃闭发生。脾主运化,脾在运化水谷精液的同时,还把人体所需的水液运送到周身各处,这就是脾的转化作用,诚如古人所曰:"气化则水能出矣,脾之已虚,中气不足,溲便为之变,气之不化水液不行。"若脾失转输,不能升清降浊,也可导致癃闭的发生。肾主水液而司二便,与膀胱相表里。《素问·灵兰秘典论》云:"膀胱者,州都之官,津液藏焉,气化则能出矣。"肾主水液,是指其在调节体内水液平衡方面起着极其重要的作用,体内水液的分布与排泄,主要靠肾的气化作用。肾的气化正常,则开阖有度。在生理情况下,水液通过胃的受纳、脾的转输、肺的肃降,而下达于肾,再经过肾的气化功能,使清者上归于肺而布散周身,浊者下输膀胱,而排出体外,从而维持人体正常的水液运化。若肾的气化功能失常,则关门开阖不利,就可发生癃闭。《素问·经脉别论》谓:"饮入于胃,游溢精气,上输于脾,脾气散精,上归于肺,通调水道,下输膀胱。"同时,前列腺的部位是肝经循行之处,肝气郁滞,郁久壅结,也可引起癃闭。《灵枢·经脉篇》说:"肝足厥阴之脉……是肝所生病者,……遗溺闭癃。"肺脾肾等脏腑虚弱,推动无力,或者是肝经不畅,导致瘀血败精阻塞尿道,皆可影响三焦的气化功能,而发生"癃闭"之证。

【临床表现】

前列腺增生的早期症状隐晦,随着下尿路梗阻加重,症状逐渐明显。

1. 症状

(1)尿频:早期症状为尿频,排尿次数增多。尤其是夜尿增多,每夜排尿由 4～5 次增加至 10 余次。

(2)排尿困难:初起时排尿费力,不能立即排出,逐渐加重,以后则出现尿流变细,无力,甚至尿流中断或呈点滴状,排尿后仍有排尿的感觉,因不能将尿液排尽而致出现尿潴留现象。

(3)血尿:多为终末血尿,呈间歇性出现,也可出现全血尿。

2. 体征

(1)一般检查:前列腺增生患者常合并其他慢性疾病,如心脑血管疾病、呼吸系统疾病及糖尿病等,应重视并详细体格检查,体检时应注意有无贫血、水肿、上腹部有无肿块,下腹部有无隆起,耻骨上区有无压痛,有无疝、痔、脱肛等。

(2)直肠指检:直肠指检是前列腺增生症的一种最简单而又重要的诊断方法,应在膀胱排空后进行检查。患者采取胸膝卧位,也可让患者站立,腹部靠近检查台一侧弯腰接受检查,年老体弱或重病患者宜侧卧位或仰卧位检查。检查者戴好手套涂上润滑剂,患者张口放松,用示(食)指在肛门处轻轻按揉后缓慢伸入直肠进行检查。检查顺序为前列腺、精囊,然后手指旋转 360°,最后为直肠肛门。

直肠指检应注意前列腺大小、硬度,有无结节、粘连,中央沟及表面情况,精囊可否触及,直肠内有无异常包块,注意肛门括约肌张力,以排除引起相似症状和神经系统疾病。

正常前列腺在肛管上的直肠前方可以扪及,约为栗子大小,成半圆形隆起,有中央沟,表面光滑,质地中等,无明显压痛。

3. 并发症　前列腺增生常见并发症主要有急性尿潴留、充盈性尿失禁、膀胱结石、膀胱憩室、尿路感染、逆行性肾积水及肾功能不全。

【鉴别诊断】

应注意与膀胱颈挛缩、前列腺癌、前列腺结石、神经源性膀胱功能障碍、前列腺囊肿、尿道狭窄、前列腺结核等相鉴别。

【望耳诊病要点】

1. 在艇角穴区,可见多种颜色改变,如黑色变(彩图 14-3);黯红色变(彩图 14-4);淡蓝色变(彩图 14-5);淡黄色变(彩图 14-6)等多种颜色改变。

2. 在艇角穴区,常可见点状增厚变(彩图 14-7)或小片状增厚变(彩图 14-8)或隆起变(彩图 14-9);或可见小结节变(彩图 14-10);或可见环形皱褶纹变(彩图 14-11)。

3. 在尿道穴区,可见点状增厚变(彩图 14-12)或小片状增厚变(彩图 14-13)或条索状增厚变(彩图 14-14)。

4. 在内分泌穴区,常可见点状增厚变(彩图 14-15)或小片状增厚变(彩图 14-16);或见点状白色变(彩图 14-17)或小片状白色变(彩图 14-18);或灰色变(彩图 14-19)等颜色改变。

【其他耳诊法】

1. 耳穴扪诊法　在艇角穴区,可扪及隆起状物,其质地稍硬,或结节。

2. 耳穴染色诊法　在艇角、肾等穴区,可见点状或小片状染色改变。

3. 耳郭触压诊法或电探测诊法　在艇角、皮质下、肾等穴区,可触及或探及敏感点。

三、遗精

【概述】

遗精,是指在非性活动时精液自行泄出的一种临床症状。有梦遗与滑精之分,有梦而遗者,称为"梦遗";无梦而遗或清醒时精液自流者,称为"滑精"。两者均由肾虚精关不固所致。

严格来说,梦遗也是一种性活动。青春期后未婚或已婚者,或婚后夫妻分居,一年梦遗 1 或 2 次,则属于正常的生理现象,不属于病态表现。据有关统计,有 80%～90% 的成年男性都有此现象出现。精液在体内贮存了一定时间后,往往借助梦中的性生活或在性欲冲动时不自觉地排出于体外,与俗话"精满则溢"的道理基本相同。但亦有许多青年男子极少梦遗,是因为精液在体内被吸收了的缘故,亦属正常现象。只有在梦遗过频,或清醒时精液自流,并有头昏头晕,精神萎靡,腰酸膝软,耳鸣失眠等症状,或在色情思维及与异性的一般接触时出现遗精,才属于病态表现。

遗精在中医学,属"遗精""失精""精时自下"等病证范畴。

明·张介宾在《景岳全书·杂证谟·遗精》中曰:"遗精之证有九:凡有所注恋而梦者,此为精为神所动也,其因在心;有欲事不遂而梦者,此精失其位也,其因在肾;有值劳倦即遗者,此筋力有所不胜,肝脾气弱也;有因用心思索过度而遗者,此中气不足,心脾气虚陷也;有因湿热下流或相火妄动而遗者,此脾肾之火不清也;有无故而精滑不禁者,此下元之虚,肺肾之不固也;有素禀不足而精易滑者,此先天元气之单薄也;有久服冷利等剂,以致元阳失守而滑泄者,此误药之所致也;有壮年之盛,久节房欲而遗,此满而遗者也"……此说对本病的病因病机做了全面的总结。

总之,本病的发生,多由阴虚火旺,肾虚不固;劳伤心脾,湿热下注,扰动精室所致。

1. **肾气虚损,精关不固**　青年早婚,或恣情纵欲,或少年无知,手淫无度,导致肾精不藏。肾阴虚则相火偏盛,扰动精室,使封藏失职;肾气虚则精关不固,精关失约而自遗。《医贯·梦遗并滑精》云:"肾之阴虚则精不藏,肝之阳强则火不秘,以不秘之火,加临不藏之精,除不梦,梦即泄矣。"《证治要诀·遗精》谓:"有色欲太过,而滑泄不禁者。"前者属于阴虚阳亢,后者属阴阳两虚,下元虚惫。此外,又有因先天不足,禀赋素亏,下元不固,易于滑泄,而致肾虚不藏者,临床上也有所见。

2. **阴虚火旺,心肾不交**　劳神过度,情志失调,心阴暗耗,心阳独亢,心火久动,伤及肾水,使心火不能下暖于肾,肾水不能上济于心,致心肾不交,应梦而遗。《证治要诀·遗精》曰:"有用心过度,心不摄肾,以致失精者。"《折肱漫录·遗精》亦曰:"梦遗之证,其因不同,……非必尽因于色欲过度,以致滑泄。大半起于心肾不交。凡人用心太过则火亢而上,火亢则水不升而心肾不交矣。"精神过度紧张者,每有此病。此外,心有妄想,所欲不遂,或鳏夫久旷,意淫于外,心神不宁,君火偏亢,相火妄动,亦能扰精妄泄。正如《金匮翼·梦遗滑精》所云:"动于心者,神摇于上,则精遗于下也。"

3. 心脾劳伤,气不摄精　思虑忧郁,心神过劳,以致损伤心脾,中气虚陷,精关不固而精液遗泄。正如明·张介宾《景岳全书·杂证谟·遗精》所言:"有因用心思索过度而遗者,此中气不足,心脾之虚陷也。"

4. 湿热下注,痰火内蕴　外感湿邪,或醇酒厚味,酿湿化热,或蕴痰化火,湿热痰火,流注于下,扰动精室;或因湿热流注肝脉,疏泄失度,而致精液自遗。《杂病源流犀烛·遗泄源流》云:"有因酒厚味太过,痰火为殃者,……有因脾胃湿热,气不升清,而分注膀胱者,亦浑浊稠厚,阴火一动,精随而出。"

综上所述,遗精的发病机制,主要责之于心、肝、肾三脏。但其中与心肾关系最为密切。所以不论火旺、湿热、劳伤、酒色等不同病因引起,日久无不耗精伤肾。病变以阴虚火旺,心肾不交发展为肾虚不固者多见。正如《类证治裁·遗泄》所云:"凡脏腑之精悉输于肾,而恒扰于火。火动则肾之封藏不固。心为君火,肝肾为相火,君火一动,相火随之,而梦泄矣。"此外,结合西医学寻找病因,遗精多见于神经症、包皮炎、精囊炎、前列腺炎,以及某些慢性疾病。

【临床表现】

本病的发生多见未婚青年,起病缓慢,病程迁延。主要临床表现为每月发生遗精超过4次,在遗精前往往有性刺激或性欲意念,或梦中有性活动,并伴有以下症状。

1. 精神神经症状　情绪不稳,色欲过度,精神萎靡,疲倦乏力,头晕,目昏,眼花,心悸,失眠,多梦,记忆力减退等。

2. 性功能障碍　阳痿、早泄等。

3. 其他症状　腰膝酸软,心烦口渴,少腹拘急,尿频、尿多,小腹、阴茎、龟头酸胀或酸冷感,但遗精或滑精时则无疼痛感觉。

【鉴别诊断】

本病应与生理性溢精、精浊、早泄、淋浊等相鉴别。

【望耳诊病要点】

1. 遗精湿热下注型或君相火动型者　可见内生殖器(彩图14-20)、艇角穴区(彩图 14-21)色红而油润变。

2. 遗精劳伤心脾型或肾虚精脱型者　可见内生殖器(彩图14-22)、艇角穴区(彩图 14-23)色白而干燥变甚至脱屑变(彩图14-24)。

【其他耳诊法】

1. 耳穴扪诊法　在生殖器穴区,可扪及皱褶不平。

2. 耳穴染色诊法　在内生殖器、艇角、肾等穴区,可见点状或片状染色改变。

3. 耳郭触压诊法或电探测诊法　在内生殖器、艇角、心、肾等穴区,可触及或探及敏感点。

四、阳痿

【概述】

阳痿,即阴茎勃起功能障碍。是指男子未到性功能衰退时期,虽有性欲,但阴茎不能勃起,或虽勃起而不坚实,或不能持续一定的时间,妨碍了正常的性交而言。目前国内外西医文献多用"勃起功能障碍"作为阳痿的替换名,但严格来说,二者并不完全相同。勃起障碍除了勃起不能,还包括了阴茎的痛性勃起和异常勃起等疾病。

偶尔一次性交失败或较短时间内不能正常性交不能称为阳痿。中华泌尿外科学会男科学组则从性交失败的时间上对阳痿做了规范,认为是指阴茎不能勃起或维持足够硬度进行性交持续3个月以上者。国际阳痿学会对阳痿所做的定义是性交时阴茎不能有效地勃起而致性交不满足。

阳痿有时是一种独立的疾病,但有时则是某些疾病的并发症状;在临床上以性交时阴茎不能有效地勃起为特点。

阳痿是中医学和西医学的通用病名,中医学对阳痿又有称为"阴痿"的。

中医学认为,阴茎生于前阴,为宗筋所聚。幼年男子阴茎短小,虽偶有勃起,但不具备性交能力;从青春期开始,随着肾气的充盛,在天癸的激发下,人类的内外生殖器及第二性征开始发育,男子阴茎亦渐趋长大,始有了性交的欲望及能力。

阴茎的勃起是由一系列脏腑、经络及气血津液相互协调作用的结果。就脏腑来说,肾主生殖,并在肾精的基础上化生天癸,是相火发生的根源,而相火是启动人类性欲及宗筋勃起的原动力;心主君火,对相火有强大的支配和制约作用,亦可直接或间接地影响人类性欲和宗筋的勃起;肝藏血,主疏泄,又主宗筋,肝血在肝气的疏导下对宗筋的快速充盈是阴茎勃起的物质基础;脾为后天之本,气血生化之源,对天癸及宗筋都有着支持作用;肺主一身之气,肺金之气可下达肾水,对宗筋的勃起也有支持作用。就经脉来说,肝脉"循股阴,入毛中,过阴器",与宗筋的关系最为密切;而足阳明与足太阴之筋"聚于阴器",足少阴与足厥阴之筋"结于阴器";冲、任、督三脉同起于胞宫,一源三歧,与宗筋亦都有密切的联系。其中冲、任二脉是天癸输布的主要通路;督脉则直接达于宗筋,制约阴茎的勃起。如因于内外各种病理因素,导致上述脏腑及经络的功能活动失调或受损,均可产生阳痿。

归纳起来,阳痿的产生主要有三类病因。

1. 情志内伤 根据中医"五神志"学说,情志内伤可直接导致五脏的功能紊乱,引起阳痿。

(1)肾情志不遂,肝气郁结:肝主疏泄,疏导一身气机。如男子性格内向,或情志不遂,或所欲不得,或焦虑过甚,或郁怒不伸,日久均可影响肝的疏导功能,导致肝气郁结,肝血运行失畅,不能灌溉宗筋,而致阳痿。

(2)忧思太过,伤及心脾:心主君火与神志,制约相火;脾在志主思,为气血生化之源。如劳心积虑,曲运神机;或见色妄情,朝思暮盼;或频频手淫,性梦遗精;如此劳心太过,抑损心脾,而致君火偏衰,气血不足,宗筋失养,阳道不振。

(3)惊恐内伤,肾气逆乱:肾在志主恐,恐则伤肾,惊则气乱。如大惊卒恐,则肾气逆乱,阳道立痿。

2. 脏腑虚损

(1)肾阳衰微,命火不足:年老体衰,元阳不足;或禀赋不充,素体阳虚;或肾精亏耗,阴损及阳;或久病及肾,伤及元阳等,致使肾阳衰微,命火不足,无力温煦鼓动宗筋,而致阳痿。

(2)肾精不足,阴虚火旺:多为素体阴虚,或相火偏盛,平时恣情纵欲,房事过频,而致肾精匮乏,阴虚火旺。此类患者虽阳道易兴,但勃而不坚,或甫触即萎,难行房事。

(3)脾肺两虚,宗气不足:肺主一身之气,脾主运化水谷精微,为气血生化之源,二者与宗气的形成至关重要。如肺病日久,或脾脏受损,均可致宗气不足,不能下达于肾,而致阳痿。

3. 外邪侵袭

(1)湿热下注,伤及肝脉:多因形体丰盛,素有痰湿,更加偏嗜辛辣炙煿,而致湿热内蕴;或强力入房,忍精不泄,而致败精瘀滞精道,酿为湿热;或交合不洁,湿热毒邪盘踞肝脉;或热病后湿热未清,下注肝经等;均可致湿热下注,伤及肝脉,而致宗筋痿废不用。

(2)寒邪凝滞,伤及肝脉:如素体阳虚,寒湿内盛;或居处寒冷潮湿,坐卧湿地;或寒冷作业,以水为事;均可致寒邪凝滞肝脉,影响宗筋的勃起。

（3）痰瘀交结，宗筋失用：多见于老年患者或久病入络，由于脏腑的气化功能减弱、痰瘀等病理产物阻滞经络脉道，影响气血的转输，而致宗筋失用。

（4）跌仆损伤，伤及冲、任、督脉：多因手术或外伤，而致瘀血内阻，冲、任、督脉受损，宗筋不能勃起。

【临床表现】

1. 症状

（1）典型症状：阳痿的典型症状非常明确，即阴茎不能勃起或勃起不坚，无法插入阴道，进行满意的性交活动。Adrian 根据阴茎勃起的程度将阳痿分为 3 度，即 0 度、1 度和 2 度。0 度系阴茎在任何时候都不能勃起；1 度系有时能勃起，但性交时消失；2 度系勃起无力，不能完成性交。我国卫生部制定的《中药新药临床研究指导原则》则根据性交成功率的多少进行分度，分为重度（3 个月完全不能性交）、中度（3 个月性交成功率＜10％）和轻度（3 个月性交成功率为 10％～25％）。这些方法都是根据典型症状对阳痿进行分类的。

（2）伴随症状：阳痿的发生，除了阴茎不能有效勃起外，尚可出现一些与之相关的伴随症状。功能性阳痿多伴有抑郁、焦虑、失眠、健忘、头晕、耳鸣、腰酸、早泄等全身症状；器质性阳痿则有原发疾病的特有症状。伴随症状可多可少，或轻或重。

2. 体征　功能性阳痿多无明显的体征。器质性阳痿可根据原发疾病的不同，有神经系统、内分泌或心血管方面的体征出现。

3. 常见并发症　原发性阳痿（即从未具有过性交能力）或结婚后发生的阳痿可致男性不育；继发性阳痿（即阳痿发生前曾有性交能力）与器质性阳痿的并发症视其原发疾病而定。

【鉴别诊断】

本病应与早泄、性欲淡漠、阳缩等相鉴别。

【望耳诊病要点】

1. 在内生殖器(彩图 14-25)、外生殖器穴区(彩图 14-26),常可见阳性反应。其阳性反应常呈脱屑变。

2. 在内生殖器(彩图 14-27)、外生殖器穴区(彩图 14-28),常可见阳性反应。其阳性反应常呈灰白色变。

【其他耳诊法】

1. 耳穴扪诊法　在内生殖器、外生殖器等穴区,可扪及皱褶不平。

2. 耳穴染色诊法　在内生殖器、外生殖器、肾等穴区,可见小片状染色改变。

3. 耳郭触压诊法或电探测诊法　在内生殖器、外生殖器、皮质下、肾等穴区,可触及或探及敏感点。

五、睾丸炎、附睾炎

【概述】

睾丸炎、附睾炎,是由于致病细菌侵入睾丸、附睾而引起的炎症,是阴囊最为常见的感染性疾病。按其发病特点,临床上常有急、慢性之分;按其感染性质的不同有非特异性与特异性(如结核性睾丸、附睾炎等)之别。

本病常继发于尿道炎、前列腺炎、精囊炎。细菌主要经过尿道、射精管、输精管逆行而到达附睾和睾丸,血行性感染较为少见。病原菌主要为大肠埃希菌、葡萄球菌和链球菌等。睾丸炎常继发于流行性腮腺炎。本病是造成男性不育的原因之一。

本病在中医学,属"子痈""卵子瘟"等病证范畴。我国古代部分医家亦将本病归属于"疝门",所以有关本病的论述,亦散见于"疝门"之"㿉疝""㿗疝"等病证之中。

中医学认为,本病多因感受寒湿或湿热,或嗜食肥甘,或房事不节,或跌仆外伤等引起。与肝、肾二经密切相关。

1. 湿热下注　外感湿热火毒,侵犯肝经,随经循行,结于宗筋;饮食不节,嗜食肥甘厚腻,脾胃运化失常,湿热内生,注于厥阴之络;应用不洁尿道器械,外邪趁机而入,客于下焦,生湿化热;憋尿忍精不泄,浊湿瘀精,郁而生热,宗筋气血不畅则肿,湿热煎熬,热胜肉腐则为痈。

2.寒湿凝滞 素体阳虚,复感寒湿,循经结于阴器,寒凝则血滞,痰聚则络阻;或病久不愈,阳气已伤,阳虚生寒,寒凝痰聚,发为本病。

3.肝气郁结 情志不调,肝气不舒,气机运行不畅,津血循行无力,生痰化瘀,痰瘀互结,瘀久化热,合而为病。

4.外伤染毒 前阴者,宗筋之所聚,气血盈盛,一旦遭受外伤、手术等,络伤血瘀,染毒化热而酿脓。

【临床表现】

1.症状

(1)急性睾丸炎、附睾炎:发病急,阴囊肿痛明显,站立时加重,可向腹股沟及下腹部放射。炎症较重者,阴囊皮肤水肿、发红,并可形成脓肿,且常伴寒战高热、全身不适等症状,常见并发膀胱炎、前列腺炎。

(2)慢性睾丸炎、附睾炎:患者常感一侧阴囊坠胀不适,并向腹股沟放射,有不定时的睾丸、附睾肿胀疼痛病史。

2.体征

(1)急性睾丸炎、附睾炎:患侧阴囊红肿热痛、腹股沟上(精索)或下腹部常有压痛,如已有脓肿形成,患侧阴囊皮肤呈干性、变薄。发病早期增大的睾丸或附睾可与正常的附睾或睾丸分开,但在数小时后两个器官即形成一硬块,精索亦见水肿、增粗改变。

(2)慢性睾丸炎、附睾炎:常见患侧睾丸或附睾尾部增大,有结节出现,并有轻度触痛,与正常的附睾或睾丸界限清楚、明显,患侧输精管可见有增粗、变硬改变。

3.并发症 睾丸炎、附睾炎的常见并发症有前列腺炎和精囊炎。

【鉴别诊断】

本病应与睾丸扭转、附睾结核与非特异性附睾炎,精液囊肿、睾丸肿瘤等相鉴别。

【望耳诊病要点】

1. 急性睾丸炎、附睾炎

(1)在内生殖器(彩图 14-29)、对屏尖穴区(彩图 14-30),可见色红油润变。

(2)在内生殖器(彩图 14-31)、对屏尖穴区(彩图 14-32),可见点或小片状红晕变,并有光泽变。

2. 慢性睾丸炎、附睾炎　在内生殖器(彩图 14-33)、对屏尖穴区(彩图 14-34),可见色黯红变,并失去油润、光泽。

【其他耳诊法】

1. 耳穴扣诊法　在内生殖器、对屏尖等穴区,可稍扣及隆起,急性者质地较软,慢性者质地稍硬。

2. 耳穴染色诊法　在内生殖器、对屏尖、艇角、内分泌等穴区,可见点状或小片状染色改变。

3. 耳郭触压诊法或电探测诊法　在内生殖器、对屏尖、艇角、内分泌、三焦等穴区,可触及或探及敏感点。

第15章

运动系统疾病

一、颈椎病

【概述】

颈椎病,是由于颈椎及其周围软组织,如椎间盘、后纵韧带、黄韧带、脊髓鞘膜等发生病理改变,使颈神经根、脊髓、椎动脉及交感神经受到压迫或刺激所引起的相关症候的统称。由于出现的症状和体征多种多样,故又将本病称为"颈椎综合征""颈肩综合征"等。

中医学对本病尚缺乏专门的认识,只散见于"痹证""痿证""头痛""眩晕""项强""项筋急""项肩痛""臂厥"等病证之中。

中医古籍对"痹证""痿证""瘫证""痉证"和"眩晕"等病证的病因病机有较为详细的论述。表现为疼痛、麻木为主者属"痹证"。《素问·痹论》指出"风寒湿杂至,合而为痹",并认为风寒湿邪留连于经络则麻木不仁;病邪深入,内传于脏腑,则导致脏腑之痹。《张氏医通》曰:"肾气不循故道,气逆夹脊而上,致肩背痛,……或观书对弈久坐故脊背痛。"其所言之脊背痛,与现代所言之颈型颈椎病相近。痹,即是阻闭不通的意思。风寒湿之邪,乘虚袭入人体,引起气血运行不畅,经络阻滞,日久痰浊瘀血,阻于经络,深入关节,变生以疼痛为主要表现的疾病。颈椎病之"痹",其部位主要在背和督脉,并可窜及四肢经络,导致项背和四肢痹痛,或麻木,或无力。只表现为麻木和无力而不痛者,属于"痿证",甚者四肢无力不能行走、二便失禁,属"瘫证"之范畴。亦有表现四肢拘紧麻木,屈伸困难者,步态不稳者,类似于"痉证"。以眩晕、头痛为主要表现者属"眩晕"。

近些年来,中医对颈椎病的病因病机的认识有了较深入的研究,归纳而言,颈椎病的发生与发展,与体质的盛衰以及生活的环境、劳损、外伤等有密切的关系。

1. **气血不足,肝肾亏损** 由于患者素体虚弱,气血不足,腠理空疏,易为外邪所侵;既病之后,正不能驱邪外出,以至风寒湿热之邪,得以逐渐深入,留连于颈项筋骨血脉。尤其是人至中年,营气血渐弱,肝肾渐衰,筋骨懈惰,血脉壅滞,最易出现颈椎病。

2. **外邪入侵** 即便是体质良好者,如果长期感寒受湿,风寒湿之邪杂至,日久亦可积而成疾。而体质虚弱或过劳之时,外邪更易入侵而为病。

3. **外伤及劳损** 颈部的外伤,必然导致局部经脉气血的瘀滞不通;慢性劳损则是指经久的积累性损伤,如颈部长时间在某些强迫性或被动性体位之下,会导致气血失和,经脉不通。日久瘀痰积聚,累及肝肾督脉,此则病根深入,常缠绵难愈。

【临床表现】

主要表现为颈、肩臂、肩胛上背部及胸前区疼痛,臂手麻木,肌肉萎缩,甚则四肢瘫痪,也有表现为头晕、猝倒等症状的。具体的症状与体征因临床类型的不同而有所侧重。

1. 神经根型

(1)症状:主要症状为颈部僵硬、疼痛,疼痛可放射至前臂、手掌及手指头部。指尖常有麻木感,夜间睡觉时,常因双侧或单侧手臂麻木、疼痛而醒。活动上、下肢和手指及改变体位后可获得恢复,劳累或受到外伤可引起急性发作。主要体征为颈部活动受限,做后伸和向侧方旋转均受其限制。病变的早期常表现为肌痉挛,后期则表现为肌张力降低,肌肉松弛,严重者,则肌肉发生萎缩。多发于30岁以上,并因劳累和感寒加重或复发。

(2)体征:颈神经根支配区皮肤感觉减弱或过敏,肌力下降,肌萎缩,颈部活动受限,棘突及肩胛内上角压痛,臂丛神经牵拉试验阳性,压颈试验阳性。

2. 脊髓型

(1)症状:主要表现为下肢远端逐渐出现软弱而无力,麻木,迈步困难,但却很少有疼痛症状发生,并可向上发展,最终累及上肢,而下肢症状则始终重于上肢,常伴有大、小便功能障碍,最后可发展成各种类型的瘫痪。

①锥体束症状:因锥体束的直接受压或血供减少所引起。表现为肢体麻木,手足笨拙无力,上肢不能做精细动作,握力差,下肢乏力,步态不稳,易跌倒,走路有踩棉花感,胸腹部的束带感等。轻者影响生活,重者造成瘫痪。按受压的部位和受压的程度不同,其临床表现极为复杂,以下是其常见的几种类型。

• 中央型(上肢为主型):主要由于脊髓沟动脉受压或遭受刺激所致的脊髓深部(近中央管处)先被累及,上述锥体束症状先从上肢开始,以后波及下肢。上肢表现为上举无力、力量减弱、手中持物突然失落,并有肌肉萎缩、肱二头肌、肱三头肌腱反射亢进或消失,或有 Hoffmann 征阳性。一侧受压则表现一侧症状,双侧受压则双侧出现症状。

• 周围型(下肢为主型):压力作用于脊髓表面,症状先出现于下肢,当压力持续增加波及深层时,则延及上肢,但其程度以下肢为重。常表现为双侧或一侧下肢力量减弱或僵硬,行走笨拙或步态不稳,有踩棉花感,易跌倒,查体可见双下肢肌张力增加,肌力下降,膝反射和跟腱反射亢进,甚至有髌阵挛、踝阵挛等。

• 前中央血管型(四肢型):上下肢同时发病,主要是由于脊髓前中央动脉受压所致。

上述症状可分轻、中、重三度。轻度:症状出现轻微,尚能坚持工作;中度:已失去工作能力,但个人生活仍可自理;重度:已卧床休息,不能下地及失去生活自理能力。

②自主神经症状:脊髓型颈椎病,除锥体束症状外,常伴有自

主神经功能紊乱的症状,以胃肠、心血管、五官症状为主。

③排便、排尿功能障碍及性功能障碍:尿急、尿频、排空不良、便秘,渐至尿潴留或大便失禁,这是脊髓型颈椎病的后期表现。

(2)体征

①生理反射异常:上肢的肱二头肌、肱三头肌和桡骨膜反射、下肢的膝反射和跟腱反射,早期为亢进,后期则减弱或消失。腹壁反射、提睾反射和肛门反射都减弱或消失。

②病理反射出现 Hoffmann 征、Babinski 征、Gordon 征等阳性,亦可出现踝阵挛、髌阵挛等。

③伸颈试验阳性:头颈后伸时出现上下肢麻痹加重,患者怕伸颈,如颈部突然后伸,双上肢或下肢可能有"触电"样感觉。

④感觉障碍:病变节段支配区域以下的皮肤感觉异常,如疼痛、温感减弱,以及触觉、痛觉减弱等。

3. 椎动脉型

(1)症状:主要表现为椎体性眩晕和头痛症状。眩晕发生时,一般无先兆症状,常于仰头或头部突然转向一侧时猝倒。猝倒后,因体位发生改变,血液供应得到改善,故又可迅速恢复意识状态,并能立即站起,继续进行原来的活动或工作。头痛常为单侧性,常局限于枕部或头顶部,可与眩晕交替发作或同时存在。此外,也常见阵发性聋、耳鸣、视觉障碍等脑缺血表现和一系列自主神经功能失调的表现,如心动过缓或过速,多汗或无汗,恶心、呕吐,呼吸不节律、不匀称等。

(2)体征:主要是旋颈试验阳性,即头颅旋转可引起眩晕,这是本病重要特点。

4. 颈型(局部型)

(1)症状:主要表现为颈部酸、痛、胀等不适感,以青壮年为多见,常因长时间低头工作而加重,休息后可缓解或自愈,可反复发作。头颈肩背部疼痛,颈项强直是其临床特征性症状。一般情况下,常无神经功能障碍的具体症状发生。

（2）体征：颈部肌肉拘紧，有压痛，压痛点常在肌肉、关节突、项韧带等。颈部活动范围多无明显障碍。

5. 交感神经型　颈部交感神经节发出的节后纤维随颈部神经及血管分布，其分布范围可至头部、咽部、心脏、眼眶、瞳孔、内耳等处，颈部神经根、后纵韧带、小关节和椎动脉、硬膜等组织病变可反射性地刺激交感神经而出现一系列临床征象，称为交感神经型颈椎病。其症状繁多，影响广泛，凡颈部交感神经分布的区域均可受累，因而可出现疼痛、感觉异常、血管运动、腺体的分泌和营养障碍，而且界限模糊，定位不清，表现复杂，有时难以确诊。

（1）症状：可与神经根型或椎动脉型合并发生，有交感神经兴奋或抑制症状如下。

①眼部症状：眼球胀痛、畏光、流泪、视物模糊、视力减退、眼前冒金星、眼睛干涩、眼睑无力，眼球震颤，瞳孔扩大等。

②耳鼻部症状：耳鸣、听力减弱等。

③头面部症状：头痛、偏头痛、头晕、面部充血、麻木等。

④心血管症状：心悸、心搏加快、心律不齐、心前区疼痛、阵发性心动过速、血压时高时低等。

⑤血管运动障碍：血管收缩出现四肢冰凉，局部温度下降，肢体遇冷出现针刺感，继而红肿疼痛。也可有血管扩张现象，出现指端发红、烧灼、肿胀等。

⑥神经营养及汗腺功能障碍：皮肤发绀、干燥变薄、多汗或少汗、指甲干燥无光泽。

⑦胃肠道症状：如胃脘绞痛、肠鸣等。

⑧其他症状：失眠、多梦、心情烦躁、易于冲动等。

（2）体征：单纯交感型者无明显的阳性体征。

6. 混合型　上述各型表现都可见及，但有所侧重，故称为混合型。

7. 食管受压型　主要由于颈椎间盘退变时引起前纵韧带及骨膜下的撕裂、出血、机化、钙化，以致最后骨刺的形成。这种骨刺体积大小不一,以中、小者居多,矢状径多小于 4mm。由于椎体前方为疏松的结缔组织和富于弹性的食管,其缓冲间隙较大,一般不出现症状,如果出现下列情况时则易引起食管吞咽受阻。①骨刺过大,超出椎体前间隙则可能出现食管压迫的症状;②骨刺生成迅速,使得软组织来不及适应与代偿,导致局部平衡失调而易出现症状;③食管异常,主要由于食管本身的因素,如炎症等,导致局部反应严重;④由于解剖部位的特点,在环状软骨与隔膜部的食管较为固定,因此较小的骨刺即可引起症状。

(1)症状:主要表现为吞咽困难。早期主要为吞服硬质食物时有困难感及食后胸骨后的异物感,如烧灼、刺痛等,渐而影响软食和流质饮食。临床上按其吞咽障碍的程度不同分为三度。①轻度:为早期症状,表现为仰颈时吞咽困难,屈颈时则消失;②中度:可吞服软质或流质饮食,临床上较为多见;③重度:仅可饮水、汤,较为少见。

(2)体征:无明显体征,但 X 线片显示椎体前方有骨刺生成,典型者呈鸟嘴状。钡剂吞服透视可清晰见食管狭窄的部位和程度。

【望耳诊病要点】

各颈椎节段穴区,常可见隆起凸出,呈结节状变。

1. 颈椎病初起者,其颈椎穴区,常可见稍微隆起变(彩图 15-1)。

2. 骨质增生明显者,其颈椎穴区,呈隆起结节变,亦可见明显改变(彩图 15-2)。

3. 骨质增生偏于一侧颈椎者,则其颈椎穴区呈隆起结节变,亦呈一侧性隆起变(彩图 15-3)。

4. 骨质增生局限发生于其中 1 或 2 个节段者,其颈椎穴区隆起结节可呈局限性隆起变(彩图 15-4)。

5. 骨质增生若发生于多个节段者,其颈椎穴区呈多个串珠状隆起结节变(彩图 15-5)。

6. 骨质增生发生于整条颈椎者,则颈椎穴区呈全节段串珠状隆起结节变(彩图 15-6)。

【其他耳诊法】

1. 耳穴扪诊法　在颈椎穴区可扪及小结节。

2. 耳穴染色诊法　在颈椎穴区可见染色改变。

3. 耳郭触诊法及电探测诊法　在颈椎穴区可触及或探及敏感点。

二、增生性脊椎炎

【概述】

增生性脊椎炎,是指腰椎退行性改变或以退行性改变为主,引起腰椎骨与关节广泛性增生病变,并继发一系列临床症状者。又称为"腰椎退行性变""腰椎肥大性关节炎""腰椎骨关节炎""腰椎畸形性骨关节炎""腰椎骨质增生症""老年性脊椎炎"等不同的名称。是人至中年以后发生的一种慢性退行性病变。是腰椎关节软骨部分损伤后,继发附近软骨增生、骨化而形成的关节病变。

本病在中医学属"腰痛""痹证"等病证范畴。

中医学认为,本病的病因、病机有以下几个方面。

1. 肾精亏虚　素体禀赋不足或年老精血亏衰,或久病体虚,致肾阴不足,不能濡养充实经脉,感受外邪不能祛散,摄于经脉,则留于关节或内注筋骨,导致腰痛。

2. 劳力过度　劳伤肾气,经络空虚,气血不充,腰部筋骨失养,导致腰部疼痛。

3. 风寒湿邪入侵　岁逢寒湿行令,或冒雨宿卧寒湿或当风之地,感受风寒湿邪。经脉痹阻,气血运行不畅,而致腰痛。

【临床表现】

1. 症状

(1)早期腰部大多有僵硬、酸痛的症状,无法久坐,常因疼痛或不适而频繁地更换体位。

(2)晨起时,临床症状较重,稍加活动后,则又稍减轻,但活动久后,尤其是在疲劳之后,症状又加重。

2. 体征

(1)腰椎生理前凸减少或消失,甚或变成圆腰。

(2)脊柱活动受限,严重者,腰肌呈板硬状态,且腰骶两侧呈广泛性压痛。

【鉴别诊断】

本病应与强直性脊柱炎、类风湿关节炎、骶髂关节病变等相鉴别。

【望耳诊病要点】

1. 病情一般的患者,在胸椎、腰骶椎穴区,可见阳性反应,其阳性反应常呈隆起状变。

(1) 病情一般者,在胸椎穴区,可见隆起状变(彩图 15-7)。

(2) 病情一般者,在腰骶椎穴区,可见隆起状变(彩图 15-8)。

2. 病情严重或较为严重的患者,在胸椎、腰骶椎穴区,可见阳性反应,其阳性反应常呈结节状变。

(1)病情严重或较为严重者,在胸椎穴区,可见结节状变(彩图 15-9)。

(2)病情严重或较为严重者,在腰骶椎穴区,可见结节状变(彩图 15-10)。

【其他耳诊法】

1. 耳穴扪诊法　在腰椎穴区可扪及小结节。

2. 耳穴染色诊法　在腰椎穴区可见染色改变。

3. 耳郭触诊法及电探测诊法　可在腰椎穴区触及或探及敏感点。

三、急性腰扭伤

【概述】

因暴力或活动失调,而导致腰部肌肉、韧带、筋膜、椎间小关节损伤,称为急性腰扭伤,俗称"闪腰""伤腰"。

急性腰扭伤,大多是在抬重物时,动作不很协调,或弯腰取重物时用力过猛而突然扭伤下腰部所致。有时轻微的外力,如打呵欠或翻身取物时亦可引起,这是由于一时肌肉活动不协调所产生的。本病如治疗不当或反复扭伤,则易转为慢性腰肌劳损。

腰部肌肉、筋膜、韧带、关节的急性损伤可单独发生,亦可合并存在,不同组织或不同部位的损伤临床表现各不相同,故急性腰扭伤病情较为复杂,需仔细检查,明确损伤的组织和部位,早期进行合理正规系统的治疗,避免留有后遗症。

本病在中医学属"闪腰""臀腰痛""瘀血腰痛"等病证范畴。

中医学很早就对急性腰扭伤的病因病机有所认识,清·尤在泾在《金匮翼》中曰:"瘀血腰痛者,闪挫及强力举重得之,盖腰者,一身之要,屈伸俯仰,无不由之,若一有损伤,则血脉凝涩,经络壅滞,令人卒痛不能转侧。"说明气滞血瘀是急性腰扭伤的主要病机。另一方面,部分患者(如滑膜嵌顿)在临床上表现为筋位不合,也是急性扭伤的病机之一。

【临床表现】

1. 症状　骤然发病,患者常感到受伤时腰部有响声或有软组织撕裂感,伤后立即感一侧或双侧腰部剧烈持续性疼痛,随局部活动、振动、腹压增高而加重,平卧时可减轻。腰部活动明显受限。有的患者受伤时疼痛轻微,尚能坚持劳动、活动,数小时后或次日症状加重。疼痛多见于腰骶部,有时有单侧或双侧臀部及大腿后部疼痛,部位和性质较为模糊,多为反射性疼痛。

2. 体征

(1)患者为减轻腰部疼痛,常双手扶持固定腰部,步履艰难,站立时腰部僵直,单侧或双侧骶棘肌和臀大肌紧张,俯卧时松弛,按压时又出现紧张。

(2)脊柱生理曲度改变:伤后因疼痛及其他因素的刺激,引起肌肉反射性痉挛,不对称的痉挛可引起脊柱生理曲度的改变,如前凸减小,向健侧侧凸,为机体自动调节反应。

(3)压痛点:损伤早期,虽疼痛范围广泛,但有明显的压痛点。肌肉和筋膜的损伤,压痛点多在椎旁的骶棘肌、横突、髂后上棘处;棘间韧带的损伤,压痛点多在中线棘突间,为深压痛,反之,浅压痛多为棘上韧带的损伤;椎间小关节损伤,压痛点在椎旁深处;骶髂关节、腰骶关节处的压痛,表明该处有损伤。筋膜的损伤有时压痛点不定,多在皮神经穿出处,压痛较为广泛。

3. 特殊检查 患者仰卧,尽量屈曲双侧膝髋关节贴近胸部,如感到疼痛加剧多为棘上或棘间韧带损伤;上述姿势下,旋转腰部,若活动受限或疼痛加重,多为腰椎小关节损伤;若仅仅臀部旋转就产生疼痛加剧,则多为腰骶关节损伤;4字试验或床边试验可检查骶髂关节情况;直腿抬高试验可引起腰部疼痛,因腰部受伤组织受到牵动所致,但加强试验为阴性;局部封闭注射后检查,疼痛明显减轻或消失。

【鉴别诊断】

主要与腰椎间盘突出症相鉴别,二者均可有腰腿痛,活动受限,但腰椎间盘突出症外伤史可不明显,可有腿部麻木、肌肉萎缩症状,压痛点多位于椎旁,叩击痛明显,疼痛向下肢放射,屈颈试验、颈静脉压迫试验、直腿抬高试验及加强试验均为阳性,有下肢肌力减退、皮肤感觉减退表现。局部封闭注射后疼痛缓解并不明显。

【望耳诊病要点】

1. 在腰骶椎穴区(彩图15-11)及其周围处(彩图15-12),常可见片状红色变,或紫红色斑块变(彩图15-13);其面积与腰痛的范围成正比关系。

2. 其色红者(彩图15-14),提示为新伤,瘀血未成或刚形成;其色紫红者(彩图15-15),提示为陈旧伤,且已瘀血日久。其色越紫(紫黑)者,提示伤越陈旧,瘀血形成时间越长(彩图15-16)。

【其他耳诊法】

1. 耳穴扪诊法 在腰骶椎穴区,可扪及小结节或隆起,质地较软。

2. 耳穴染色诊法　在腰骶椎穴区、肾穴区,呈点状或小片状染色改变。

3. 耳郭电探测诊法或触诊法　在腰骶椎、肝、肾、神门、皮质下等穴区,可探及或触及敏感点。

四、腰肌劳损

【概述】

腰肌劳损,又称为"腰部陈伤",俗称"腰部宿伤"。是以腰部隐痛反复发作,劳累后加重,休息后缓解等为主要表现的疾病。为临床常见病、多发病,发病因素较多,主要症状是腰部酸痛,日间劳累加重,休息后可减轻,日积月累,可使肌纤维变性,甚而少量撕裂,形成瘢痕或纤维索条或粘连,遗留长期慢性腰背痛。

急性腰肌扭伤未能及时而有效的治疗,损伤后未能全面修复或反复多次的腰肌轻微损伤等,均可引起腰肌劳损。

本病在中医学属"腰痹""肾着"等病证范畴。

由于腰部急性损伤治疗不及时、不正确或不彻底,致使气血凝滞脉道,久聚不散,久病必虚,久痛入络,内犯于肾,肾气衰弱,摄纳无权,复感外邪而发病。该病多见于青壮年,男性发病率高于女性。病程缠绵,反复发作,外感风寒或劳动后腰部酸痛加重,旋转不灵。中医学对本病早有认识。《诸病源候论·卒腰痛候》云:"夫劳伤之人,肾气虚损,而肾主腰脚,其经贯肾络脊,风邪乘虚,卒入肾经,故卒然而腰痛。"《景岳全书》曰:"腰痛证凡悠悠戚戚,屡发不已者,肾之虚也。"《普济方·腰痛门》谓:"盖诸经皆贯于肾而络于腰脊,肾气一虚,凡中风受湿,伤冷蓄热,血沥气滞,水积堕伤,与夫失志作劳,种种腰痛,尽见而层出矣。"阐明了本病发生发展的规律,指出"血瘀""肾虚"是发病的主要原因。

1. 病因　腰部陈伤主要是由于内、外因素的相互作用,相互影响而发病。

(1)外因:既往有腰部急性损伤的病史,如跌打、闪挫、坠堕、扭打、端提重物、举重过度引起腰部损伤,未及时治疗或治疗不正确,或治疗不彻底,形成宿伤。以后每遇风、寒、湿等外邪入侵于体内阻遏络脉而发作。也可因伤后日久,又长途跋涉,长期弯腰劳作,久坐久立,坐姿不正,卧姿扭曲或腰部又遭损伤而引发。

(2)内因:陈伤所致血瘀经脉,久瘀犯肾,必致肾虚,肾虚则六邪易侵。故血瘀、肾虚是本病的内在因素。

2.病机 腰部内伤后迁延不愈,气滞血瘀,久而不散,瘀血不去,则新血不生,正气虚弱,无力鼓动,经脉运行不畅而涩滞,血瘀脉涩乃发腰痛。由于正气虚弱,气血不足,皮肤腠理得不到温煦滋养,失去固表的能力,外邪乘虚而入,以致经脉痹涩不畅。由于长期虚损,必致元气衰惫,肾气不足,腰为肾之府,肾虚则腰痛。

【临床表现】

1.既往有腰部急性损伤的病史,常因劳累或感受风、寒、湿等外邪而反复发作,缠绵难愈。

2.腰部酸胀痛或隐隐作痛,休息疼痛减轻,长期弯腰或久站,疼痛加重。阴雨天气,潮湿环境,感受风寒,疼痛较甚。腰部冷痛者,畏寒喜温,遇热则痛减,遇寒则痛甚。极少数患者疼痛可向臀部、大腿后侧放射。

【鉴别诊断】

本病应与腰骶椎肿瘤、腰椎增生性脊椎炎、肾病性腰痛、腰椎骨质疏松症性腰痛等相鉴别。

【望耳诊病要点】

1.在腰骶椎穴区(彩图 15-17)及其周围处(彩图 15-18)常可见小片状紫红色斑块变;其面积与腰痛的范围成正比关系。

2.其色越紫,提示伤情越陈旧,瘀血形成时间越长(彩图 15-19)。

【其他耳诊法】

1.耳穴扣诊法 在腰骶椎穴区,可扪及小结节或隆起,质地较硬。

2.耳穴染色诊法 在腰骶椎穴区、肾穴区,呈点状或小片状染色改变。

3.耳郭电探测诊法或触诊法 在腰骶椎、肝、肾、神门、皮质下等穴区,可探及或触及敏感点。

五、风湿性关节炎

【概述】

风湿性关节炎是一种变态反应性疾病。是人体因感受风、寒、湿邪而发生的一种慢性而又反复急性发作的关节炎性疾病。它是风湿热的主要临床表现之一。现在临床上,急性风湿热已较为少见,而非典型风湿热及慢性风湿性关节炎却较为常见。

本病在中医学属"痹证""行痹"等病证范畴。

1.病因 中医学认为,正气不足为发病的内在因素,而感受风、寒、湿、热为引起该病的外因,其中尤以风、寒、湿三者杂至而致病者属多。

2.病机

(1)血虚风扰:素体衰弱,气血虚少,营卫不调,风邪乘虚而入,风血相搏而发病。

(2)湿郁化热:《儒门事亲》认为,此疾发作多在阴雨之时,凝水之地,或触冒风雨,寝处淫湿,湿邪侵袭后留滞经络,郁而化热,成为湿热痹证。

(3)风寒湿相搏:因气候变化无常,风寒袭人,或居处潮湿,涉水冒雨,风寒湿三气杂至,直入筋脉关节,相搏成痹。

【临床表现】

1.症状与体征

(1)发病前1~3周,约半数患者先有咽峡炎或扁桃体炎等上呼吸道感染史,起病时周身疲乏,食欲减退,烦躁。典型表现为游走性的多关节炎,由一个关节转移至另一个关节,常对称累及膝、踝、肩、腕、肘、髋等大关节。局部呈红、肿、热、痛的炎症表现,但不化脓。部分患者几个关节同时发病,手、足小关节或脊柱关节等也可波及。儿童患者症状多较轻微或仅局限于一二个关节,成人则比较显著。不典型者仅有关节酸痛而无其他炎症表现。急性炎症消退后,关节功能完全恢复,不遗留关节强直和畸形,但常反复发作。在关节炎症的同时,大部分患者有发热,以不规则的轻度或中度发热为多见,但亦有弛张型高热或持续性低热者。脉搏加快,大量出汗,往往与体温不成正比关系。部分患者尚可有腹痛、鼻出血、面色苍白等。

(2)皮肤表现有两种,环形红斑和皮下小结。前者常见于四肢内侧和躯干,为淡红色环状红晕,初时较小,以后迅速向周围扩大而中心消退,边缘略隆起,几个红斑可逐渐互相融合,形成较大的边缘不规则的圆圈。红斑时隐时现,可持续数月。皮下小结常位于肘、膝、踝、枕后、前额、棘突等骨质隆起或肌腱附着处,如豌豆大小,数目不定,质地较硬,与皮肤无粘连,无触压痛;存在时间不定,少至数日,多至数月,亦可隐而复现。皮肤表现在儿童较为多见。

2. 并发症 常见的有风湿性心脏炎、风湿性胸膜炎、风湿性肺炎等。

【鉴别诊断】

本病应与类风湿关节炎、球菌性脓毒症所引起的转移性关节炎、结核感染过敏性关节炎、系统性红斑狼疮、增生性关节炎、痛风性关节炎、血友病性关节炎等相鉴别。

【望耳诊病要点】

在各相应穴区,如指(彩图 15-20)、腕(彩图 15-21)、肘(彩图 15-22)、肩(彩图 15-23)、踝(彩图 15-24)、膝(彩图 15-25)、髋等穴区(彩图 15-26),可见点或片状红色变,或黯红色变(彩图 15-27)或脱屑变(彩图 15-28)。

【其他耳诊法】

1. 耳穴扣诊法　在各相应穴区可扣及小结节。

2. 耳穴染色诊法　在各相应穴区可见染色改变。

3. 耳郭触诊法及电探测诊法　在各相应穴区可触及或探及敏感点。

六、肩关节周围炎

【概述】

肩关节周围炎,简称"肩周炎",是由肩关节周围软组织、关节囊及周围韧带、肌腱和滑囊的退行性变和慢性非特异性炎症所引起的,以肩部疼痛及活动功能受限的一种病症。因本病多发于50岁以上的中老年,故有"五十肩""老年肩"之称。是临床常见的一种慢性疾病。发病率女性略高于男性,有自愈倾向。

本病在中医学属"肩凝""漏肩风""肩臂痛""痹证"等病证范畴。

中医学认为,本病为肝肾亏虚、气血不足,复感风寒湿邪或外伤劳损所致。常因跌仆闪挫,经脉受损,血溢脉外,气滞血瘀,或年老体虚,肝肾亏虚,或劳累过度,气血不足使筋失所养,筋脉拘急,或因久居湿地,露肩当风,风寒湿邪入侵,血脉凝滞,气血运行不畅,不通则痛。其病因病机分述如下。

1. 病因　本病的确切致病因素尚未十分清楚,但一般临床体会与下列因素有关。

(1)年老体衰气血不充:年过五旬,气血渐虚,局部组织退变,常常是本病的发病基础。

(2)外伤:肩部外伤,导致关节周围软组织受损,是诱发本病的常见因素。

(3)外感风寒:年事渐高,卫阳不足,易感受风寒之邪,邪客局部而发本病。

(4)长期制动:肩关节经过一段时间的固定,有的甚至只是活动量减少,而未受到任何外部伤害,也同样能继发本病。

(5)肩关节以外的疾病:如冠心病、胆囊炎、肺炎等疾病都可能成为本病的诱因。

2. 病机　中医学认为,人的一生是一个阴阳从幼稚经历旺盛再到衰败的过程。年近五十,则体内脏器开始虚衰。正如《素问·上古天真论》中所曰:"女子……七七,经脉虚,太冲脉衰少,天癸竭,……丈夫……七八,肝气衰,筋不能动,天癸竭,……"脏腑阴阳的虚衰影响着机体各部之濡养,进而产生组织的老化。在此基础上,肩关节遭受外伤可损伤其脉络,感受风寒易致邪气壅塞,经历劳累常伤及筋脉,长期固定则气血凝滞,所有这些最终都可造成肩部的经脉不畅,筋腱粘连,进而产生肩部疼痛,活动受限等症状。

【临床表现】

1. 症状　根据其临床演变过程可分为 3 期。①初期(冻结进行期):本病多数无明确诱因而发病,也可因轻微外伤或肩部受寒而诱发。初起时,肩部持续性疼痛,也可呈胀痛或烧灼样痛,活动时疼痛加剧,不能外展或外旋,亦不能前屈,活动功能受限明显。梳头、洗脸极为困难。夜间痛甚,常影响睡眠。此期 1～2 个月。②中期(冻结期):肩部疼痛减轻,肩关节活动范围进一步减少,最后肩关节的功能可基本丧失,病程长者可有患侧上肢不同程度的肌肉萎缩。此期 1～2 年。③末期(解冻期):肩痛明显缓解,肩关节可有不同程度恢复。一部分患者可恢复正常,大部分患者留有不同程度的肩关节功能障碍。

2. 体征　三角肌多有不同程度的萎缩,肩关节自动性及被动性活动皆明显受限。表现典型的患者,可出现下述压痛点:①二头肌长头腱出肩关节囊处;②二头肌短头和喙肱肌腱在喙突止端的下方处;③冈上肌在肱骨结节之止端处;④冈下肌;⑤三角肌之肱骨止端处;⑥斜方肌;⑦肩峰处等。

3. X 线检查　普通 X 线片一般无异常所见。做肩关节造影,可显示肩关节囊收缩,关节囊下皱襞消失。

【鉴别诊断】

本病应与颈椎病、颈背部筋膜炎、风湿性关节炎、化脓性肩关节炎、肩关节结核、肩袖损伤、肱二头肌长头肌腱炎等相鉴别。

【望耳诊病要点】

在肩穴区,常可见阳性反应。其阳性反应常呈点状或片状红晕变,并有光泽变(彩图15-29);或呈点状白色变(彩图15-30),其边缘有红晕变(彩图15-31);或呈黯红色变(彩图15-32);或毛细血管呈怒张变(彩图15-33);或呈海星状变(彩图15-34);或呈小结节变(彩图15-35);或呈条索状变(彩图15-36)。

【其他耳诊法】

1. 耳穴扪诊法　在肩穴区,可扪及小结节或条索状阳性反应物,且质地较硬。

2. 耳穴染色诊法　在肩、锁骨、肾等穴区,常呈点状或条片状染色改变。

3. 耳郭触压诊法或电探测诊法　在肩、锁骨、肘、肾、肝、脾、神门、皮质下等穴区,可触及或探及敏感点。

七、落枕

【概述】

落枕,西医学称为"肌筋膜纤维质炎"。是因夜间睡眠姿势不良,颈部肌肉受到强制性牵拉,或外感风寒侵袭,引起斜方肌、胸锁乳突肌或肌腱的非特异性病变。早晨起床后,发现颈部出现酸痛,活动不利等症状的,称为落枕。《伤科汇纂》有"因挫伤及失枕而颈强痛者"的记述。多见于青壮年,与职业有一定关系,男多于女,冬春两季发病率较高,常于晨起时发病并反复发作,有自行缓解倾向,也有人认为本病为颈椎病的前驱表现。

落枕在中医学属"痹证""失枕"等病证范畴。

中医学认为,平素缺乏肌肉锻炼,身体虚弱者,气血不足,循行不畅,复遭风寒侵袭,寒凝气滞,经络不通而出现颈痛、屈伸不利。

【临床表现】

1. 症状和体征　急性损伤后往往在 12～24h 出现颈部疼痛,活动时加剧。也常常在睡眠后出现症状。主要表现为颈项强痛,头部被逼迫于强制体位,颈部歪斜,头歪向患侧,不能做点头、仰头、转头活动,转头时常与上身同时转动,以腰部代偿颈部的旋转活动,疼痛可向肩背部放射。病变累及颈肌时,可出现局部肌肉痉挛、僵硬,触之有条索状,有明显压痛,压痛点可出现在肌肉起止点,颈部前屈或向健侧旋转可牵拉受损肌肉加重疼痛;累及副神经时,沿着神经分布区有压痛与放射痛;累及关节突关节时,在棘突旁压痛或触及棘突、横突偏移,或有棘突间隙的改变。

2. X 线表现　X 线片一般无明显改变,由于颈肌痉挛,头颈部歪斜,照片上可见颈椎侧弯,颈椎生理弧度改变为平直甚至反张;轻度椎间隙狭窄等。

【鉴别诊断】

本病应与颈椎病、寰枢椎半脱位等相鉴别。

【望耳诊病要点】

在颈(彩图 15-37)、颈椎穴区(彩图 15-38),可见点、片状红晕变;或可见点状白色变(彩图 15-39);其边缘处或可见红晕变(彩图 15-40)。

【其他耳诊法】

1. 耳穴扪诊法　在颈穴区、颈椎穴区,可扪及小结节。

2. 耳穴染色诊法　在颈、肾、脾、神门等穴区,呈点状染色改变。

3. 耳郭触压诊法或电探测诊法　在颈、颈椎、肾、脾、神门、皮质下、肩等穴区,可触及或探及敏感点。

第 16 章

其 他

一、考试综合征

【概述】

考试综合征，又称为"竞技综合征"。是指在竞技如比赛、考试前或竞技过程中所出现的，以失眠，口干，烦躁不安，心悸，食欲缺乏，恶心、呕吐，腹痛、腹泻或便秘，妇女痛经及月经紊乱，手指震颤，腓肠肌痉挛，思维迟钝，应激反应能力下降，甚至晕厥等为主要临床表现的一组临床综合征。近些年来，由于青少年学习任务繁重，精神压力过大，其发病率处于上升的趋势，严重地影响了青少年的身心健康和学习成绩。

考试综合征在中医学属"不寐""健忘""晕厥"等病证范畴。中医学认为，本病的发生与心、脾、肾三脏有关。考生学习时不能很好地分配自己的精力，无法做到劳逸结合，加之饮食不节，脾胃损伤，气血不足，复加思虑过度，伤阴耗血，又伤及心脾，阴血耗损则肾精虚衰，肾主骨生髓，肾阴虚则生髓不足，脑为髓之海，脑失所养而出现健忘、失眠，甚则晕厥。

【临床表现】

患者平常身体健康，无神经衰弱、胃肠道疾病，妇女无月经失调、痛经等疾病，常于考试前几日或考试过程中，出现失眠、口干、烦躁、出汗、食欲缺乏、恶心呕吐、腹泻或便秘、妇女月经紊乱或痛经、手指震颤、小腿痉挛或颤抖、全身乏力、头昏，甚至晕厥等表现，而考试结束后，大都能在短期内恢复，即可明确诊断。

【望耳诊病要点】

可在心(彩图 16-1)、肝(彩图 16-2)、胃(彩图 16-3)、神门(彩图 16-4)等穴区,见阳性反应,其阳性反应常呈点状或小片状红晕变。

【其他耳诊法】

1. 耳穴扣诊法　可在缘中、枕等穴区皮下,扣及稍隆起状改变。

2. 耳穴染色法　可在心、肝、脾、胃、内分泌、皮质下等穴区,见小点状染色改变。

3. 耳穴触压诊法和电探测诊法　可在心、肝、脾、胃、神门、交感、皮质下、内分泌等穴区,触及或探及多个敏感点。

二、食欲缺乏

【概述】

食欲缺乏,又称为"畏食症"。即毫无饥饿感,对进食缺乏兴趣,或厌恶进食。食欲中枢在下丘脑有两个调节摄食的中枢:一个是饱足中枢,在腹内侧核;一个是嗜食中枢,在腹外侧核。这两个中枢的作用相互拮抗,调节摄食活动。这两个中枢与大脑皮质有广泛的联系,受大脑皮质活动的影响。血糖、血胰岛素水平、来自消化道的感觉冲动如胃的牵张刺激、十二指肠的食物刺激等,食物中蛋白和脂肪的含量、肽类消化道激素、气温,以及精神因素等,都影响食欲中枢的活动,而达到调节摄食活动的目的。

食欲缺乏在中医学称为"纳差""畏食"等。多因思虑过度,或情志不遂,或惊恐不安,情绪紧张,或饮食不节,或肝病及脾以致脾胃不和,脾虚不能健运,胃弱不能受纳水谷等引起。

中医学认为,食欲缺乏主要由于各种原因损伤脾胃,使脾失健运,胃失和降,使脾胃受损,引起临床病理变化。其病因病机大致有以下几个方面。

1. **素体亏虚、外邪犯胃**　由于感受风、寒、暑、湿、燥、火热之邪,或秽浊之气侵犯脏腑,影响脾胃的运化功能,脾失健运,胃失和降,食物不化,而致食欲缺乏。在外感六淫之中又以湿邪引起食欲缺乏之为多见。

2. 饮食不节,胃肠内伤　暴饮暴食、饥饱无常,或过食肥甘油腻,恣食生冷,过用煎炒炙烤;食用坚硬不易腐糜之物,均可损伤脾胃,运化失常,谷气不能化为精气,升降失调导致食欲缺乏。

3. 中气不足,脾胃虚弱　素体不足,久病迁延,耗伤中气;病后胃阴不足,失其濡养;病后浊气未除,余火未尽,以致脾虚运化不健、胃虚少纳难化,以致纳呆食欲缺乏。

4. 年老多病,脾胃阳虚　年老多病久病,脾阳不振,日久脾虚及肾,命门火衰,肾阳虚不能助脾胃腐熟水谷,水反为湿,谷反为滞,湿浊之邪内停,气机升降失调,清浊不分,而致纳呆食欲缺乏。

5. 肾阳亏虚、脾失温煦　久病及肾,肾阳亏虚,中阳不足,精神萎靡,手足不温,腰痛酸软,五更溏泻,完谷不化,纳食无味,食欲缺乏。

【临床表现】

食欲缺乏是临床极为常见的一种表现,常常不是以食欲缺乏单一症状出现,而是伴随其他病症,如头晕神疲、精力不足、全身软弱或胃脘胀痛,痞闷,大便时稀时干,身体逐渐瘦弱;脉象细弱或缓弱,苔白腻或黄腻,舌质淡嫩或浅绛。药物治疗收效不显著,应进一步做有关检查,以排除胃癌、肠癌、肝癌、胰腺癌等。

食欲缺乏临床可分为神经精神性食欲缺乏、外感六淫性食欲缺乏、消化性食欲缺乏、全身病症性食欲缺乏、电解质紊乱性食欲缺乏等多种类型。

【鉴别诊断】

1. 不想进食和畏食相鉴别,不想进食常由于精神紧张,心情不畅,过于劳累,或服用某些药物引起等,当这些原因除去之后,食欲缺乏即可恢复。畏食是不想食,如口腔病、咽喉炎、食管病等病症,因进食引起疼痛,所以不敢食,不是食欲缺乏。又如胰腺病、肠缺血综合征饭后发生腹痛等。

2. 食欲缺乏顽固者,特别是伴有体重下降等,除了神经性畏食外,多数由器质性疾病引起,如消化系统疾病的胃肠道疾病、肝胆病、胰腺病,胃肠道外疾病如肾上腺功能不全症、甲状腺功能低下症、垂体功能低下症、尿毒症、严重贫血,以及伴有发热或毒血症或电解质紊乱的全身性疾病等,均可引起食欲缺乏。

3. 长期的食欲缺乏伴有恶病质者,应进一步做 CT 或 MRI 检查,明确有无脑梗死、脑萎缩、肝癌、胰腺癌等。

【望耳诊病要点】

可在脾(彩图 16-5)、胃穴区(彩图 16-6)见阳性反应。其阳性反应常呈点或片状白色变,无光泽;或带有凹陷变(彩图 16-7)。

【其他耳诊法】

1. 耳穴染色诊法　在口、脾、胃穴区,可见小点状染色改变。

2. 耳穴扣诊法　在脾、胃穴区,可扣及轻度凹陷。

3. 耳穴触压诊法和电探测诊法　在口、食管、脾、胃穴区,可触及或探及敏感点。

三、近视

【概述】

5 米以远的光线未经调节,经屈光系统成像在视网膜之前,形成一不清晰的图像者,称为近视。可有假性近视和真性近视之分。由于过度用眼或看书阅读时书本与眼的距离过近,以致眼睫状肌发生痉挛而增加了晶体的凸度,使外来的平行光线聚焦于视网膜前方的,就称为假性近视;因眼轴过长或角膜曲折率太强,以致平行光线进入眼球后其焦点落在视网膜之前的,就称为真性近视。假性近视若发展日久可转为真性近视。耳穴疗法对假性近视有较好的疗效。

本病常由先天遗传或后天读写姿势不正确或于光线不足处学习、工作用眼过度,致使眼球晶状体异常,视力下降所致。

本病在中医学属"能近怯远""近觑"等病证范畴。其病机多系心阳衰微,阳虚阴盛,目中神光不能发越于远处,或肝肾两亏,目失濡养,或与持续近距离使用目力时间过长,竭视劳瞻和先天禀赋不足有关,以致神光衰微而成近视。

【临床表现】

近视者远距视物模糊,近距视力好,近视初期常有远距视力波动,视远物时眯眼。由于看近时不用或少用调节,所以集合功能相应减弱。

较高度数近视者,除远视力差外,常伴有夜间视力差、飞蚊症、漂浮物、闪光感等症状;并可发生程度不等的眼底改变,如近视弧形斑、豹纹状眼底、黄斑部出血或形成新生血管膜;可发生形状不规则的白色萎缩斑,或有色素沉着呈圆形黑色斑(Fuchs 斑);视网膜周边部格子样变性、囊样变性;由于视网膜牵拉的关系,在年龄较轻时出现玻璃体液化、混浊和玻璃体后脱离等。

与正常眼相比,近视眼发生视网膜脱离、撕裂、裂孔、黄斑出血和新生血管的危险性要大得多。常由于眼球前后径变长,眼球较突出,眼球后极部扩张,形成后巩膜葡萄肿。

【望耳诊病要点】

可在眼(彩图 16-8)、屏间前(彩图 16-9)、屏间后(彩图 16-10)等穴区,可见点状白色变;或界限清晰(彩图 16-11);或见呈圆形(彩图 16-12)或不规则的皱褶纹变(彩图 16-13)。

【其他耳诊法】

1. 耳穴扪诊法　在眼、屏间后等穴区,可扪及不规则隆起,或扪及凹陷,或皱褶。

2. 耳穴染色诊法　在眼、肾、肝、屏间后、角窝中等穴区,可见染色改变。

3. 耳穴电探测诊法或触诊法　在眼、肝、屏间前、屏间后、角窝中、食管等穴区,可探及或触及敏感点。

参 考 文 献

[1] 叶肖麟.国外针刺疗法的新发现——耳针疗法介绍.上海中医药杂志,1958(12):45-48.

[2] 管遵信,管钟洁,姜云武,等.中国民间疗法丛书·耳穴疗法.北京:中国中医药出版社,2002.

[3] 植兰英.特色疗法丛书·耳穴疗法.南宁:广西技术出版社,2003.

[4] 张学勋.耳穴疗法治百病.2版.北京:人民卫生出版社,2004.

[5] 查炜.实用穴位疗法全书.南京:江苏科学技术出版社,2004.

[6] 黄丽春.耳穴诊断学.北京:科学技术文献出版社,2004.

[7] 周幸来,周举.现代疑难病症特色疗法丛书.北京:人民军医出版社,2005.

[8] 周幸来,周举.望耳诊病与耳穴治疗图解.沈阳:辽宁科学技术出版社,2006.

[9] 黄丽春.耳穴诊断彩色图鉴.北京:科学技术文献出版社,2008.

彩 图

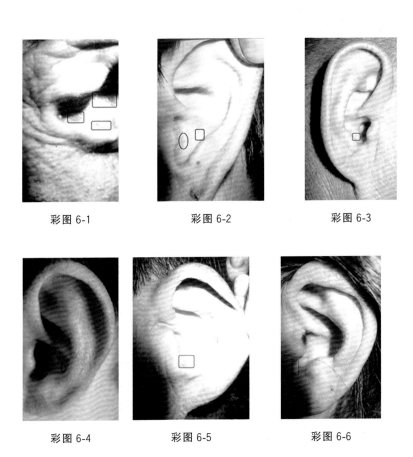

彩图 6-1

彩图 6-2

彩图 6-3

彩图 6-4

彩图 6-5

彩图 6-6

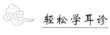

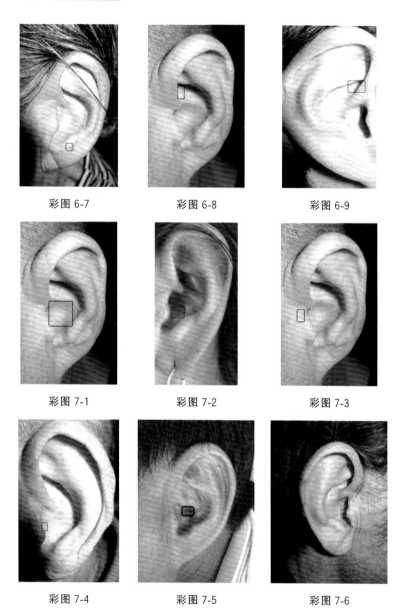

彩图 6-7　　　　　　　　彩图 6-8　　　　　　　　彩图 6-9

彩图 7-1　　　　　　　　彩图 7-2　　　　　　　　彩图 7-3

彩图 7-4　　　　　　　　彩图 7-5　　　　　　　　彩图 7-6

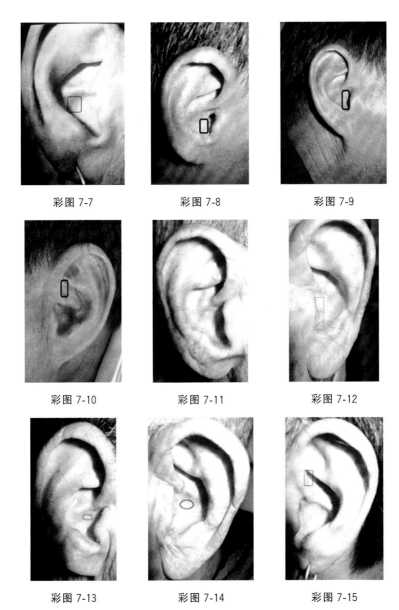

彩图 7-7   彩图 7-8   彩图 7-9

彩图 7-10   彩图 7-11   彩图 7-12

彩图 7-13   彩图 7-14   彩图 7-15

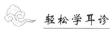

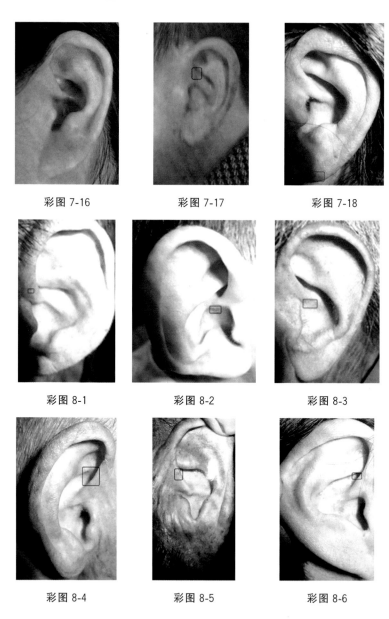

彩图 7-16　　　　　彩图 7-17　　　　　彩图 7-18

彩图 8-1　　　　　彩图 8-2　　　　　彩图 8-3

彩图 8-4　　　　　彩图 8-5　　　　　彩图 8-6

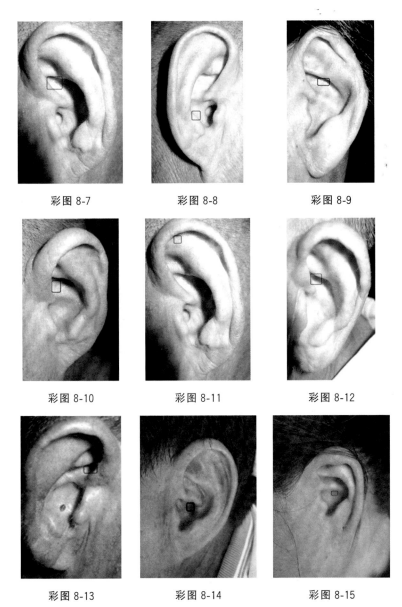

彩图 8-7

彩图 8-8

彩图 8-9

彩图 8-10

彩图 8-11

彩图 8-12

彩图 8-13

彩图 8-14

彩图 8-15

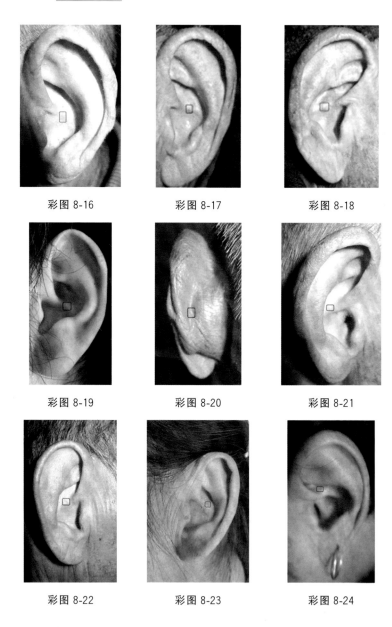

彩图 8-16　　　　　　彩图 8-17　　　　　　彩图 8-18

彩图 8-19　　　　　　彩图 8-20　　　　　　彩图 8-21

彩图 8-22　　　　　　彩图 8-23　　　　　　彩图 8-24

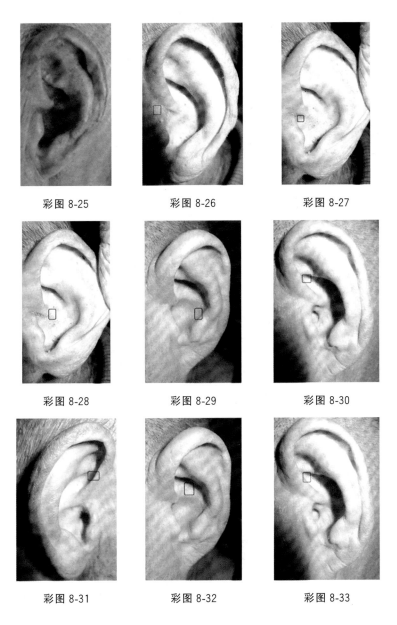

彩图 8-25

彩图 8-26

彩图 8-27

彩图 8-28

彩图 8-29

彩图 8-30

彩图 8-31

彩图 8-32

彩图 8-33

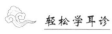

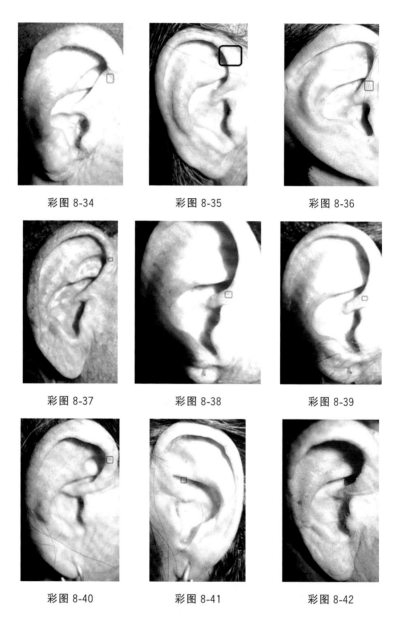

彩图 8-34　　　　　　　彩图 8-35　　　　　　　彩图 8-36

彩图 8-37　　　　　　　彩图 8-38　　　　　　　彩图 8-39

彩图 8-40　　　　　　　彩图 8-41　　　　　　　彩图 8-42

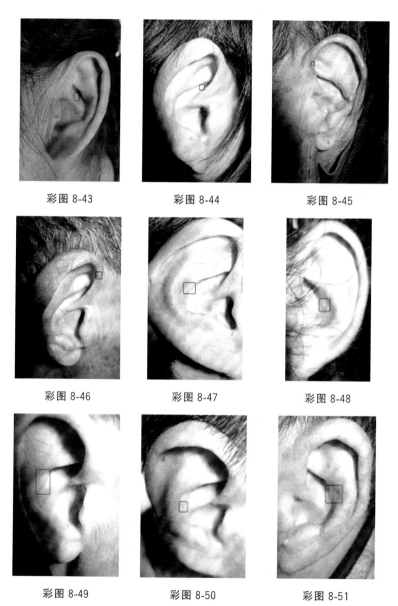

彩图 8-43　　　　　　彩图 8-44　　　　　　彩图 8-45

彩图 8-46　　　　　　彩图 8-47　　　　　　彩图 8-48

彩图 8-49　　　　　　彩图 8-50　　　　　　彩图 8-51

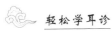

轻松学耳诊

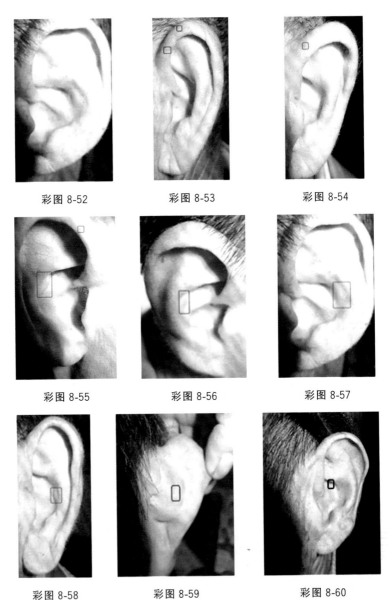

彩图 8-52　　　　　　彩图 8-53　　　　　　彩图 8-54

彩图 8-55　　　　　　彩图 8-56　　　　　　彩图 8-57

彩图 8-58　　　　　　彩图 8-59　　　　　　彩图 8-60

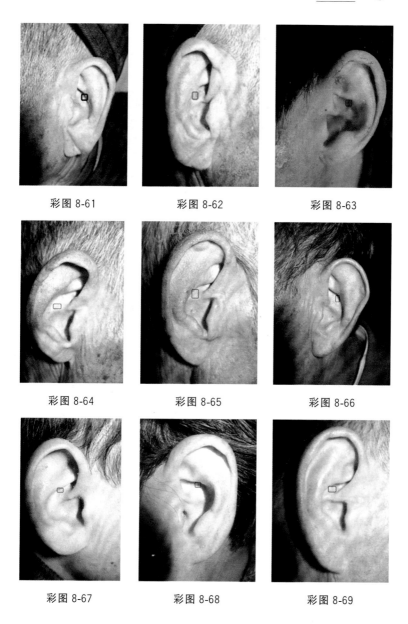

彩图 8-61

彩图 8-62

彩图 8-63

彩图 8-64

彩图 8-65

彩图 8-66

彩图 8-67

彩图 8-68

彩图 8-69

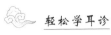

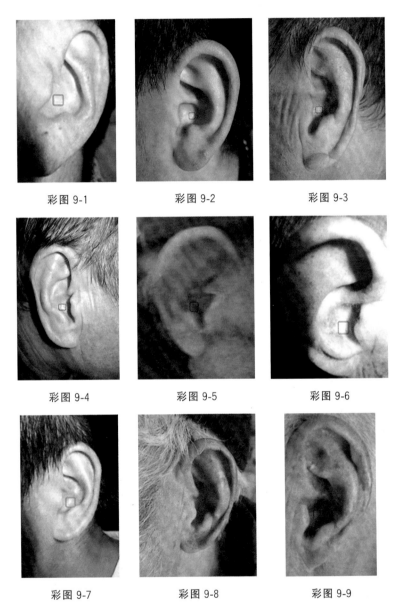

彩图 9-1　　　　　　　彩图 9-2　　　　　　　彩图 9-3

彩图 9-4　　　　　　　彩图 9-5　　　　　　　彩图 9-6

彩图 9-7　　　　　　　彩图 9-8　　　　　　　彩图 9-9

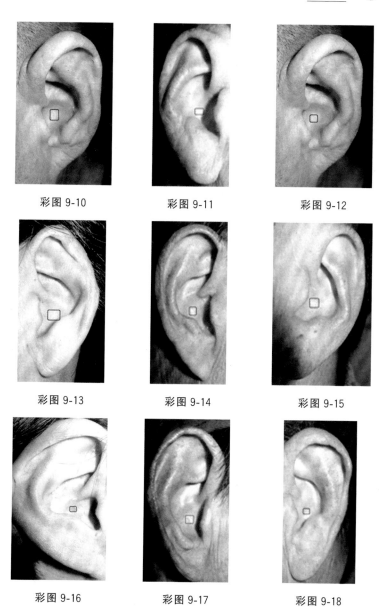

彩图 9-10　　　　　彩图 9-11　　　　　彩图 9-12

彩图 9-13　　　　　彩图 9-14　　　　　彩图 9-15

彩图 9-16　　　　　彩图 9-17　　　　　彩图 9-18

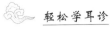
轻松学耳诊

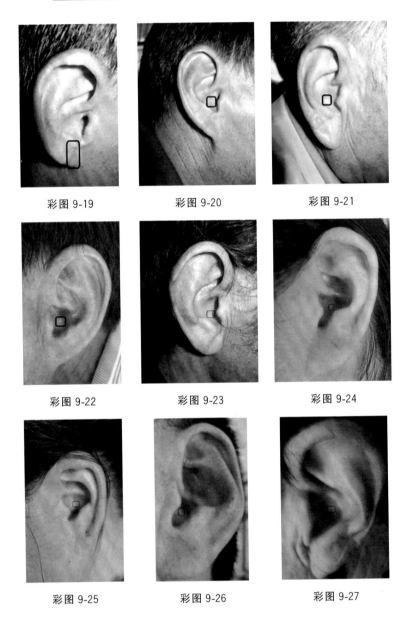

彩图 9-19　　　　　　彩图 9-20　　　　　　彩图 9-21

彩图 9-22　　　　　　彩图 9-23　　　　　　彩图 9-24

彩图 9-25　　　　　　彩图 9-26　　　　　　彩图 9-27

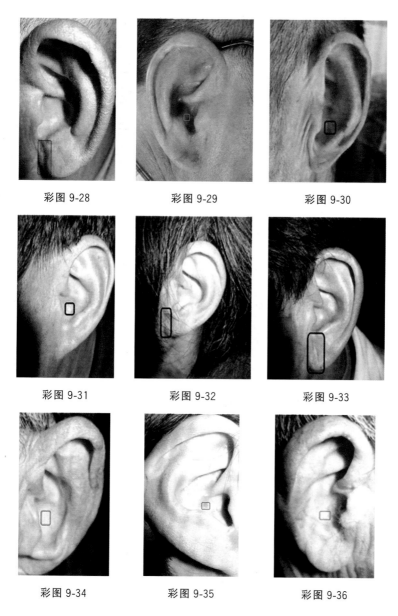

彩图 9-28　　　　　　　彩图 9-29　　　　　　　彩图 9-30

彩图 9-31　　　　　　　彩图 9-32　　　　　　　彩图 9-33

彩图 9-34　　　　　　　彩图 9-35　　　　　　　彩图 9-36

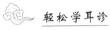
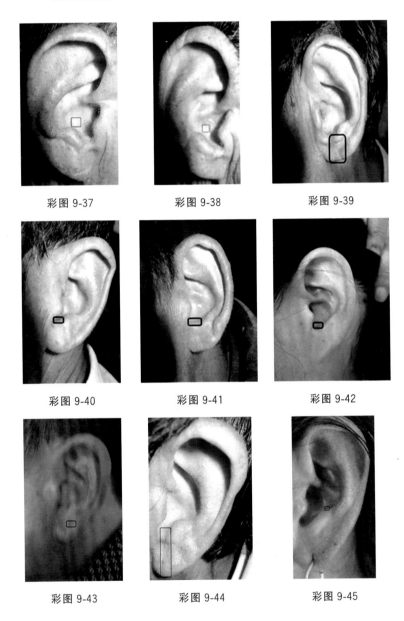

彩图 9-37　　　　　　彩图 9-38　　　　　　彩图 9-39

彩图 9-40　　　　　　彩图 9-41　　　　　　彩图 9-42

彩图 9-43　　　　　　彩图 9-44　　　　　　彩图 9-45

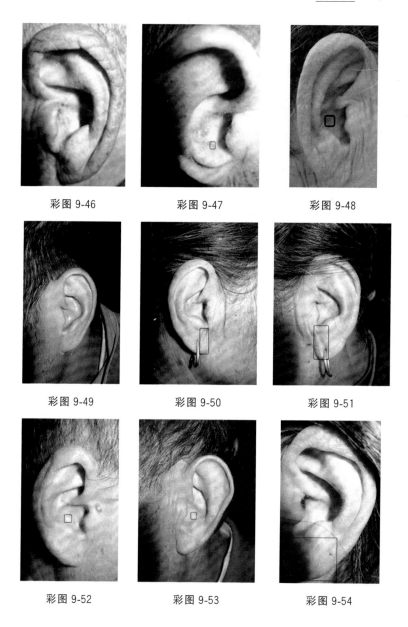

彩图 9-46

彩图 9-47

彩图 9-48

彩图 9-49

彩图 9-50

彩图 9-51

彩图 9-52

彩图 9-53

彩图 9-54

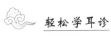
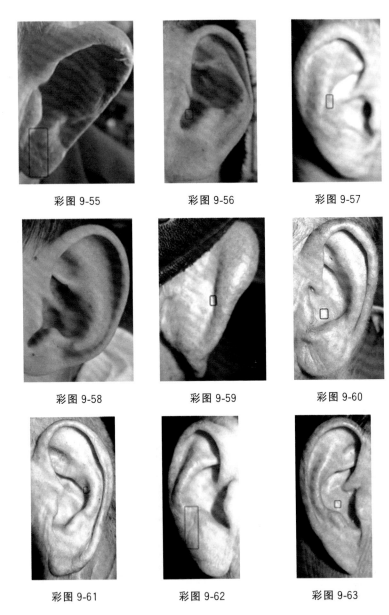

彩图 9-55   彩图 9-56   彩图 9-57

彩图 9-58   彩图 9-59   彩图 9-60

彩图 9-61   彩图 9-62   彩图 9-63

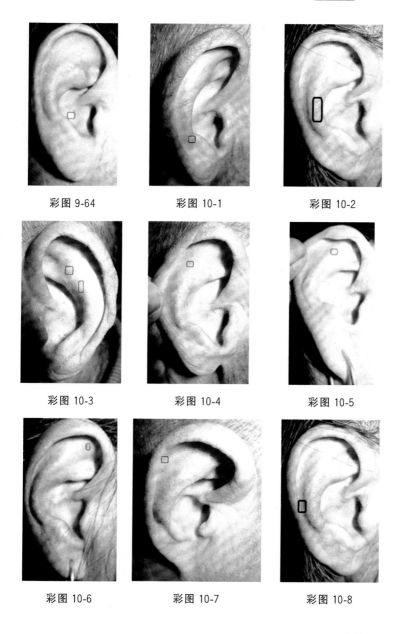

彩图 9-64

彩图 10-1

彩图 10-2

彩图 10-3

彩图 10-4

彩图 10-5

彩图 10-6

彩图 10-7

彩图 10-8

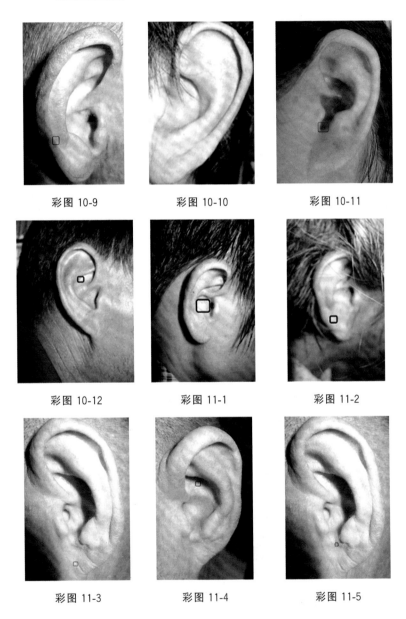

彩图 10-9

彩图 10-10

彩图 10-11

彩图 10-12

彩图 11-1

彩图 11-2

彩图 11-3

彩图 11-4

彩图 11-5

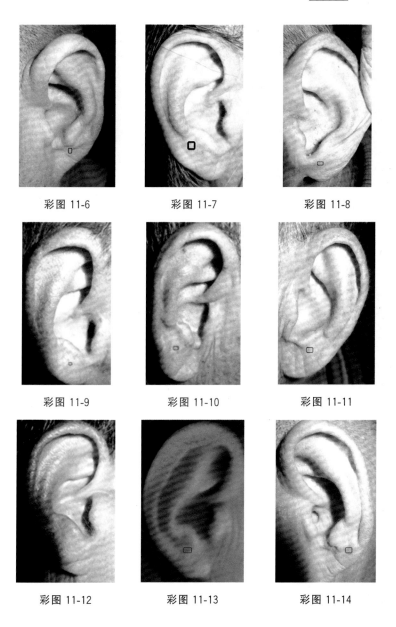

彩图 11-6　　　　　　　彩图 11-7　　　　　　　彩图 11-8

彩图 11-9　　　　　　　彩图 11-10　　　　　　彩图 11-11

彩图 11-12　　　　　　彩图 11-13　　　　　　彩图 11-14

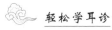

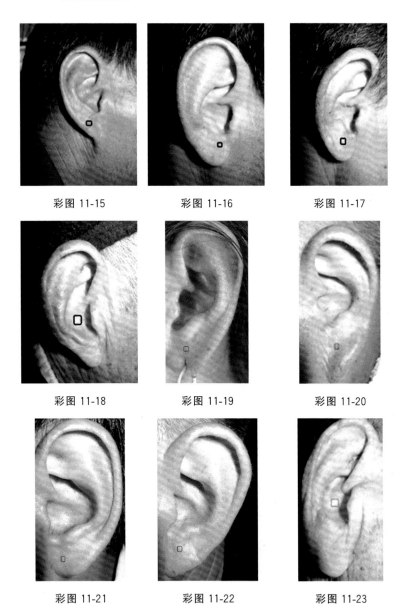

彩图 11-15　　　　　　彩图 11-16　　　　　　彩图 11-17

彩图 11-18　　　　　　彩图 11-19　　　　　　彩图 11-20

彩图 11-21　　　　　　彩图 11-22　　　　　　彩图 11-23

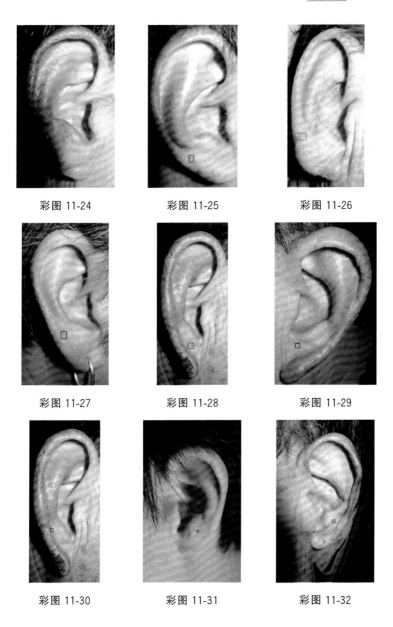

彩图 11-24

彩图 11-25

彩图 11-26

彩图 11-27

彩图 11-28

彩图 11-29

彩图 11-30

彩图 11-31

彩图 11-32

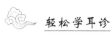

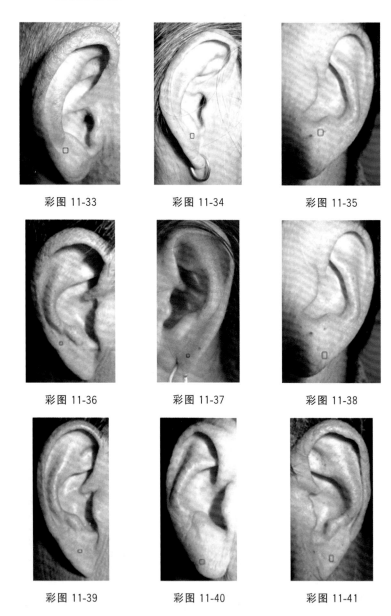

彩图 11-33   彩图 11-34   彩图 11-35

彩图 11-36   彩图 11-37   彩图 11-38

彩图 11-39   彩图 11-40   彩图 11-41

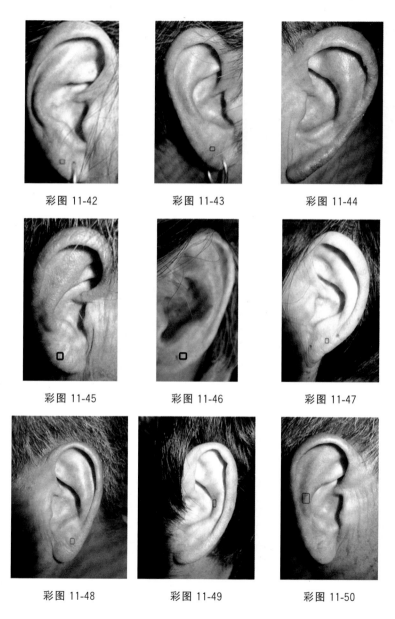

彩图 11-42　　　　　　　　彩图 11-43　　　　　　　　彩图 11-44

彩图 11-45　　　　　　　　彩图 11-46　　　　　　　　彩图 11-47

彩图 11-48　　　　　　　　彩图 11-49　　　　　　　　彩图 11-50

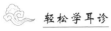
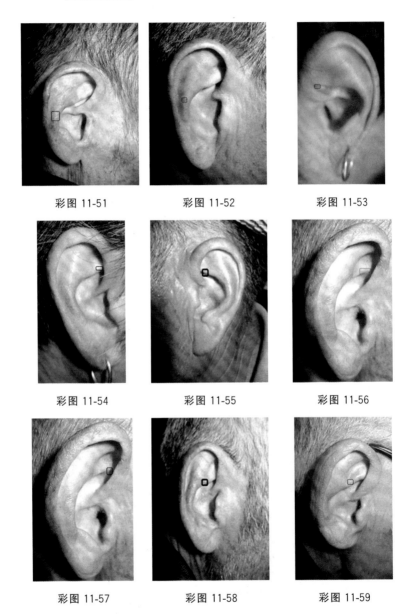

彩图 11-51　　　　　　　彩图 11-52　　　　　　　彩图 11-53

彩图 11-54　　　　　　　彩图 11-55　　　　　　　彩图 11-56

彩图 11-57　　　　　　　彩图 11-58　　　　　　　彩图 11-59

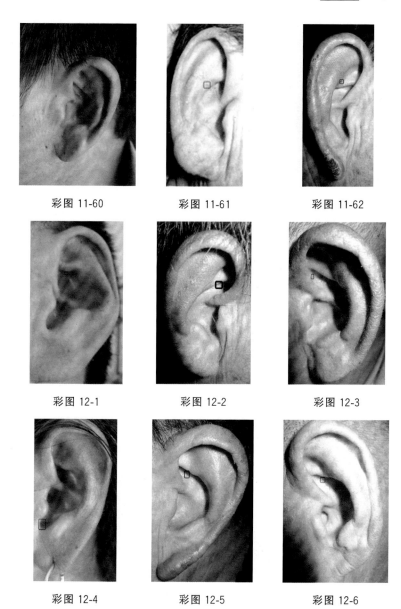

彩图 11-60　　　　　　彩图 11-61　　　　　　彩图 11-62

彩图 12-1　　　　　　彩图 12-2　　　　　　彩图 12-3

彩图 12-4　　　　　　彩图 12-5　　　　　　彩图 12-6

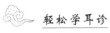
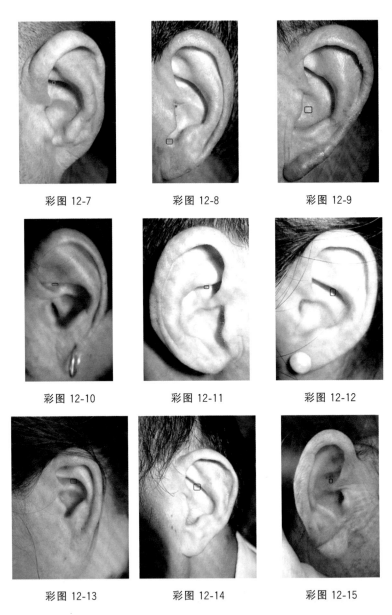

彩图 12-7   彩图 12-8   彩图 12-9

彩图 12-10   彩图 12-11   彩图 12-12

彩图 12-13   彩图 12-14   彩图 12-15

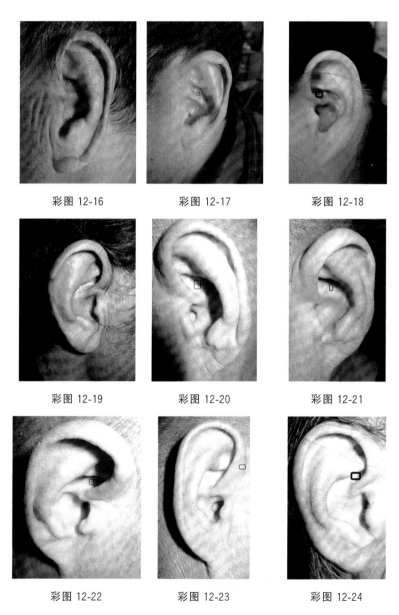

彩图 12-16　　　　　　彩图 12-17　　　　　　彩图 12-18

彩图 12-19　　　　　　彩图 12-20　　　　　　彩图 12-21

彩图 12-22　　　　　　彩图 12-23　　　　　　彩图 12-24

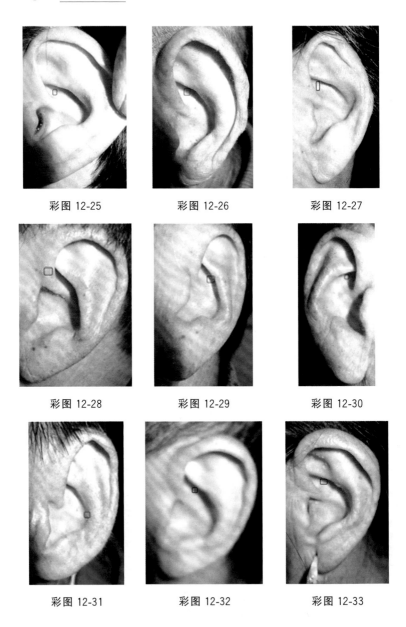

彩图 12-25   彩图 12-26   彩图 12-27

彩图 12-28   彩图 12-29   彩图 12-30

彩图 12-31   彩图 12-32   彩图 12-33

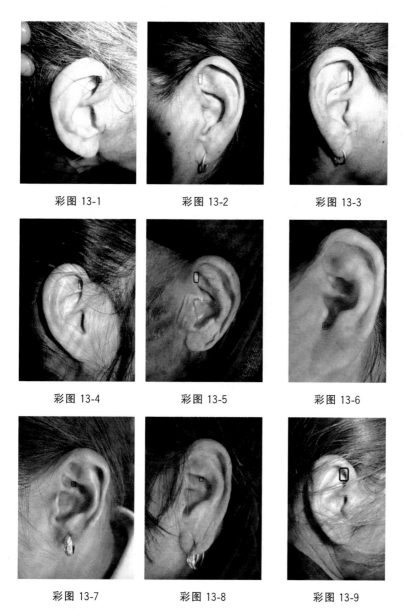

彩图 13-1　　　　　　　　彩图 13-2　　　　　　　　彩图 13-3

彩图 13-4　　　　　　　　彩图 13-5　　　　　　　　彩图 13-6

彩图 13-7　　　　　　　　彩图 13-8　　　　　　　　彩图 13-9

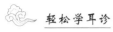

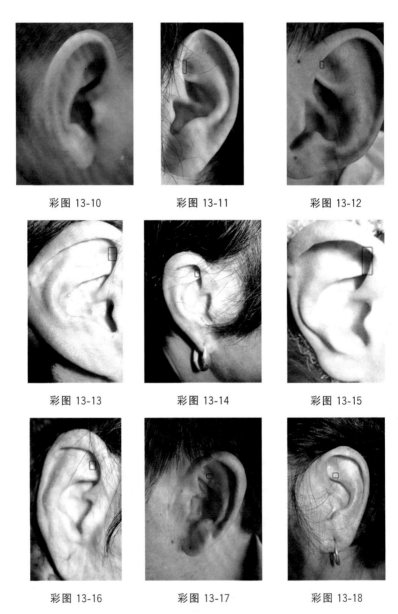

彩图 13-10   彩图 13-11   彩图 13-12

彩图 13-13   彩图 13-14   彩图 13-15

彩图 13-16   彩图 13-17   彩图 13-18

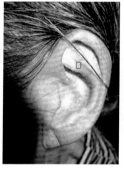

彩图 13-19

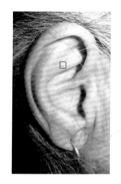

彩图 13-20

彩图 13-21

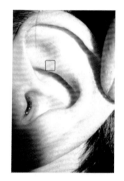

彩图 13-22

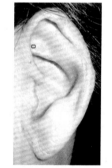

彩图 13-23

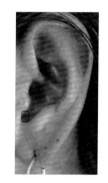

彩图 13-24

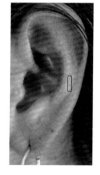

彩图 13-25

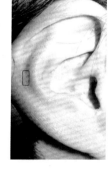

彩图 13-26

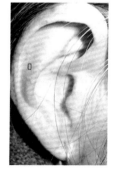

彩图 13-27

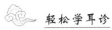
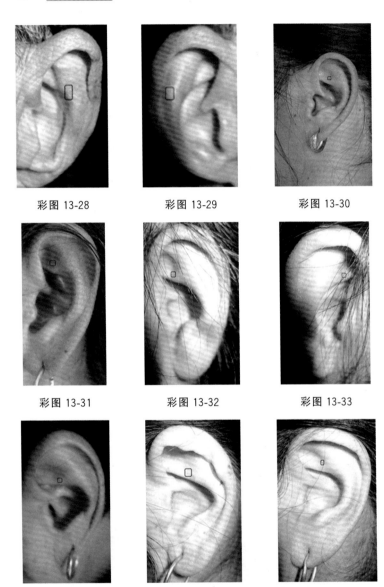

彩图 13-28   彩图 13-29   彩图 13-30

彩图 13-31   彩图 13-32   彩图 13-33

彩图 13-34   彩图 13-35   彩图 13-36

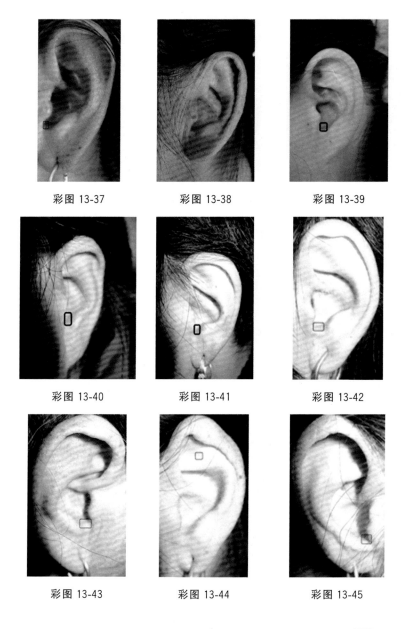

彩图 13-37

彩图 13-38

彩图 13-39

彩图 13-40

彩图 13-41

彩图 13-42

彩图 13-43

彩图 13-44

彩图 13-45

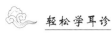

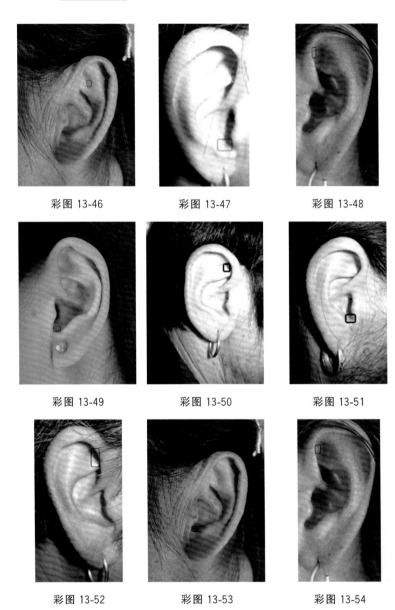

彩图 13-46   彩图 13-47   彩图 13-48

彩图 13-49   彩图 13-50   彩图 13-51

彩图 13-52   彩图 13-53   彩图 13-54

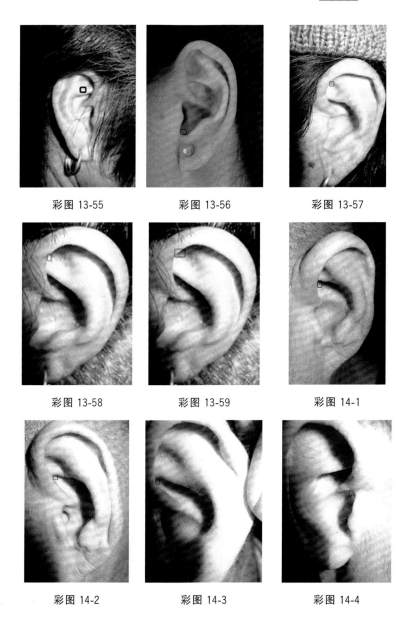

彩图 13-55　　　　　　彩图 13-56　　　　　　彩图 13-57

彩图 13-58　　　　　　彩图 13-59　　　　　　彩图 14-1

彩图 14-2　　　　　　彩图 14-3　　　　　　彩图 14-4

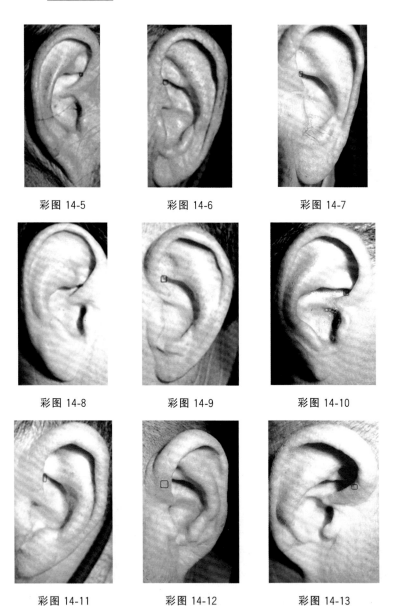

彩图 14-5　　　　　　彩图 14-6　　　　　　彩图 14-7

彩图 14-8　　　　　　彩图 14-9　　　　　　彩图 14-10

彩图 14-11　　　　　　彩图 14-12　　　　　　彩图 14-13

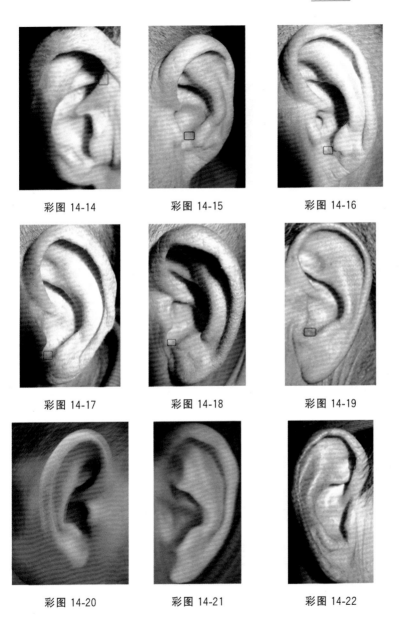

彩图 14-14

彩图 14-15

彩图 14-16

彩图 14-17

彩图 14-18

彩图 14-19

彩图 14-20

彩图 14-21

彩图 14-22

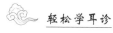
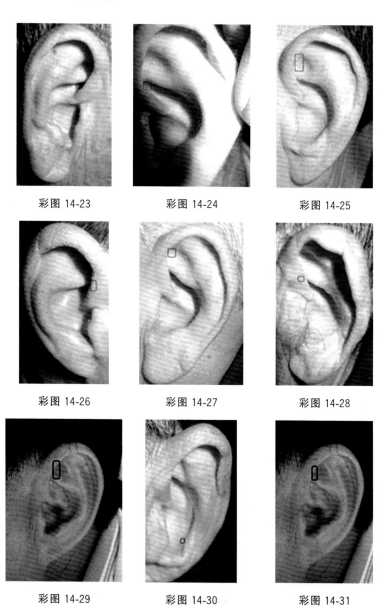

彩图 14-23

彩图 14-24

彩图 14-25

彩图 14-26

彩图 14-27

彩图 14-28

彩图 14-29

彩图 14-30

彩图 14-31

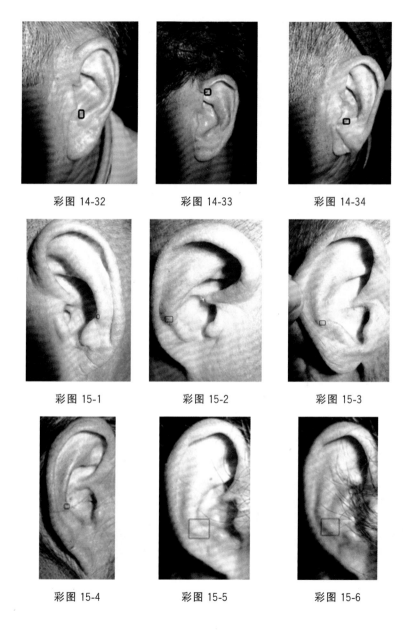

彩图 14-32　　　　　彩图 14-33　　　　　彩图 14-34

彩图 15-1　　　　　彩图 15-2　　　　　彩图 15-3

彩图 15-4　　　　　彩图 15-5　　　　　彩图 15-6

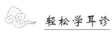

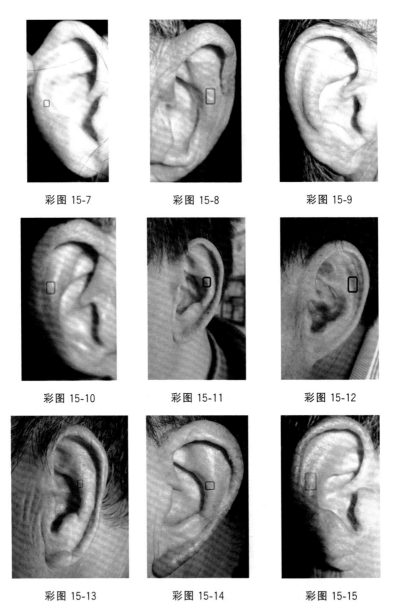

彩图 15-7　　　　　　彩图 15-8　　　　　　彩图 15-9

彩图 15-10　　　　　　彩图 15-11　　　　　　彩图 15-12

彩图 15-13　　　　　　彩图 15-14　　　　　　彩图 15-15

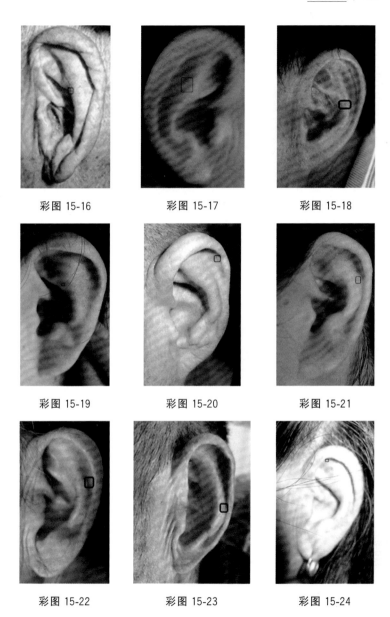

彩图 15-16 彩图 15-17 彩图 15-18

彩图 15-19 彩图 15-20 彩图 15-21

彩图 15-22 彩图 15-23 彩图 15-24

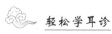
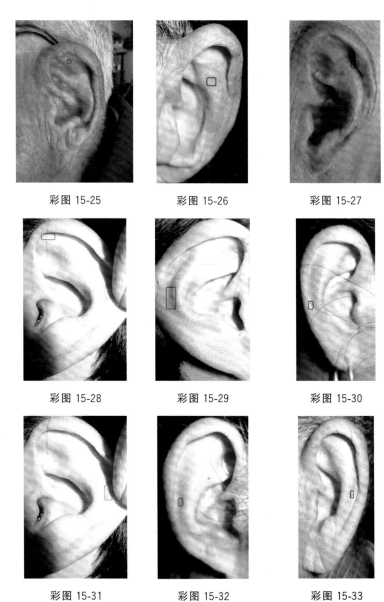

彩图 15-25 彩图 15-26 彩图 15-27

彩图 15-28 彩图 15-29 彩图 15-30

彩图 15-31 彩图 15-32 彩图 15-33

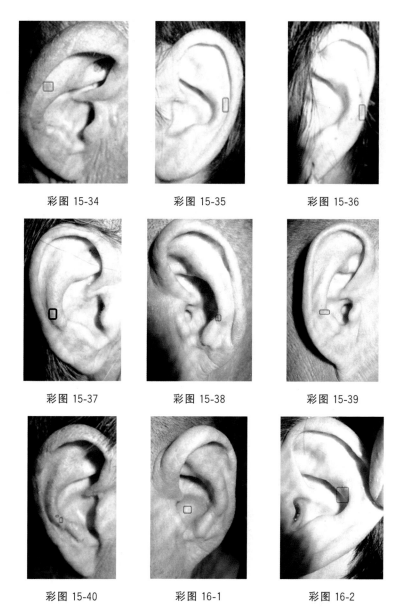

彩图 15-34　　　　　　　彩图 15-35　　　　　　　彩图 15-36

彩图 15-37　　　　　　　彩图 15-38　　　　　　　彩图 15-39

彩图 15-40　　　　　　　彩图 16-1　　　　　　　彩图 16-2

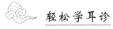

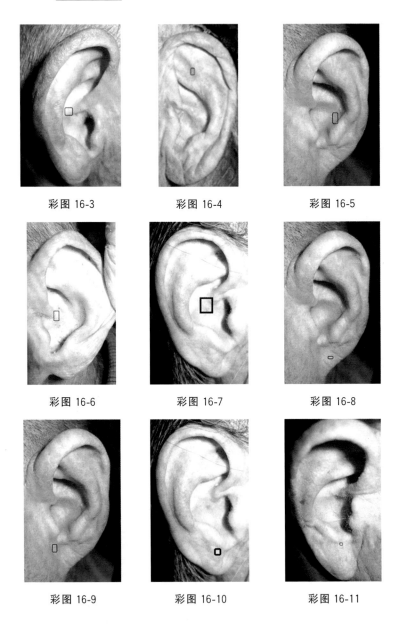

彩图 16-3   彩图 16-4   彩图 16-5

彩图 16-6   彩图 16-7   彩图 16-8

彩图 16-9   彩图 16-10   彩图 16-11

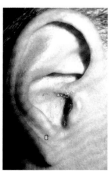
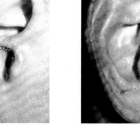

彩图 16-12   彩图 16-13